Superheilmittel Vitamin C

Thomas E. Levy

Superheilmittel Vitamin C

Überzeugende Studien belegen, dass hochdosierte Gaben von Vitamin C vor Erkrankungen schützen und diese heilen können

KOPP VERLAG

1. Auflage Mai 2017

Titel der amerikanischen Originalausgabe: *Primal Panacea*

Übersetzung: Dr. med. Eberhard J. Wormer, Dr. Natalie J. Lauer
Umschlaggestaltung: Stefanie Huber, Christine Ibele
Lektorat: Judith Engst
Satz und Layout: opus verum, München
ISBN: 978-3-86445-472-1

FSC
www.fsc.org
MIX
Papier aus verantwortungsvollen Quellen
FSC® C014496

Gerne senden wir Ihnen unser Verlagsverzeichnis.
Kopp Verlag
Bertha-Benz-Straße 10
D-72108 Rottenburg
E-Mail: info@kopp-verlag.de
Tel.: (0 74 72) 98 06-0
Fax: (0 74 72) 98 06-11

Unser Buchprogramm finden Sie auch im Internet unter:
www.kopp-verlag.de

Inhalt

Geleitwort

Seit Jahren empfehle ich Dr. Levys bemerkenswerte wissenschaftlichen Beiträge über die wundersamen Heilkräfte von Vitamin C. Ich setzte tiefstes Vertrauen in sein letztes Buch *Curing the Incurable: Vitamin C, Infectious Diseases and Toxins* (Titel der deutschen Ausgabe: *Heilung des Unheilbaren*). Es erwies mir einige Jahre wertvolle Dienste als Nachschlagewerk bei der Behandlung von Patienten sowie bei Seminaren für praktische Ärzte.

Durch die umfassende Literatur, die Dr. Levy hierfür zusammengetragen hat (mehr als 1200 wissenschaftliche Referenzwerke), wissen viele nun, in welcher Form und Dosierung Vitamin C am wirkungsvollsten ist. Sie belegen auch die zu geringe Dosierung des angegebenen täglichen Vitamin-C-Bedarfs. Die empfohlene Dosierung ist schlichtweg zu gering, um die Zellfunktion gesund zu erhalten und um Infektionen zu bekämpfen. Vitamin-C-Megadosierungen von 5000–20 000 Milligramm oder mehr bei oraler Gabe und 20–200 Gramm bei intravenöser Injektion können Leben retten und haben Leben gerettet, nachdem alles andere versagt hatte.

Das vorliegende Buch erscheint zu einem Zeitpunkt, zu dem das Gesundheitssystem zum Scheitern verurteilt ist. Wir verlieren unsere persönlichen Rechte daran, die Art medizinische Versorgung zu bekommen, die wir bevorzugen. Gute Krankenhäuser und optimaler Service sind keine Selbstverständlichkeit mehr. Ärzte schließen ihre Praxen aufgrund von repressiven Restriktionen durch die Regierung und die Legislative.

»Korruption ist Autorität plus Monopolisierung minus Transparenz.« Dieses anonyme Zitat bringt die gegenwärtige Funktion unserer heutigen von Unternehmen kontrollierten Regierung auf den Punkt. Wir müssen nicht stillschweigend dabei zusehen, wie Obamas Gesetzesentwurf eines Gesundheitssystems gegen den Willen des Volkes auf verfassungswidrigem Weg der Gesetzgebung aufgezwungen wird, und glauben, dass es die Dinge verbessern wird. Wenn sich hier nichts ändert und das Programm nicht aufgegeben wird, wird uns dasselbe oder gar schlimmeres Übel widerfahren.

Derzeit übersteigen unsere Ausgaben für das Gesundheitswesen jene aller anderen Länder auf der Erde. Trotzdem werden wir immer dicker und kränker, während wir mehr und mehr pharmazeutische Medikamente schlucken. Todbringende Arzneimittel werden im großen Stil von Unternehmen vermarktet, die mit Krankheit und Leid Milliarden-Dollar-Geschäfte machen. Rezepte werden wie wild ausgestellt, und aalglatte Heilsversprechen richten sich an jede demografische Zielgruppe – Kinder und ältere Menschen, selbst ungeborene Kinder sind schon in den Werbestrategien berücksichtigt.

Wie könnte man sich der Suggestion einer Arzneimittelwerbung entziehen, die eine lachende und entspannte Person zeigt: Meistens spaziert sie im Sonnenuntergang an einem Strand entlang oder genießt eine Familienfeier mit ihren Lieben. Sie ist jetzt glücklich und gesund, weil das neueste Wundermittel sie von ihrer »diagnostizierten« Depression, ihrer Herzerkrankung, ihrem Krebs, ihrem erhöhten Cholesterin-Spiegel oder ihrer Impotenz geheilt hat. Derartige Werbung nötigt die Konsumenten dazu, den behandelnden Arzt um die Verschreibung der jeweiligen Arznei zu bitten, falls der Verdacht auf die in der Werbung angesprochenen Symptome und Beschwerden fällt.

Dabei sollte man besser über die unzähligen gesundheitsschädigenden Wirkungen hinwegsehen, die hastig und unauffällig im Disclaimer am Ende der Werbung aufgelistet sind. Wenn der Arzt Ihres Vertrauens auf das betreffende Medikament setzt und es von den Gesundheitsbehörden zugelassen ist, muss es natürlich die sicherste und beste Behandlung sein, richtig?

Falsch! Alles dreht sich nur um Geld – und um Kontrolle. Die meisten Arzneimittel legen nur die Symptome still und bekämpfen nicht die tatsächliche Krankheitsursache. Und in der Zwischenzeit entstehen neue Krankheiten und Beschwerden, die wiederum nach einer anderen Arznei verlangen. Die Pharmaunternehmen wissen das und vertuschen diese Tatsache bewusst vor den Konsumenten.

Traurigerweise berichtete das Wall Street Journal, dass mehr als ein Viertel aller amerikanischen Kinder und Jugendlichen heute regelmäßig verschreibungspflichtige Medikamente einnimmt – 7 Prozent davon zwei oder mehrere Medikamente gleichzeitig. Grippeimpfungen und Antidepressiva werden schwangeren Frauen verordnet, obwohl sie nachweislich Nebenwirkungen für das ungeborene Kind mit sich bringen und für das junge

Leben langfristig chronische Beschwerden im späteren Leben bedeuten können. Laut Centers for Disease Control and Prevention (CDC) nimmt die Hälfte der Amerikaner durchgängig verschreibungspflichtige Medikamente ein; etwa ein Drittel nimmt täglich zwei oder mehr pharmazeutische Arzneimittel ein und mehr als 10 Prozent aller Amerikaner gleichzeitig fünf oder mehr Medikamente. Angesichts dieser Statistiken kommt der Bericht im *Journal of The American Medical Association* (JAMA) nicht überraschend, in dem über tödliche Wechselwirkungen als die aktuell häufigste Todesursache in den USA referiert wird.

Die verabscheuungswürdige Beziehung zwischen den Interessen der Regierung, der Schulmedizin und der Pharmaindustrie wurde von niemand Geringerem offengelegt als von Dr. Marcia Angell von der Harvard Medical School. Sie ist außerdem die Chefredakteurin des *New England Journal of Medicine*, einer der renommiertesten medizinischen Fachzeitschriften. Ihr Buch *The Truth About the Drug Companies: How They Deceive Us and What to Do About It* ist eine unverblümte Kritik am gegenwärtigen Gesundheitssystem der USA und der Pharmaindustrie. Gleiches gilt für ihren hervorragenden Artikel mit dem Titel *Drug Companies & Doctors: A Story of Corruption*, der in der *New York Review of Books* erschien. Hier werden die finanziell motivierten, korrupten Verflechtungen zwischen dem gegenwärtigen Gesundheitswesen in den USA und der von der Industrie geförderten klinischen Forschung dargelegt. Dr. Angell schreibt:

> *Niemand kennt die Gesamtsumme, die Pharmaunternehmen an Ärzte auszahlen. Aber ausgehend von den jährlichen Berichten der Top 9 der in den USA ansässigen Pharmaunternehmen gehe ich davon aus, dass diese alleine in Nordamerika etwa 10 Milliarden Dollar jährlich beträgt. Mit derartigen Summen hat die Pharmaindustrie eine enorme Kontrolle über die Evaluation und den Gebrauch der eigenen Produkte seitens der Ärzte erlangt. Die weitreichenden Verbindungen zu Ärzten, insbesondere zu den Lehrkörpern renommierter medizinischer Fakultäten, beeinflussen Forschungsergebnisse, die medizinische Praxis und selbst die Definitionen krankheitsauslösender Ursachen.*

Schulmedizin und die Medien haben unter Kontrolle der FDA und deren »Klienten« aus der Pharmaindustrie alles dafür getan, was in ihrer Macht steht, um Mittel wie Vitamin C und andere natürliche verfügbare Formen der Selbstbehandlung sowie deren routinemäßigen Einsatz als primäre Alternative bei sämtlichen Gesundheitsproblemen zu verdrängen.

Warum tun sie das? Weil sich kein Patent auf Nahrungsergänzungsmittel anmelden und somit keine Milliarden-Dollar-Gewinne erzielen lassen. Bei Pharmazeutika geht diese Strategie aber bestens auf. Das bedeutet nicht, dass die Beteiligten nicht ständig versuchen, die Kontrolle über unsere Möglichkeiten der Gesundheitsvorsorge zu bekommen, gefolgt von Kontrolle via Propaganda, Fehlinformationen und hinterhältiger Gesetzgebung – und das alles im Namen der »öffentlichen Sicherheit«.

Im Juli 2011 stellten die FDA und der Senator von Illinois, Dick Durbin, einen anderen Gesetzesentwurf vor, den Dietary Supplement Labeling Act, der speziell darauf abzielte, die Nahrungsergänzungsmittelindustrie zu ersticken. Hierfür wurde sie lächerlich gemacht, und es wurden überflüssige Meldepflichten gefordert.

Es liegt nicht im Interesse der Pharma-Multis, dass die Öffentlichkeit über das unglaubliche Potenzial von hochdosiertem Vitamin C und intravenös injiziertem Vitamin C Bescheid weiß (bei oraler Gabe beträgt die tägliche Dosierung 4–20 Gramm oder mehr, bei Bedarf können 30–200 Gramm oder mehr täglich intravenös injiziert werden). Niemand soll wissen, dass dies den schwersten chronischen und akuten Gesundheitsproblemen den Garaus machen kann.

Wir alle müssen lernen, wie wir uns selbst helfen können, unzählige Gesundheitsprobleme zu bewältigen, die uns betreffen – seien es kleinere Unpässlichkeiten oder antibiotikaresistente Keime, die jedes Jahr mehr als 100 000 Todesopfer fordern. Wir müssen vollständig über alle Optionen informiert sein und für unser unverhandelbares Recht einstehen, natürliche Mittel über konventionelle Methoden bereitzustellen.

Dr. Levy zeigt uns, wie wir Leben retten können. Wir brauchen mehr Schwergewichte seiner Sorte und solche wie den promovierten Juristen Ralph Fucetola, der auch unter der Bezeichnung *The Vitamin Lawyer* (Der Anwalt der Vitamine) bekannt ist und zahlreiche Auszeichnungen für seine

Rolle in den DHEA-Fällen aus dem Jahr 1995 im Namen der *Life Extension Foundation* bekam. Wir brauchen mehr Menschen wie den Verfassungsjuristen Jonathan Emord, der die FDA ganze achtmal vor dem Bundesgericht im Namen der Grundrechte und der Rechte der Bürger auf Zugang zu alternativen und experimentellen Therapien besiegt hat. Viele »alternative« Methoden können in Ergänzung zur Schulmedizin eingesetzt werden und sogar Teil schulmedizinischer Behandlungskonzepte sein, sofern der Patient dies wünscht. Das wird dann der Fall sein, wenn die Öffentlichkeit besser über zahlreiche andere lebensrettende Methoden informiert ist, die verfügbar sind.

Für dieses mehr als willkommene Buch hat Dr. Tom Levy zu Recht den passenden Titel *Superheilmittel* (engl. Titel: *Primal Panacea*) gewählt. Wir befinden uns in Zeiten großer Herausforderungen. Unser toxischer Planet unterliegt einem substanziellen magnetischen und atmosphärischen Wandel. Dieser trägt zu den epidemischen und chronischen degenerativen Krankheiten bei, mit denen wir heute konfrontiert sind: Herzerkrankungen, Krebs, Fettleibigkeit, Diabetes usw. Um die Öffentlichkeit über diese sensationell wirksamen, so gut wie ungiftigen Therapien zu informieren, die alle in Amerika meist nur dann eingesetzt werden, wenn standardisierte medizinische Mittel fehlschlagen, sind Experten und Überzeugungstäter wie Dr. Levy und andere notwendig.

Zweifellos ist Vitamin C ein Superheilmittel. Jedes Gesundheitsproblem reagiert auf die Behandlung damit, und die Genesung der Patienten verläuft durch die Gabe adäquater Vitamin-C-Dosierungen günstiger.

Es ist Zeit für eine Revolution in der Medizin. Dr. Thomas E. Levy ist unbestreitbar einer der wichtigsten Protagonisten, der uns allen den Weg zu Gesundheit und Langlebigkeit ebnet.

Dr. med. Garry Gordon

Vorwort

Ich war von Ehrfurcht ergriffen, als ich Zeuge eines Geschehens wurde, das mein Leben und meine medizinische Praxis für immer verändern sollte. An diesem Tag beobachtete ich, wie ein schwer kranker Multiple-Sklerose-Patient innerhalb kürzester Zeit völlig unerwartet eine auffallende klinische Besserung zeigte. Hätte ich es nicht mit eigenen Augen gesehen, hätte ich mit Sicherheit behauptet, dass dies unmöglich sei! Dieser Fall ist einer von vielen, die ähnlich verliefen. Allerdings war hier der Verlauf besonders ausgeprägt. Die Veränderung bei diesem Patienten war außergewöhnlich und ging dermaßen schnell, dass es mein Verständnis von Physiologie, von Krankheiten und Medizin radikal veränderte.

Das Ganze ereignete sich im Sommer des Jahres 1993 in Colorado Springs, Colorado. Zu dieser Zeit war ich mit meiner privaten Arztpraxis völlig ausgelastet. Kardiologie war mein Spezialgebiet, für das ich mich bereits im ersten Jahr meines Medizinstudiums entschieden hatte. Im Gegensatz zu meinen Kommilitonen war mir die Richtung, in die ich gehen wollte, klar, und ich war entschlossen, diesen Weg zu beschreiten. Bereits als kleiner Junge wollte ich Arzt werden. Während meiner übrigen Ausbildungszeit zum Mediziner und während fast der gesamten Zeit in meiner Privatpraxis war ich absolut glücklich mit dem, was ich tat. Ich hatte das Gefühl, Positives im Leben meiner Patienten zu bewirken.

Etwa im Jahr 1992 begann eine Spur von Unzufriedenheit an mir zu nagen. Ich konnte mich zu wenig der Kardiologie widmen. Obwohl ich zweifellos vielen Patienten zu besserer Gesundheit verhalf, vermisste ich etwas. Den wenigen Menschen, denen ich mich anvertraute, teilte ich mein Unbehagen mit. Ich ließ sie wissen, dass ich das Gefühl hatte, eine bedeutende Aufgabe würde auf mich warten – obgleich ich nicht die geringste Ahnung hatte, welche Aufgabe das sein sollte.

Etwa ein Jahr später traf ich Dr. Hal Huggins. Er war ein echter Medizinpionier, der begriffen hatte, dass die Ursache vieler Erkrankungen im zahnmedizinischen Behandlungsstuhl zu finden ist. Von vielen verehrt und vielleicht von noch mehr beschimpft, hat Dr. Huggins einige grundsätzliche Methoden der Zahnmedizin infrage gestellt, die inzwischen von der modernen Zahnmedizin als mangelhaft eingestuft werden. Er lieferte konkrete Beweise für den tief greifenden negativen Einfluss, den standardisierte zahnmedizinische Prozeduren auf die Gesundheit haben.

In Dr. Huggins fand ich tatsächlich einen der ersten Mediziner, der seine Patienten ganzheitlich behandelte. Als Zahnarzt war er kein Allgemeinmediziner, aber seine Behandlungen beschränkten sich nicht nur auf die Zahnprobleme der Patienten. Er und seine Assistenten bezogen auch die Nährstoffversorgung, die Ernährung, Nahrungsergänzung und den Lebensstil in ihre Behandlungsstrategien ein. Sofern medizinische Probleme bei der Untersuchung und Behandlung auftauchten, sorgte er dafür, dass die betroffenen Patienten von einem qualifizierten Arzt behandelt wurden.

Zu dieser Zeit hatte Dr. Huggins eine große Praxis, die sich auf die Beseitigung von Zahngiften spezialisiert hatte – darunter Quecksilberfüllungen und chronisch infizierte Zähne. Obwohl die Idee von dentalen Toxinen nicht völlig neu für mich war, hatte ich sie bei der Begutachtung und Behandlung meiner Herzpatienten nie wirklich berücksichtigt. Ich zog niemals die Möglichkeit in Betracht, dass Zahnbehandlungen für einen so großen Teil der Brustschmerzen, Arterienverschlüsse und Herzinfarkte verantwortlich sein könnten, die meine Patienten betrafen. Insbesondere Wurzelbehandlungen sind ein häufiger Auslöser hierfür.

Kurz nachdem ich Dr. Huggins kennengelernt hatte, lud er mich in seine Klinik ein, damit ich mir ein Bild von seiner täglichen Arbeit machen konnte. Völlig offen und vorbehaltlos nahm ich seine Einladung an. Worauf ich allerdings nicht gefasst war, war das, was ich dort zu sehen bekam.

Später besuchte ich Dr. Huggins Klinik immer wieder bei vielen anderen Anlässen. Meine Neugier und Begeisterung wuchsen mit jedem Patienten, der derart auf die medizinische Therapie reagierte, dass alle meine Erwartungen und sämtliches Wissen, das ich während meiner medizinischen Ausbildung vermittelt bekommen hatte, infrage gestellt wurden. Die Mehrheit seiner Patienten war schwer krank. Fortgeschrittene Fälle von Multipler Sklerose, Amyotropher Lateralsklerose (ALS), Parkinson und Alzheimer waren an der Tagesordnung. Viele Patienten waren bereits an den Rollstuhl gefesselt. Tatsächlich hatte ich bisher weder von einer signifikanten klinischen Besserung bei solchen Patienten gehört noch eine solche erlebt – unabhängig davon, welches Behandlungsverfahren oder welcher Eingriff durchgeführt wurde. Doch in dieser Klinik war die substanzielle Besserung die Regel. Nur selten zeigten Patienten nach einer typischen Behandlungszeit von mehreren Wochen keine eindeutige Besserung.

Bei allen Patienten wurden vor und nach der Behandlung umfangreiche Laboruntersuchungen durchgeführt. Abnorme Blut- und Urinwerte normalisierten sich gegen Ende des 2-wöchigen Klinikaufenthalts oder zeigten zumindest eine starke Tendenz zur Normalisierung. Niedrige pH-Werte im Urin, wie sie bei Gicht vorkommen, wurden angehoben, und ungewöhnliche Werte bei Leber- und Muskelenzymen reagierten rasch. Je öfter ich in die Klinik kam, desto mehr wurden die Säulen meiner medizinischen Ausbildung in ihren Grundfesten erschüttert. Dr. Huggins legte durchgängig ein weitaus größeres Wissen über Physiologie und Chemie an den Tag als jeder Arzt, der mir jemals begegnet ist. Die klinischen Reaktionen seiner Patienten bestätigten stets seine Methode.

Als sich alle diese Informationen endlich gefestigt hatten, begriff ich, dass chronisch degenerative Erkrankungen tatsächlich keine unumkehrbare Verdammung zu Leid und frühzeitigem Tod bedeuten. Ich war Augenzeuge eindeutiger und konsequenter Behandlungsmethoden, die bei fast all diesen Krankheiten positive Ergebnisse erwarten ließen.

Obgleich meine medizinischen Vorstellungen bereits während meiner frühen Besuche in Dr. Huggins Klinik auf die Probe gestellt und verändert wurden, sollten sie sich später noch grundlegender wandeln.

An diesem Tag, der mein Leben veränderte, wurde eine sehr kranke Patientin von ihrem Pfleger mit dem Rollstuhl ins Behandlungszimmer geschoben. Die betreffende Frau war nur eine von vielen Patienten mit fortgeschrittener Multipler Sklerose, die an den Rollstuhl gefesselt waren und ihren Weg in die Klinik gefunden hatten. Eine Röntgenaufnahme des Mundes offenbarte zahlreiche Zahnbefunde. Das ließ sich selbst mit meinem ungeschulten Auge problemlos erkennen. Viele Zähne fehlten. Sie hatte einige Implantate und wurzelbehandelte Zähne. Und die Knochenmasse des Kiefers war abgebaut. Ungeachtet ihres allgemein schlechten Gesundheitszustands hatte man an diesem Tag einen mehrstündigen zahnchirurgischen Eingriff vorgesehen. Extraktionen und Kavitation, Revisionen (Reinigung infizierter Löcher im Kieferknochen) wurden ausgeführt, und einige Quecksilber-Amalgam-Füllungen wurden durch biokompatible Füllungen ersetzt.

Zu diesem Zeitpunkt dachte ich, dies seien viel zu viele zahnmedizinische Eingriffe für den ersten Besuch einer schwer kranken und offensichtlich schwierigen Patientin. Schließlich hatte ich einige junge Freunde, deren Zahnärzte ihnen mehrere Weisheitszähne auf einmal gezogen hatten. Meistens waren sie dann einige Tage bettlägerig, und ihre Kräfte kehrten nach und nach zurück, bis es zur guten Abheilung kam.

Aber das war bei dieser Patientin nicht der Fall. Beinahe unmittelbar nach Beendigung des zahnchirurgischen Eingriffs begann sie zu lächeln, machte Witze und behauptete, ihre Energie habe spürbar zugenommen. Sie erklärte sogar, sie wolle an diesem Abend mit ihrem Pfleger ausgehen und versuchen, mit den wenigen Zähnen, die sie noch hatte, ein Steak zu essen. Ich war verblüfft, um es gelinde auszudrücken. Intuitiv wusste ich, dass die Entfernung von Toxinen aus dem Körper positiv wirkt. Aber warum sie so gut und vor allem so schnell wirkte, war mir ein Rätsel.

Ich gestand Dr. Huggins meine Verwirrung und meinen Unglauben. Er lächelte und zeigte auf die Infusion, an die die Patientin noch angeschlossen war. Das war aber keine richtige Erklärung. Ich hatte in meinem Leben schon tausende Infusionen gelegt und niemals derart beeindruckende Reaktionen bei Patienten damit erzielt. Schließlich erklärte er mir, dass es eine Vitamin-C-Infusion war.

Vitamin C? Das verwirrte mich noch mehr. Wie jeder andere auf diesem Planeten wusste ich, dass Vitamin C eine gute Sache ist. Und ich ging davon aus, dass es nur über gesunde Nahrung oder Nahrungsergänzungsmittel in unseren Körper gelangt. Dabei beträgt die Dosierung in der Regel nicht mehr als 50–250 Milligramm. Diese Infusion enthielt aber 50 Gramm (50 000 Milligramm) davon, und diese Menge wurde während des gesamten zahnmedizinischen Eingriffs gegeben.

Obwohl ich keinen blassen Schimmer hatte, weshalb Vitamin C der Patientin geholfen hatte, wusste ich sofort, dass ich auf eine neue Waffe für mein Arsenal an Behandlungsoptionen gestoßen war. Trotzdem hatte ich immer noch keine Ahnung, wie mächtig diese neue Waffe war. Dies war der Beginn meiner zweiten und sicherlich wichtigsten medizinischen Ausbildung. Wenn ich heute zurückblicke, verstehe ich, dass meine frühere Ausbildung mehr als nur eine gute Basis für das war, was ich nach der Bekanntschaft mit Dr. Huggins lernen sollte. Ironischerweise hat mir ein Zahnarzt mehr über klinische Medizin und Physiologie beigebracht als alle promovierten Mediziner in meinem Leben zusammen.

Als ich damit weitermachte, die Literatur nach Vitamin C zu durchforsten und mich weiterzubilden, nahm meine Begeisterung weiter zu. Ich fand heraus, dass Vitamin C mehr als nur ein Vitamin war, das täglich in kleinen Dosierungen gebraucht wird, um die Entstehung der Mangelerkrankung Skorbut zu vermeiden. Es ist zweifellos der wichtigste Nährstoff, den wir überhaupt einnehmen können.

Das häufig blindlings wiederholte Mantra der Schulmedizin, »Es gibt keine Studien«, erwies sich als unhaltbar: Ich entdeckte reichlich Informationen zu diesem Thema. Einige davon fand ich in renommierten und anerkannten medizinischen Fachzeitschriften. Studie für Studie offenbarte sich die Fähigkeit von Vitamin C, eine unglaublich große Bandbreite von Infektionskrankheiten (insbesondere Virusinfektionen) auszumerzen, zu neutralisieren oder sogar zu heilen. Darüber hinaus gab es keine Vergiftung oder Toxinbelastung, die eine ausreichend hoch verabreichte Vitamin-C-Menge nicht beheben konnte.

In den 1940er-Jahren setzte der Vitamin-C-Pionier und Arzt Frederick Klenner erstmals Megagramm-Dosierungen von intravenösem Vitamin C zur wirksamen Behandlung und häufig auch zur Heilung verschiedener Infektionen ein. Dazu gehörten unter anderem Erkrankungen, die bis heute als unheilbar gelten – zum Beispiel Kinderlähmung, Wundstarrkrampf und Gehirnentzündung. Er zeigte außerdem die Eigenschaft von Vitamin C als ultimativem Gegengift auf. Er war davon überzeugt, dass es die Toxizität von ansonsten tödlichen Dosierungen verschiedener Substanzen neutralisiert – etwa Kohlenstoffmonoxid, Pestizide, Barbiturate und sogar Schwermetalle.

Andere Mediziner folgten ihm und beobachteten bei der Anwendung der von Dr. Klenner vorgeschlagenen Kuren ähnliche Resultate. Meine eigenen direkten Erfahrungen mit Vitamin C waren aus medizinischer Perspektive ebenso erstaunlich. Als Kardiologe hatte ich nicht die Gelegenheit, so viele Infektionen und Toxinbelastungen zu behandeln wie Dr. Klenner. Dennoch habe ich zahlreiche Leiden erfolgreich behandelt, die die Schulmedizin mit Bettruhe, unterstützender Behandlung und einer gesunden Portion Optimismus angeht – in der Hoffnung, das Immunsystem möge das Ganze regeln.

In zwei von zwei Fällen einer Infektion mit dem West-Nil-Virus, die ich behandeln sollte, waren beide Patienten vollkommen genesen, nachdem sie 3 Tage lang mit einer intravenösen Vitamin-C-Therapie behandelt worden waren. Beide hatten seit Monaten an der Viruserkrankung gelitten. Bei einem von ihnen war die Infektion dermaßen stark ausgeprägt, dass er eine Hepatitis bekommen hatte. Trotzdem verschwand die Erkrankung prompt und vollständig und mit ihr alle anderen assoziierten Anzeichen und Symptome. Ähnlich verhielt es sich in einem anderen Fall. Hier ging es um zwei Patienten mit Pfeifferschem Drüsenfieber. Beide reagierten nach 3-tägiger intravenöser Vitamin-C-Therapie gleichfalls deutlich auf die Behandlung. Die Patienten waren jung, und einer von ihnen befand sich in einem so schlechten Zustand, dass er sein Studium aufgegeben hatte.

Während eines Besuchs bei Freunden in Kolumbien, Südamerika, behandelte ich ein 15-jähriges Mädchen mit hämorrhagischem Dengue-Fieber. Vitamin C für eine intravenöse Injektion war nicht erhältlich, weshalb ich 19 Gramm Vitamin C in liposomal verkapselter Form zur oralen Einnahme verabreichte. Die Patientin war innerhalb von 3 Tagen nach der Anwendung dieser einfachen Therapie geheilt.

Selbst die Lyme-Borreliose sprach stark auf die Vitamin-C-Therapie an. Allerdings habe ich, anders als bei vielen anderen Infektionen, nur bei akuter Lyme-Borreliose einige Tage nach einer intravenösen Behandlung mit Vitamin C eine definitive Heilung beobachtet. Patienten mit chronischer Lyme-Borreliose, die seit Monaten oder Jahren daran litten, haben durchgehend gut auf hochdosiertes Vitamin C angesprochen. Aber zu einer definitiven Eliminierung oder Heilung der Erkrankung kam es nicht. Trotzdem hatte ich zahlreiche Lyme-Borreliose-Fälle, die durch die Therapie wieder einen normalen klinischen Zustand erreichten, selbst wenn die beteiligten Mikroben nicht vollständig aus dem Körper verschwunden waren. Mittels Vitamin C kann der Patient im Fall von Lyme-Borreliose und anderen chronischen Infektionen wie HIV/AIDS sowie bei chronischer Hepatitis C in einen symptomfreien oder fast symptomfreien Zustand gebracht werden. Dieser Zustand erlaubt es ihnen, auf unbestimmte Zeit beschwerdefrei mit der Infektion zu leben und ein normales Lebensalter zu erreichen.

Vitamin C ist auch das beste Mittel zur Gesundheitsvorsorge. Bei normalen Vitamin-C-Werten können Infektionen den Körper kaum attackieren. Ähnlich beginnen auch die meisten Krebsarten, wenn in bestimmten Geweben erhöhter oxidativer Stress vorherrscht. Dies ist gleichfalls ein Ausdruck von Vitamin-C-Mangel in den betroffenen Regionen. Im vorliegenden Buch wird zudem erläutert, dass Vitamin-C-Mangel in der inneren Schicht der Herzkranzgefäße die Entstehung von Blockaden in den Arterien auslöst, die früher oder später zu einem Herzinfarkt führen.

Jeder Arzt, der routinemäßig 50–100 Gramm Vitamin C intravenös verabreicht hat, konnte klinische Reaktionen beobachten, die ein Großteil der Mediziner immer noch als zufällig oder gar vollkommen unmöglich abtut.

2009 heilte intravenös verabreichtes Vitamin C einen komatösen Schweinegrippe-Patienten, dessen Zustand so kritisch war, dass man ihn von lebenserhaltenden Geräten trennen wollte. Bei ihm wurden außerdem Pneumonie (Lungenentzündung) und Haarzell-Leukämie diagnostiziert. Die unglaubliche Genesungsgeschichte wurde 2010 im neuseeländischen Dokumentarfilm *60 Minutes* dokumentiert. Die Episode trug den Titel *Living Proof?* Die behandelnden Ärzte wollten den »Stecker ziehen«, der den Patienten während der letzten Monate am Leben erhalten hatte. Die Familie bestand darauf, dass vorher Vitamin-C-Dosierungen im Sinne von Klenner als einem letzten lebensrettenden Versuch angewendet werden sollten. Die klinische Reaktion des Patienten erfolgte rasch und war verblüffend. Fast unmittelbar begannen sich die Lungen des Patienten zu klären, und sein Zustand verbesserte sich so umfassend, dass er von den lebenserhaltenden Geräten getrennt werden konnte. Innerhalb weniger Wochen wurde er aus dem Krankenhaus entlassen. Darüber hinaus verschwanden sowohl Leukämie als auch Schweinegrippe. Trotz der wundersamen Wandlung seines Krankheitszustands, die zweifellos durch Vitamin C eingeleitet wurde, schlussfolgerten die Ärzte, die den Fall überprüften, dass alles nur Zufall wäre. Ihrer Meinung nach hatte die Heilung nichts mit der intravenösen Vitamin-C-Gabe zu tun.

Nach mehr als 15 Jahren an Forschung und an persönlichen Erfahrungen kann ich kategorisch behaupten, dass hochdosiertes Vitamin C im Vergleich zu allen unseren modernen Arzneimitteln ein klinisches Wunder ist. Darüber hinaus existieren zahlreiche Studien, die die Wirkung von Vitamin C bestätigen. Es handelt sich dabei um eine der sichersten Substanzen überhaupt. Selbst wenn hunderte Gramm innerhalb weniger Tage verabreicht wurden, war die einzige Nebenwirkung Gesundheit. Die Kosten für Vitamin C sind im Vergleich zu verschreibungspflichtigen Medikamenten und Therapien mikroskopisch gering. Einige der Erkrankungen und Beschwerden, die Vitamin C nachweislich heilen konnte, sind bis heute mit konventionellen Medikamenten »unheilbar«.

Es stellt sich die Frage, weshalb es eine fast allumfassende Abneigung gibt, den Wert dieser Substanz anzuerkennen oder überhaupt Belege hierfür zu berücksichtigen. Ich überlasse es dem Leser, diese Frage zu beantworten. Unabhängig vom Motiv ist eine solche Haltung nicht zu entschuldigen. Solange die Öffentlichkeit die Mediziner nicht dazu zwingt, die ethische Haltung einzunehmen, die sie nur scheinbar haben, wird sich nichts ändern.

Fragen Sie sich während der Lektüre des vorliegenden Buches selbst, weshalb diese Therapie nicht besser bekannt ist und auf breiterer Basis genutzt wird. Ziehen Sie dabei sämtliche überzeugenden wissenschaftlichen Daten in Betracht, die über Vitamin C zusammengetragen wurden. Die Belege zeigen eindeutig, dass Vitamin-C-Megagramm-Dosierungen unzähligen Krankheiten vorbeugen, die die Menschheit heimsuchen, und diese sogar heilen können. Vitamin C ist kostengünstig und zugleich absolut sicher. Mein Fazit lautet: Vitamin C ist das absolute Superheilmittel. Ich vertraue darauf, dass Sie mir zustimmen.

Thomas E. Levy
Doktor der Medizin und der Rechtswissenschaften

Kapitel 1

Hochdosiertes Vitamin C – Das antimikrobielle Universalmittel

Nur nicht von »Heilung« sprechen!

Wir enfernen oder reduzieren bei Krebs die Tumoren und haben Herzerkrankungen, Diabetes und Arthritis »unter Kontrolle« – aber mit Heilung hat das nicht wirklich etwas zu tun. Sollte es angesichts der Milliarden Dollars und der jahrzehntelangen pharmazeutischen Forschung nicht bereits ein Heilmittel gegen die schlimmsten Erkrankungen geben?

Medizinisches Fachpersonal benutzt den Begriff »Heilung« nicht, und jene, die Nahrungsergänzungsmittel vertreiben, sollten es nicht wagen, das Wort in den Mund zu nehmen. In der Werbesprache für Nahrungsergänzungsmittel ist es selbst in Bezug auf Erkrankungen wie den Skorbut (Vitamin-C-Mangel) oder Beriberi (Vitamin-B-Mangel), die durch einen Nährstoffmangel ausgelöst werden, untersagt, das Wort Heilung zu verwenden. Trotz der erdrückenden wissenschaftlichen Beweislast, dass Nahrung oder Nahrungsergänzungsmittel heilen, vorbeugen oder die Therapie von Krankheiten unterstützen, sieht die FDA (Food and Drug Administration, US-amerikanische Gesundheitsbehörde) einen Bezug auf diese Beweise als »arzneilichen Anspruch« an. Ein Händler, der Nahrungs- und Nahrungsergänzungsmittel verkauft und derartige Ansprüche erhebt, kann nachfolgenden Sanktionen zum Opfer fallen:

- Überprüfung und/oder Pfändung des Bankkontos
- Überprüfung und/oder Pfändung aller aufgezeichneten Daten
- Erhebliche Geldbußen
- Freiheitsstrafe

Auf der anderen Seite versprechen Arzneimittelhersteller niemals eine Heilung. Man fragt sich, ob sie überhaupt auf eine Heilung aus sind.

Schlagen Sie einmal ein medizinisches Referenzwerk auf, das sich im Inventar der meisten medizinischen Einrichtungen findet. Sie werden in Bezug auf die meisten, wenn nicht sogar alle Virusinfektionen die Aussage lesen: »keine wirksame Therapie«. Im Klartext lautet die Standardvorgabe bei Patienten mit Virus-Infektionen: »Sorgen Sie dafür, dass sich der Patient ausruht. Hoffen (beten) Sie, dass sein Immunsystem die Lage in den Griff bekommt.«

Das Ganze ist schon kriminell, da eines der
- am meisten untersuchten,
- sichersten,
- günstigsten und
- am breitesten wirksamen,

antimikrobiellen Mittel seit Jahrzehnten verfügbar ist!

Hochdosiertes Vitamin C ist nachweislich eine erfolgreiche Therapiemethode für die meisten viralen sowie bakteriellen Infektionen – und in vielen Fällen führt es zur vollständigen Heilung. Weshalb wird dieses Mittel dann fortwährend ignoriert, belächelt, gemieden oder gar mit Strafandrohung belegt?

Vier derzeit »unheilbare«, tödliche Zustände

Leider existieren vier tödliche Leiden, bei denen auch hochdosiertes Vitamin C machtlos ist:
- Ignoranz
- Zynismus
- Die Angst, Unrecht zu haben
- Gier

Damit mir nicht vorgeworfen wird, ich würde hier überspitzte Aussagen machen, anbei ein treffliches Beispiel, das im Zuge zweier neuseeländischer Gesundheitsdokumentationen aus der Reihe *60 Minutes* im Jahr 2010 ans Tageslicht gekommen ist:

Die erste Dokumentation trug den Titel *Living Proof?* (Lebender Beweis?). Hier wurde von einem Bauern berichtet, der in Kontakt mit einer schweren Form des Influenza-Virus H1N1 gekommen war. Medizinische Untersuchungen ergaben die Diagnose Schweinegrippe, Pneumonie (Lungenentzündung) und Haarzell-Leukämie. Die Infektion hatte seine Lungen derart in Mitleidenschaft gezogen, dass er an das Beatmungsgerät ECMO angeschlossen wurde, das die Atmungsfunktion der Lunge außerhalb des Körpers übernimmt. Nach beinahe 4-wöchigem künstlichem Koma und offensiver medizinischer Eingriffe verbesserte sich der Zustand des Patienten nicht. Spezialisten der Intensivmedizin trafen sich, um Allan Smiths Prognose zu besprechen. Sie schlussfolgerten, dass »Mr. Smith aufgrund seines Lungenversagens keine Überlebenschancen hat«. Nach einem zweiten Meeting schrieben dieselben Spezialisten: »Die Gruppe ist einstimmig der Meinung, Mr. Smith sollte vom ECMO getrennt werden, und man sollte ihm erlauben zu sterben. Die weitere Aufrechterhaltung der Maßnahmen würde den unausweichlichen Tod des Patienten nur hinauszögern.«[1]

Die Familie protestierte in der Meinung, die Ärzte hätten nicht ihr Möglichstes versucht. Die Angehörigen setzten sich vehement für die intravenöse Gabe von hochdosiertem Vitamin C ein. 2 Tage vor der beabsichtigten Abschaltung der lebenserhaltenden Geräte und der Einstellung aller entsprechenden Maßnahmen gaben die Ärzte die Erlaubnis zur Vitamin-C-Therapie. Ihr Kommentar hierzu lautete: »Wir sind uns alle darüber einig, dass sich Vitamin C nicht als nützlich erweisen wird.«[1]

Nach der intravenösen Gabe von nur 25 Gramm Vitamin C zeigten Röntgenbilder eine signifikante Klärung der Lungen. Die Vitamin-C-Therapie wurde mit einer täglichen Dosis von 100 Gramm fortgesetzt. Innerhalb weniger Tage verbesserte sich Allans Zustand dahingehend, dass er autonom atmen und vom ECMO getrennt werden konnte.

Dann verschlechterte sich Allans Zustand abermals. Grund hierfür war, dass das Krankenhaus das Vitamin C abgesetzt hatte. Seine Familie setzte sich für die Wiederaufnahme der Vitamin-C-Therapie ein, bis die Ärzte schließlich klein beigaben. Allerdings verabreichten sie dem Patienten nur 2 Gramm täglich. Der Zustand des Patienten besserte sich – allerdings nur sehr langsam. Weshalb die Ärzte eine Dosis verabreichten, die nur 2 Prozent der früheren wirksamen Dosis betrug, entbehrt jeglicher Logik, da Mr. Smiths Wohlergehen das einzig wichtige Ziel war.

Als sich Mr. Smith so weit erholt hatte, dass er in ein Krankenhaus verlegt werden konnte, das sich näher an seinem Wohnort befand, setzten die neuen Ärzte die Vitamin-C-Therapie ebenfalls ab. Erwartungsgemäß verschlechterte sich sein Zustand. Diesmal musste die Familie einen Rechtsanwalt beauftragen, um die Wiederaufnahme der Vitamin-C-Therapie zu erzwingen. Das neue Krankenhaus verabreichte dem Patienten allerdings nur 2 Gramm pro Tag. Selbst als sich sein Zustand dadurch besserte, wurde diese Dosierung beibehalten. Sobald es Allan möglich war zu schlucken, verabreichte ihm dessen Familie oral liposomales Vitamin C in hoher

Dosierung. Zum Erstaunen der Ärzteschaft konnte Allan das Krankenhaus einige Wochen früher verlassen, als sie gedacht hatten. Darüber hinaus wies nichts mehr auf eine Haarzell-Leukämie hin.

Am erstaunlichsten ist, dass jene Mitglieder der Ärzteschaft, die direkt in dieses Drama involviert waren, nicht davon überzeugt waren, dass Vitamin C in *irgendeiner Weise* zu Allan Smiths Genesung beigetragen hatte. Ein medizinischer Gutachter, der sich weigerte, den positiven Effekt von Vitamin C hinsichtlich Allans Gesundung anzuerkennen, vertrat die Theorie, man könne den Wandel seines Zustands ebenso auf einen am Krankenzimmer vorbeifahrenden Bus beziehen.[2]

In einem anderen Fall einer H1N1-Virus-Infektion, ebenfalls von *60 Minutes* dokumentiert, wurde eine 25-jährige Australierin ebenfalls an das Beatmungsgerät ECMO angeschlossen. Ihr Bruder Mark hatte die frühere Episode *Living Proof?* gesehen und entschloss sich dazu, die Familie Smith ausfindig zu machen und nähere Informationen über hochdosiertes Vitamin C einzuholen. Überzeugt davon, dass diese Therapie seiner Schwester helfen könnte, drängte Mark die behandelnden Ärzte zur intravenösen Gabe von Vitamin C. Diese gaben nach; und wie im Fall von Allan Smith begannen sich die stark infizierten Lungen der Patientin nach einigen Behandlungen zu klären. Schließlich besserte sich ihr Zustand so, dass das ECMO abgeschaltet werden konnte. Gleichzeitig wurde das Vitamin C abgesetzt, nachdem die Ärzte die Mutter der Patientin über die Gefahren einer Weiterbehandlung mit der Substanz aufgeklärt hatten. Ihr Zustand verschlechterte sich unverzüglich, und innerhalb weniger Tage verstarb sie.[2]

Die Mehrheit der Ärzte vertraut blindlings auf die falsche Annahme, es gebe »weder Beweise (Evidenz) noch Studien« über die Wirksamkeit von hochdosiertem Vitamin C zur Behandlung von Krankheiten außer Skorbut. In Wirklichkeit existieren tausende Studien, und es gibt jede Menge Beweise! Selbst wenn sich diese Evidenz vor ihren Augen unübersehbar offenbart, weigern sich die meisten Mediziner, das anzuerkennen.

Allerdings entgeht diese offensichtliche Realität der breiten Bevölkerung nicht. Die Dokumentationen haben in Neuseeland für solch außerordentliches Entsetzen gesorgt, dass die dortige Bevölkerung nach einem radikalen Wandel in der medizinischen Praxis verlangt. Als die *60-Minutes*-Dokumentationen ins Internet gestellt wurden, erfuhr die ganze Welt die Wahrheit. Zufällig (oder nicht) stoppte die US Food and Drug Administration (FDA) das Unternehmen in den USA, das in beiden Fällen intravenös injizierbares Vitamin C geliefert hatte, und unterband anschließend die Produktion des Supplements. Diese drakonische Tat ist der Gipfel von Ignoranz und Zynismus. Weitere böswillige Restriktionen von hochdosiertem Vitamin C sind bereits geplant (siehe Kapitel 8).

Dr. Ian Brighthope ist ein Experte für Nährstoff- und Umweltmedizin und hat die Problematik in *60 Minutes* folgendermaßen auf den Punkt gebracht: »Menschen sterben wegen der Gesinnung der medizinischen Profession.«[2]

Einige medizinische »Behandlungen« sind barbarisch

Seit der Entdeckung von Penicillin wurde das Arsenal chemischer Mittel durch viele Antibiotika bereichert, die Ärzte im Kampf gegen bakterielle Infektionen einsetzen. Aber aus einer Reihe von Gründen lassen sich manche Bakterienstämme nicht davon beeindrucken. Selbst heute verlieren Pharmaunternehmen das Rennen, wenn es um die Entwicklung neuer Antibiotika gegen die zunehmende Zahl antibiotikaresistenter Bakterien geht.

Im Jahr 2008 trug der Bakteriologe Dr. Kenneth Todar dazu bei, die zunehmenden Ausmaße dieses Problems zu identifizieren:

> *Heutzutage sind etwa 70 Prozent der Bakterien, die Infektionen in Krankenhäusern verursachen, resistent gegenüber mindestens einer der gängigen Arzneien. Einige Organismen sind gegen alle bewährten Antibiotika resistent und können nur experimentell und mit potenziell toxischen Arzneien behandelt werden.*[3]

Was ereignet sich nun im üblichen medizinischen Umfeld, wenn ein Patient eine heftige Infektion durch antibiotikaresistente Keime entwickelt? Die Antwort hängt davon ab, wo im Körper die Infektion vorliegt. Ist ein Organ betroffen, stirbt der Patient, sofern kein Wunder geschieht. Ist die unkontrollierbare Infektion in einer Gliedmaße lokalisiert, gibt es eine sehr effektive Therapie: AMPUTATION!

In den meisten, wenn nicht gar in allen Fällen muss das nicht sein. Maureen Kennesy Salaman, Präsidentin der *National Health Federation*, berichtet von einer beängstigenden Erfahrung mit ihrem Ehemann Frank. Während des Versuchs, die Katze Sam zu baden, brachten das Geräusch und Gebläse des Föns das Tier so sehr in Aufruhr, dass es Frank in den rechten Zeigefinger biss. Ein Arzt der Notaufnahme sah sich den Biss an, verabreichte eine Tetanusspritze und verordnete ein Antibiotikum.

Während der nächsten 4 Tage schwoll Franks rechte Hand auf die doppelte Größe an, verfärbte sich und verursachte unerträgliche Schmerzen, die durch Medikamente nicht gelindert werden konnten. Die Ärzte der Notfallklinik stellten eine eindeutige Diagnose: Osteomyelitis (infektiöse Entzündung des Knochenmarks/»Knochenentzündung«). Maureen Salaman drückte dies so aus:

Die Bakterien hatten den Knochen, das Gelenk und die Knöchel aufgefressen und bahnten sich ihren Weg weiter die Hand hinunter. Das Labor war nicht in der Lage, das Bakterium zu identifizieren. Grimmig dreinschauende Doktoren teilten mir mit, es könne Frank die Hand und möglicherweise sogar sein Leben kosten. Er bekam rund um die Uhr intravenös Antibiotika verabreicht. Durch Schlitze waren die Handfläche sowie beide Seiten des Fingers bis zum Knochen freigelegt. Das Ganze wurde alle 2 Stunden gespült mit der Absicht, die heftige Infektion zu stoppen.
Ich wandte mich an den Klinikvorstand, um eine intravenöse Vitamin-C-Gabe durchzusetzen. Man teilte mir mit, sie seien sich sicher, es wäre eine gute Behandlung, aber sie wüssten nichts darüber – und sie erlaubten keine Behandlungen, von denen sie keine Ahnung hatten.[4]

Nach 5 Wochen unwirksamer Therapie teilte man den Salamans mit, es gäbe nur noch einen Weg, um Franks Leben zu retten: AMPUTATION! Nach einer Beratung mit dem Vitamin-C-Experten Robert Cathcart entschlossen sie sich dazu, das Krankenhaus zu verlassen und die Infektion mit hochdosiertem Vitamin C zu behandeln. Ärzte und Klinikpersonal wiesen darauf hin, dass diese Entscheidung Frank das Leben kosten könne. In der Erwartung, dass sich der Zustand weiter verschlechtern könnte, wurde der OP-Termin für die Amputation nicht gestrichen. Die Salamans begaben sich direkt vom Krankenhaus in eine örtliche Klinik, die routinemäßig hochdosiertes Vitamin C verabreicht. Die dortigen Ärzte begannen sofort mit der intravenösen Gabe von Vitamin C und verabreichten Frank täglich 60–75 Gramm Vitamin C. Zusätzlich nahm Frank täglich 30 Gramm Vitamin C oral ein, und nachts wurden Wickel mit Knoblauch und Heilerde an der betroffenen Hand angelegt.

Nach nur zwei Behandlungen verschwand der Schmerz, was sonst nur mit zwei alle 4 Stunden eingenommenen Codein-Tabletten gelang. Nach neun Behandlungstagen waren Infektion und Schwellung vollständig verschwunden. Die tiefen, offenen Wunden der Operation waren verheilt, und lediglich feine Narben erinnerten an den Eingriff. Dazu noch einmal ein Originaltext von Maureen Salaman:

> *Frank hat den Termin für die geplante Amputation wahrgenommen. Mit einem breiten Grinsen streckte er dem verblüfften Chirurgen die nun nicht mehr deformierte oder verfärbte Hand hin, um sie zu schütteln. Sie hatten etwas Derartiges noch nie erlebt, »das kommt einmal bei einer Million vor«, sagten sie. Als ich ihre schockierten Gesichter sah, kam mir eine Bibelstelle in den Sinn: Gott sucht sich die einfachen Dinge der Welt aus, um die Weisen zu beschämen.*[4]

Vielleicht ist ein pandemisch verbreitetes, ähnliches Problem noch alarmierender als der eben erörterte Fall: Sepsis. Gewöhnlich als »Blutvergiftung« bezeichnet, tritt Sepsis als Folge des Unvermögens des Körpers auf, eine mikrobielle Infektion sowie die Toxine, die durch diese Infektion generiert werden, unter Kontrolle zu bekommen. Trotz der Tatsache, dass Sepsis alle 2,5 Minuten ein Leben in Amerika fordert, haben sieben von zehn Erwachsenen bisher nichts von ihr gehört. Tausende von Studien untermauern die Tatsache, dass hochdosiertes Vitamin C ein Breitband-Antibiotikum ist (Quelle H) und alle Toxine neutralisiert (siehe Kapitel 2 und Quelle H).

Täglich könnten mit hochdosiertem Vitamin C Leben von Sepsis-Patienten gerettet werden. Jeden Tag könnten zahlreiche Finger, Zehen, Hände,

Füße, Arme und Beine einer Amputation entgehen und geheilt werden, wenn die Ärzteschaft den wissenschaftlich fundierten Tatsachen Gehör schenken und entsprechend darauf reagieren würde.

Vitamin C kann Virus-Infektionen heilen

Vitamin C kann nachweislich unter anderem vor nachfolgenden Virus-Infektionen schützen, sie zurückdrängen oder sogar heilen (für mehr Informationen siehe Quelle H).

- AIDS/HIV
- Ebola
- Enzephalitis (Gehirnentzündung)
- Herpes zoster (Gürtelrose)
- Hepatitis (Gelbsucht)
- Herpes
- Pneumonie (Lungenentzündung)
- Poliomyelitis (Kinderlähmung)
- Schweinegrippe

Andererseits müssen Pharmakonzerne doch Arzneimittel entwickeln, die Viren zuverlässig abtöten. Stattdessen ist die Schutzimpfung die Antwort der modernen Medizin auf Virus-Infektionen. Ohne näher auf die Kontroverse rund um die Schutzimpfung einzugehen, lässt sich sagen, dass diese Strategie signifikante gesundheitliche Risiken mit sich bringt. Außerdem können einige Viren, wie beispielsweise das Influenza-Virus, neue Stämme bilden. Diese bleiben von den aktuellen Antikörpern unbeeinträchtigt, die als Reaktion auf die vorangehende Impfung gebildet wurden. Zum Beispiel haben die diesjährigen Grippe-Impfstoffe nur wenig oder gar keinen Effekt auf das Grippe-Virus, das aktuell kursiert – sie wurden auf Basis des letztjährigen Virus entwickelt.

In Anbetracht der Tatsache, dass die moderne Medizin über keine wirksame Therapie gegen sämtliche viralen sowie bakteriellen Infektionskrankheiten verfügt, stellt sich die Frage, weshalb Ärzte zur Rettung des Lebens ihrer Patienten nicht auf hochdosiertes Vitamin C zurückgreifen. Einflussreiche Persönlichkeiten haben jahrzehntelang versucht, das Wissen über hochdosiertes Vitamin C vor der Öffentlichkeit zu verbergen. Wenn dies nicht gelang, versuchten sie, das Mittel in Verruf zu bringen. Und so nahm alles seinen Lauf…

Die Verachtung der modernen Medizin für hochdosiertes Vitamin C: Wie alles begann

Die meisten Amerikaner unter 30 wissen – wenn überhaupt – nur sehr wenig über Poliomyelitis (kurz: Polio, Kinderlähmung). Gottlob tritt die Erkrankung in den Vereinigten Staaten nur noch äußerst selten auf. Während der 1940er- und 1950er-Jahre wütete Polio in epidemischem Ausmaß. Manche der Polio-Opfer hatten »Glück«, überlebten die akute Infektion, blieben aber lebenslang behindert. Polio zerstörte das Leben vieler Patienten und Familien.

Polio zählte zu einer der ersten Virus-Erkrankungen, die mit hochdosiertem Vitamin C behandelt wurden. Die klinischen Resultate waren beeindruckend, und die Reaktion der Medizinergemeinde hierauf war absolut verblüffend! Am 10. Juni 1949 präsentierte Frederick Klenner in Atlantic City, New Jersey, einen Überblick über seine Arbeit auf dem Gebiet von Polio anlässlich der Annual Session of the American Medical Association (AMA).[5, 6] Zu diesem Zeitpunkt hatte er sechzig von sechzig Poliofällen mithilfe von injiziertem, hochdosiertem Vitamin C geheilt. Seine Anmerkungen hierzu lauten wie folgt:

> *Es könnte von Interesse sein zu erfahren, wie Poliomyelitis in Reidsville, N.C., während der Epidemie im Jahr 1948 behandelt wurde. In den letzten 7 Jahren wurden Virusinfektionen in einem Zeitfenster von 72 Stunden durch die häufige Injektion massiver Dosierungen von Ascorbinsäure oder Vitamin C behandelt und geheilt. Ich denke, wenn man Poliomyelitis-Patienten Vitamin C in derart hoher Dosierung – 6000–20 000 Milligramm innerhalb von 24 Stunden – verabreicht, ist keiner von ihnen gelähmt, und es gibt keine weiteren Verstümmelungen oder Epidemien durch Poliomyelitis.*[6] *[Hinweis: Diese Dosierungen wurden bei Kindern und Kleinkindern angewendet. Die entsprechende Dosis bei Erwachsenen beträgt 100 000 Milligramm, also 100 Gramm täglich.]*

Polio geheilt! Innerhalb von 72 Stunden oder weniger! Einfache Vitamin-C-Injektionen! Keine weiteren Verkrüppelungen! Keine Epidemien mehr! Schockierenderweise gibt es keine Fragen, Herausforderungen und Anregungen mehr, das Verfahren zu erforschen ... nicht einmal die anwesenden Ärzte stellten Fragen! Es sei erwähnt, dass Dr. Jonas Salk und Dr. Albert Sabin damals gerade damit beschäftigt waren, Polio-Schutzimpfungen zu entwickeln. Im Jahr 1957, 8 Jahre nachdem die Polio-Epidemie bereits vorbei war, präsentierte Salk der Welt seinen injizierbaren Polio-Impfstoff. 13 Jahre nach Dr. Klenners Bericht über Polio-Heilungen lizenzierte Sabin seinen oralen Polio-Impfstoff (die Schluckimpfung auf dem Zuckerwürfel).

Ich kann die Aufregung kaum beschreiben, die mich überkam, als ich erstmals auf Dr. Frederick Klenners Arbeit mit Polio-Patienten stieß. Die Tatsache, dass das Polio-Virus so leicht durch Vitamin C ausradiert werden konnte, ist nicht überraschend. Meine eigenen erfolgreichen Erfahrungen im Hinblick auf einen wirksamen Gebrauch von hochdosiertem Vitamin C bei einer Reihe von Erkrankungen hatten mich bereits von dessen antiviraler Potenz überzeugt. Was mich nun überwältigte, war die Vorstellung, dass Vitamin C die Erkrankung heilen konnte, BEVOR zahlreiche Betroffene dadurch getötet oder verkrüppelt wurden. Selbst heute noch bricht es mir das Herz, wenn ich Bilder von Polio-Opfern sehe, die an eine künstliche Lunge angeschlossen sind, in Rollstühlen sitzen oder Beinprothesen zum Laufen benötigen. Das macht mich wütend! Wenn nur einige wenige Mediziner ihre Augen geöffnet hätten, könnte es ganz anders aussehen.

Wegen ihrer kriminellen Fahrlässigkeit sollten sich die Forscher, Politiker, Pharma-Bosse, Regierungsvertreter und Ärzte, die die Ausgrenzung von Vitamin C betrieben haben, in Grund und Boden schämen. Dennoch – mit den Worten der TV-Werbung ausgedrückt: »Moment mal, das war noch nicht alles!«

Herpes-Infektionen und hochdosiertes Vitamin C

1963 veröffentlichten Wissenschaftler die Ergebnisse bahnbrechender Untersuchungen über Vitamin C als potenzielle Therapie bei Herpes-Infektionen. Ihre Studie zeigte klar auf, dass Vitamin C ein wirksames Mittel gegen

Viren ist. Es tötete jedes bekannte Herpes-Virus ab, an dem es getestet wurde – auch jenes, das die Gürtelrose verursacht.[7] Zusätzliche Tests bestätigten die Ergebnisse im Jahr darauf.[8] Zudem untermauerten weitere Studien diese Befunde.[9, 10]

Die Gürtelrose wird von Herpes-Viren verursacht, die sich aus einer Reaktivierung von Windpocken-Viren entwickeln. Die sehr schmerzhaften Läsionen durch Gürtelrose können über Wochen anhalten. Vor mehr als 50 Jahren gelang es einem Arzt, Gürtelrose-Infektionen mit einer Kombination von 2–3 Gramm Vitamin C täglich via Injektion und der oralen Gabe eines weiteren Gramms Vitamin C zu heilen.

Die wahrscheinlich beeindruckendste Studie über hochdosiertes Vitamin C und Gürtelrose wurde im Jahr 1950 veröffentlicht. Der Forscher berichtete von einem kompletten Rückgang der Erkrankung bei 327 von 327 Gürtelrose-Patienten durch eine Behandlung mit Vitamin C – innerhalb von 72 Stunden nach der ersten Behandlung.[11]

Wie stehen die Chancen, dass Ihnen Ihr Arzt Vitamin C empfehlen wird, wenn Sie mit einer ausgeprägten Gürtelrose in dessen Praxis marschieren würden? Wenn Ihr Arzt ein Mediziner im klassischen Sinne ist, kann ich Ihnen bereits jetzt versichern, dass Ihre Chancen gleich null sind! Warum? Weil nichts über die Anwendung von hochdosiertem Vitamin C in seinen Lehrbüchern zu lesen war. Das ist bis heute so geblieben. Um es mit anderen Worten zu sagen: Er weiß es nicht besser!

HIV/AIDS und hochdosiertes Vitamin C

Obwohl es derzeit nur spärliche Belege für die starke Heilkraft von hochdosiertem Vitamin C bei HIV/AIDS gibt, weisen viele Studien auf positive Resultate bei der Behandlung dieser Erkrankung hin.

Im Jahr 1990 berichtete der Arzt Robert Cathcart über seine Erfahrungen mit der Behandlung von mehr als 250 HIV-Patienten mit Vitamin C. Darunter waren auch Patienten mit voll ausgebildeter AIDS-Erkrankung. In einem Artikel bemerkte er, dass die Besserung des klinischen Zustands bei allen Patienten hauptsächlich von den nachfolgenden Faktoren abzuhängen schien: 1. von der verabreichten Menge Vitamin C, 2. vom Stadium der Erkrankung zu Beginn der Behandlung.

Er behauptete, dass eine Genesung bei jedem AIDS-Patienten möglich ist, sofern ausreichend Vitamin C gegeben wird, um die Toxizität, die das Virus verursacht, zu neutralisieren und um sekundäre Infektionen adäquat zu behandeln.[12]

In der Regel brachte Dr. Cathcart die HIV-Infektion so unter Kontrolle, dass die meisten Patienten eine normale Lebenserwartung hatten, ohne an erkennbaren Symptomen zu leiden. Obwohl es streng genommen keine Heilung war, konnten seine Patienten mit ihrer Infektion in friedlicher Koexistenz leben.

Vitamin C kann nicht-virusbedingte Infektionen verhindern und heilen

Eine beachtliche Liste bakterieller, parasitärer und anderer nicht-virusbedingter Infektionen sucht die Menschheit heim. Manche Erreger reagieren nur schwach oder gar nicht auf Antibiotika.

Auch hier erwies sich Vitamin C als vorbeugendes Mittel. Es kann die Genesung beschleunigen und sogar einige Infektionen heilen (siehe Quelle H). Dies betrifft unter anderem die nachfolgenden Infektionen:

- Diphtherie
- Keuchhusten (Pertussis)
- Lepra
- Malaria
- Pneumonie (Lungenentzündung)
- Pseudomonasinfektionen
- Rheumatisches Fieber
- Ruhr
- Staphylokokkeninfektionen
- Streptokokkeninfektionen
- Tetanus
- Trichinellose
- Tuberkulose
- Typhus

Forscher berichten, dass alle diese Erkrankungen einen Vitamin-C-Mangel im Wirt hervorrufen. Grund hierfür ist, dass die Pathogene außerordentlich viel oxidativen Stress verursachen, der die verfügbaren Vitamin-C-Depots im Blut und im Gewebe leert. Laut Berichten über Viruserkrankungen wie Polio und Enzephalitis ergeben sich unmittelbare und kurative Ergebnisse, sofern extrem hohe Dosierungen von Vitamin C zur Bekämpfung der Infektion eingesetzt werden. Selbst wenn nur geringe Dosierungen verabreicht werden, verbessert Vitamin C häufig den Zustand des jeweiligen Patienten beachtlich. Rufen Sie sich Allan Smiths Fall ins Gedächtnis. Bei ihm wurde der Genesungsfortschritt dramatisch verzögert, als die Ärzte aus unerfindlichen Gründen die tägliche Vitamin-C-Dosis von 50–100 Gramm auf 2 Gramm herabsetzten. Trotzdem muss man damit nicht immer rechnen. Häufig kommt es zum kompletten klinischen Rückfall, wenn die Vitamin-C-Dosis zu früh und zu radikal reduziert wird, da dies zum Anstieg der Viren- oder Mikrobenbelastung führt.

Darüber hinaus ist klar, dass eine bestimmte Vitamin-C-Blut-Konzentration oder -Gewebesättigung stets nötig ist, bevor sich eine günstige klinische Reaktion beobachten lässt. Wenn also nun kleinste Dosierungen gegen viele verschiedene Infektionen getestet werden, berichten Forscher oft davon, dass Vitamin C keinen positiven klinischen Effekt zeigt. Einige, offenkundig unethische Studien setzen augenscheinlich absichtlich niedrige Dosierungen ein, um die Wirksamkeit von Vitamin C zu diskreditieren. Die Forscher erklären dann, Vitamin C sei völlig nutzlos, und ergänzen nicht, dass die Unwirksamkeit an der geringen Dosis liegt.

Schlussfolgerung

Das sind die Fakten:

- Herkömmliche Methoden, die dazu dienen, vielen Infektionen vorzubeugen und sie zu behandeln, sind absolut unzureichend.
- Pathogene reduzieren stets den Vitamin-C-Spiegel im Organismus (siehe Quelle H).
- Selbst bei Anwendung nicht ausreichender Vitamin-C-Dosierungen wurden bei vielen infektiösen Erkrankungen gute Ergebnisse erzielt.
- Wenn hochdosiertes Vitamin C verabreicht wird, führt dies in der Regel zur Heilung »unheilbarer« Infektionskrankheiten (zum Beispiel Polio und virale Enzephalitis).

- Vitamin C fördert und stärkt das Immunsystem auf unterschiedliche Weise (siehe Quelle B).
- Im Gegensatz zu Antibiotika und Schutzimpfungen hat Vitamin C keine gesundheitsschädigenden oder ungesunden Nebenwirkungen (siehe Kapitel 7).
- Vitamin C wirkt nicht toxisch (siehe Kapitel 7).

Das Argument für die Anwendung von hochdosiertem Vitamin C bei der Behandlung von Infektionskrankheiten ist überzeugend, sobald die Evidenz geprüft und nicht willkürlich als zu einfach abgetan oder als unglaubwürdig eingestuft wird. Eine sorgfältige Prüfung der Quelle H macht den Fall noch überzeugender. Und trotzdem weigert sich die Schulmedizin strikt, Vitamin C einzusetzen. Einige Forscher und Klinikärzte behaupten, es gebe eine bewusste »Blockadehaltung« gegen diese natürliche Substanz.[13] Warum? Die Antwort überlasse ich dem Leser. Aber wenn die Öffentlichkeit nicht kollektiv für die Aufnahme von hochdosiertem Vitamin C in die routinemäßige medizinische Praxis plädiert, müssen wir mit erheblich teureren, weniger wirksamen und deutlich toxischeren Arzneien und Therapien rechnen.

Wie Dr. Klenner sagte: »Ascorbinsäure [Vitamin C] ist die sicherste und wertvollste Substanz, die Ärzte verwenden können. Viele Kopfschmerzen und viel Herzeleid werden durch ihre sachgerechte Anwendung vermieden.«[14]

Zu guter Letzt: Wenn hochdosiertes Vitamin C nur zur Vorbeugung und Behandlung von Infektionskrankheiten nützlich wäre, sollte dies allein ausreichen, um es allgemein für die medizinische Praxis und als wichtiges Nahrungsergänzungsmittel für die Bevölkerung zu empfehlen. Aber wie Sie bald sehen werden, geht der Wert von Vitamin C weit über seine unübertroffene antimikrobielle Wirksamkeit hinaus …

Kapitel 2

Hochdosiertes Vitamin C – Das ultimative Gegengift

»Hilfe! Mein Baby schluckte gerade …«

Im Jahr 2009 wurden mehr als 700 000 Patienten aufgrund einer unbeabsichtigten Vergiftung ins Krankenhaus eingeliefert. Jeder Notfall bedeutet Stress. Aber nur wenige sind so schrecklich wie bei einem Kind, das Sie apathisch neben einem Schrank mit geöffneten Pillendosen vorfinden. Das Gift muss identifiziert, die geschluckte Menge muss bestimmt und der Giftnotruf muss angerufen werden. Giftspezifische Anweisungen müssen strikt befolgt werden, selbst wenn man sich nicht sicher ist, um welche Art von Gift es sich handelt, wie viel davon eingenommen wurde und wann das geschah.

Wie wäre es, wenn es ein sicheres, bewährtes, kostengünstiges und außergewöhnlich wirksames Antidot gäbe, das unmittelbar nach der Einnahme Vergiftungen neutralisieren und Schäden rückgängig machen kann – unabhängig davon, um welche Art von Gift es sich handelt? Und wie wäre es, wenn die Ersthelfer dieses Antitoxin verabreichen könnten – noch während der Giftnotruf verständigt und die Einzelheiten zur Vergiftung mitgeteilt werden?

Ja. Das Super-Gegengift existiert!

Quelle H bietet einen Überblick verschiedener Studien, die zeigen, dass hochdosiertes Vitamin C ein umfangreiches Arsenal von Toxinen und Tiergiften rasch neutralisieren kann wie beispielweise:

- Rauschmittel (zum Beispiel Alkohol, Barbiturate, Amphetamine)
- Gefährliche Chemikalien (zum Beispiel aromatische Kohlenwasserstoffe, Zyanid, Arsen, Quecksilber, Blei)
- Tödliche Gase (zum Beispiel Kohlenmonoxid, Fluor)
- Pestizide und Herbizide
- Giftige Pilze
- Lebensgefährliche Spinnen- und Schlangengifte
- Strahlung (zum Beispiel UV-Licht, Röntgenstrahlung, bei einer Computertomografie eingesetzte Strahlung, Strahlungsbelastung nach nuklearen Unfällen)

Sollte Vitamin C nicht jedem Rettungskommando in jeder Notaufnahme dieses Landes zur Verfügung stehen?

Nein. Leider ist das nicht der Fall!

Tatsächlich steht es, so weit ich weiß, WEDER Notarztteams NOCH Notfallambulanzen in den USA zur Verfügung: Warum? Weil die meisten traditionell geschulten Mediziner eine komplett ignorante Einstellung gegenüber hochdosiertem Vitamin C haben!

Das war nicht immer der Fall. In mindestens einer Notaufnahme, der Ein-Mann-Notaufnahme von Dr. Klenner in Reidsville, North Carolina, gab es seit Mitte der 1950er- bis in die frühen 1970er-Jahre das ultimative Gegengift – nachfolgend eine kleine Auswahl seiner Fallberichte.

Pestizidbelastung

Drei Jungen waren durch ein Flugzeug, das Schädlingsbekämpfungsmittel versprühte, einer massiven Pestizidmenge ausgesetzt. Der jüngste von ihnen war 7 Jahre alt und erlitt eine leichte Pestizidbelastung, da ihn die anderen beiden Jungen geschützt hatten. Klenner gab dem ältesten Jungen (12 Jahre) alle 8 Stunden 10 000 Milligramm Vitamin C mit einer 50-Milliliter-Spritze. Der Junge wurde am zweiten Tag aus dem Krankenhaus entlassen. Das andere Kind erhielt kein Vitamin C, sondern nur eine »unterstützende Versorgung«. Es entwickelten sich Hautverätzungen und Dermatitis. Das Kind verstarb nach 5 Tagen.[1]

Biss einer Schwarzen Witwe

In einem anderen Fall erinnerte sich ein dreieinhalb Jahre altes Mädchen, dass es »einen großen schwarzen Käfer von seinem Bauch wischte« und den Rest des Tages weiterspielte. Dann fühlte sich das Mädchen auf einmal unwohl, verlor den Appetit und hatte »schwere Spannungsschmerzen« in seinem Bauch. Plötzliche Übelkeit stellte sich ein, und das Mädchen musste sich sechs Stunden später erbrechen. Das Erbrechen trat über Nacht mit Unterbrechungen immer wieder auf. Nach 12 Stunden bekam das Mädchen Fieber. Der Bereich um den Nabel herum war der Mutter zufolge gerötet, »enorm geschwollen und hart«. Berührungen in dieser Region lösten heftige Schmerzen aus. In den nachfolgenden Stunden verschlechterte sich der Zustand des Kindes dramatisch. Die Sprachfähigkeit wurde »inkohärent« (unzusammenhängend) und zunehmend »stuporös« (teilnahmslos).

Klenner begutachtete das Mädchen etwa 18 Stunden nach dem Beginn der ersten Symptome. Durch eine Lupe konnte er die Abdrücke der Giftzähne deutlich erkennen. Klenner bemerkte, dass das Mädchen nicht ansprechbar war, ihr Zustand war nahezu komatös, und sie litt unter Atemnot. Ihr Bauch wurde als »bretthart« beschrieben.

Nach mehreren hochdosierten Vitamin-C-Injektionen sowie der oralen Gabe von Vitamin C über den Zeitraum von 4 Tagen ließen die Schwellungen nach, der Appetit kehrte zurück, und das Mädchen erholte sich vollständig. Klenner berichtete von »nachweislich acht Fällen eines Bisses der Schwarzen Witwe«, die er in seiner Praxis erfolgreich behandelt hatte.[2]

Eine Überdosis an Barbituraten

Ein Übermaß an Barbituraten führt zur Depression des zentralen Nervensystems – und endet häufig mit dem Tod. Dr. Klenner berichtete über dramatische Erfolge bei der Behandlung einer schweren Barbiturat-Überdosis mit Vitamin C. Der Patient hatte einen Blutdruck von 60/0 mmHg – das heißt, er war mehr tot als lebendig, als er in die Notaufnahme kam. Klenner verabreichte sofort 12 000 Milligramm Vitamin C als intravenöse Stoßtherapie mit einer 50-Milliliter-Spritze, gefolgt von einer langsamen, intravenösen Vitamin-C-Infusion. Nach 10 Minuten war der Blutdruck auf 100/60 mmHg angestiegen. 3 Stunden später wachte der Patient vollkommen erholt auf. Er hatte innerhalb von 12 Stunden insgesamt 125 000 Milligramm Vitamin C bekommen![3]

Ein weiterer Patient mit einer Barbiturat-Überdosis erwachte, nachdem er 42 000 Milligramm Vitamin C »mit einer Nadel Kaliber 20 rasch intravenös injiziert bekam«. Letztendlich erhielt der Patient 75 000 Milligramm Vitamin C intravenös und 30 000 Milligramm oral während 24 Stunden.

Klenner erklärte, dass der Erfolg seiner Vitamin-C-Therapie »in nicht weniger als 15 Fällen von Barbiturat-Vergiftung« aufzeigt, dass unter diesen Umständen »niemand sterben sollte«. In der Diskussion über die spektakulären Wirkungen von Vitamin C bei Barbiturat-Vergiftung (und Kohlenmonoxid-Vergiftung) bemerkte er, dass »die Ergebnisse so außerordentlich sind, dass es fast schon ein ärztlicher Kunstfehler ist, diese Behandlung zu unterlassen«[4]. Dr. Klenners Bemerkung, dass dies an einen Kunstfehler »grenzt«, ist beinahe zu großherzig. Es drängt sich geradezu der Verdacht einer »kriminellen Fahrlässigkeit« auf, wenn eine solche Therapie trotz der wissenschaftlich belegten Wirkung von Vitamin C zur Behandlung schwerer Toxin- sowie Giftexposition unterlassen wird. Aber die Herdenmentalität der meisten Ärzte sorgt für große Bequemlichkeit und juristische Sicherheit in der Welt medizinischer Inkompetenz.

Biss einer Mokassin-Otter

Ein 4-jähriges Mädchen wurde »voll erwischt« von den Giftzähnen einer ausgewachsenen Mokassin-Otter. Es verspürte sofort starke Schmerzen in seinem Bein und hatte »sich bereits 20 Minuten nach dem Schlangenbiss übergeben«. Dr. Klenner gab anfangs 4000 Milligramm Vitamin C intravenös. Nach 30 Minuten weinte das Kind nicht mehr, nahm Flüssigkeit über den Mund auf und konnte sogar lachen. Während es auf dem Tisch in der Notaufnahme saß, sagte es: »Komm, Papa, mir geht es jetzt gut. Lass uns nach Hause gehen.« Wegen leichten Fiebers und anhaltender Empfindlichkeit im Bein gab Klenner dem Mädchen weitere 4000 Milligramm. Es wurden weder Antibiotika noch ein Antiserum verabreicht. »38 Stunden nach dem Biss war der Zustand des Mädchens wieder normal.«[5, 6]

Im Gegensatz dazu berichtet Klenner von dem Fall eines 16 Jahre alten Mädchens, dass ebenfalls von einer Mokassin-Otter gebissen worden war. Es wurde mit dem gängigen Procedere behandelt. Die Größe der Giftzahnabdrücke ließ laut Klenner den Schluss zu, dass die hier involvierte Schlange wahrscheinlich genauso groß war wie die, die das kleine Mädchen gebissen hatte. Der älteren Patientin wurde kein Vitamin C verabreicht. Allerdings erhielt sie drei Dosierungen des passenden Gegengifts. Ihr Arm schwoll auf die vierfache Größe an. Das Mädchen benötigte Morphin, um den Schmerz aushalten zu können. Ein 3-wöchiger Aufenthalt im Krankenhaus war erforderlich.[5]

Dr. Klenner benutzte fast zwei Jahrzehnte lang hochdosiertes Vitamin C erfolgreich zur Behandlung von Suchtgift- und Arzneimittel-Überdosierungen sowie zur Therapie von unbeabsichtigten Vergiftungen und giftigen Bissen. Seine Fallstudien wurden regelmäßig in medizinischen Fachzeitschriften veröffentlicht. Wie bei seinen Ergebnissen mit Polio wurden Dr. Klenners zahlreiche Erfolge mit Vitamin C als Antidot mit eisigem Schweigen quittiert.

Aber nicht nur Klenner wurde ignoriert. Tausende Artikel über die wahrhaft bemerkenswerten Eigenschaften von Vitamin C wurden ebenfalls mit Missachtung gestraft, ohne deren Relevanz für die moderne Medizin anzuerkennen. Was noch schlimmer ist: Viele Befürworter der »konventionellen« Medizin attackieren Vitamin C ununterbrochen – sie schmälern nicht nur seinen Wert, sondern stellen auch die Intelligenz eines jeden infrage, der es wagt, die Vorzüge von Vitamin C zu propagieren. Leider führt diese unverzeihliche und bösartige Ignoranz dazu, dass zahlreiche Männer, Frauen und Kinder weiterhin grundlos und häufig unter starken Schmerzen sterben müssen.

Pilzvergiftung

Da mutige Köche giftige Pilze mit essbaren verwechseln, kommt es häufig zu Pilzvergiftungen, die tödliche Folgen nach sich ziehen können. *Amanita phalloides*, geläufig unter der Bezeichnung Grüner Knollenblätterpilz, ist besonders toxisch und verursacht nach 24 Stunden irreversible Schäden an Herz, Leber und Nieren. Der Verzehr von nur einem Viertel des Pilzhutes (etwa 20 Gramm) endet in der Regel tödlich. Kurzfristig Überlebende erleiden häufig einen derart ausgeprägten Leberschaden, dass eine Lebertransplantation notwendig ist, um sie länger am Leben zu halten.

In den 1950er-Jahren entwickelte der französische Arzt Dr. Bastien ein erfolgreiches Vitamin-C-Therapie-Protokoll für Pilzvergiftungen. Die Methode bestand darin, dem Patienten 3 Tage lang Vitamin C intravenös kombiniert mit Antibiotika zu verabreichen. Er war derart von der Wirksamkeit seiner Methode überzeugt, dass er in der Öffentlichkeit eine tödliche Menge der giftigen Pilze aß (ca. 70 Gramm), um sich anschließend selbst zu therapieren. Und das tat er nicht nur einmal, sondern sogar zweimal! Es sei ebenfalls erwähnt, dass es keine Studie über ein Antibiotikum gibt, das tödliche Toxine wirksam neutralisiert. Aus diesem Grund ist es höchst unwahrscheinlich, dass die beiden Antibiotika, die Bastien verordnete, irgendeine bedeutende Rolle bei der Genesung der von ihm behandelten Patienten gespielt haben. Viel wahrscheinlicher ist es hingegen, dass Vitamin C die ganze Wirkung allein erzielt hat.

Eine Zeit lang avancierte Dr. Bastiens Methode zur Therapie der Wahl in zahlreichen medizinischen Zentren in Frankreich. Dann geriet das Verfahren in Vergessenheit, bis es 1984 wieder ausgegraben, zu neuem Leben erweckt, veröffentlicht und auf die verstaubten Stapel ungelesener medizinischer Fachliteratur gelegt wurde.[7] Wir werden niemals wissen, wie viele Opfer einer Pilzvergiftung diese Welt schmerzgepeinigt verlassen haben, weil die Ärzte der Notaufnahme eine ignorante Haltung gegenüber Vitamin C hatten – und weiterhin haben. Wie wundervoll wäre es für dieses ultimative Gegengift, für alle verfügbar zu sein, die es künftig brauchen.

Trotzdem zeigen Statistiken glücklicherweise, dass die größte Mehrheit der Menschen niemals Opfer einer akuten, potenziell tödlichen Vergiftung werden. Zum Glück machen die meisten von uns niemals die Erfahrung eines Schlangenbisses oder einer Barbituratvergiftung. Auch ist es höchst unwahrscheinlich, dass wir mit Pestiziden eingenebelt werden oder giftige Pilze essen …

Wir alle sind einer ganz anderen Herausforderung ausgesetzt: einer schleichenden, sich von Minute zu Minute und Mikrogramm zu Mikrogramm verstärkenden Vergiftung durch die Belastung mit vielen anderen Giftquellen.

Der tägliche Bedarf des ultimativen Gegengifts

In unserer modernen Welt lauert die Toxizität überall. Regelmäßig wird von einer neuen Substanz in unserem Umfeld berichtet, die mit Krebs, Herzerkrankungen, Alzheimer oder irgendeinem degenerativen Leiden in Verbindung gebracht wird. Im Thunfisch steckt Quecksilber, im Salat sind Pestizide, Hormone und Antibiotika sind im Hühnchen, PCB (Polychlorierte Biphenyle) im Wasser, giftige Abgase in der Luft, krebserregendes UV-Licht in den Sonnenstrahlen und toxische Chemikalien (deren Namen zu lange sind, um sie aussprechen zu können) in der Kleidung, in Bodenbelägen, in Autos, Shampoos, Deodorants …

Vitamin C verfügt nachweislich über die Fähigkeit, beinahe jede giftige Substanz und selbst die gefährliche Wirkung von Strahlung zu neutralisieren. Es ist die wohl sicherste Substanz auf dem ganzen Planeten. Aus diesem Grund ist es absolut sinnvoll, dass eine ausreichende Vitamin-C-Ergänzung Bestandteil der Abwehrstrategie eines jeden gegen den täglichen Angriff von Umweltgiften ist.

Es ist nicht kompliziert. Vertrauenswürdige wissenschaftliche Quellen stellen eine direkte Beziehung zwischen dem Vitamin-C-Spiegel im Blut und den Sterblichkeitsraten her. Daten von großen Bevölkerungsstudien weisen darauf hin, dass die Sterblichkeitsraten (im Hinblick auf alle Ursachen) halbiert werden könnten, wenn nur die Menschen ihre Vitamin-C-Werte im Blut deutlich anheben würden.[8]

Aber anstatt auf die Wissenschaft zu hören und sich nach deren Erkenntnissen zu richten, fördert die Regierung, die medizinische Institutionen im Rücken hat, das absolut bodenlose Mantra: »100 Prozent des Vitamin-C-Bedarfs werden über die Nahrung aufgenommen … und mehr [Vitamin C] führt zu einem sehr teuren Urin.«

Denken Sie darüber nach. Die Menge an Wasser, die zum Löschen eines Feuers benötigt wird, hängt vom Ausmaß der Flammen ab. Bei einem Hausfeuer pumpen die Feuerwehrmänner wie wild Wasser auf das Inferno, bis die Flammen abnehmen, und dann noch viel mehr Wasser als zusätzliche Maßnahme, um die noch bestehende Hitze auszukühlen. Lediglich einen Eimer Wasser über ein Feuer zu kippen, unabhängig davon, wie groß es ist, und dann zu behaupten, dass der Einsatz von noch mehr Wasser nur teuren Dampf verursachen würde, ist bemerkenswert bösartig.

Genauso wie die Feuerwehrmänner die nötige Menge Wasser verbrauchen, die sie zum Löschen des jeweiligen Feuers benötigen, setzte der Vitamin-C-Pionier Dr. Klenner die Gabe von Vitamin C so lange fort, bis sich die angestrebte klinische Reaktion ergeben hatte. Und dann führte er in der Regel die Behandlung mit hochdosiertem Vitamin C einige Tage weiter – um einem Rückfall vorzubeugen. Wie sein Vermächtnis zeigt, ist die ausreichend hohe Dosierung von Vitamin C, lange genug angewendet, eine sichere, vernünftige und lebensrettende Strategie.

Schlussfolgerung

Das sind die Fakten:

- Die Art des Gifts oder dessen Menge zu bestimmen, ist nicht immer möglich.
- Die Ortung eines bewährten Gegengifts für ein spezifisches Toxin kann wertvolle Behandlungszeit kosten.
- Einige Gegengifte weisen eine eigene signifikante Toxizität auf.
- Alle Menschen sind täglich verschiedenen toxischen Substanzen ausgesetzt, die mit der Entstehung von Krebs, Organleiden und altersbedingten Erkrankungen des Gehirns in Verbindung gebracht werden.
- Vitamin C hat bereits unzählige, ansonsten tödliche Toxine und Tiergifte komplett neutralisiert (siehe Quelle H).
- Ein hoher Vitamin-C-Spiegel im Blut senkt die Sterblichkeit unabhängig von der Ursache.
- Vitamin C besitzt keine gesundheitsschädlichen Nebenwirkungen (siehe Kapitel 7).
- Eine toxische Wirkung ist bei Vitamin C nicht bekannt (siehe Kapitel 7).
- Es gibt keinen Grund, dem Patienten Vitamin C vor der klinischen Begutachtung vorzuenthalten. Dr. Klenner verabreichte es häufig als Erstes.

Ein Wandel hinsichtlich der Art und Weise, wie Institutionen des Gesundheitssystems mit Patienten umgehen, ist seit Langem überfällig. Der nötige Wandel wird sich NICHT durch Pharmakonzerne, Politiker, Regierungen, Bürokraten, medizinische Fakultäten, Versicherungsunternehmen, Krankenhausvorstände oder Ärzte vollziehen, die dem Mainstream unterliegen. In naher Zukunft werden Sie also nicht auf eine breite Akzeptanz von Vitamin-C-Therapien in gewöhnlichen Notaufnahmen stoßen (hierzu mehr in den Kapiteln 7 und 8).

Bis dahin ist die selbstständige Nahrungsergänzung durch Vitamin C mehr als eine Option; sie ist vielmehr eine Möglichkeit, die sich auszahlen wird. Selbst wenn Sie niemals an einer Infektionskrankheit erkranken oder zufällig einem lebensbedrohlichen Toxin oder Tiergift ausgesetzt sind, gibt es viele zwingende Gründe, Ihre tägliche Vitamin-C-Aufnahme um einige Gramm zu ergänzen. Tatsächlich profitieren Sie dann aufgrund unwiderlegbarer Fakten vom gesundheitlichen Nutzen und haben noch aus vielen anderen Gründen die Nase vorn …

Kapitel 3

Hochdosiertes Vitamin C – Das perfekte Superheilmittel der Natur

Nachhaltige Erkenntnisse aus grauer Vorzeit

Fast alle Tiere – Vögel, Fische, Reptilien, Amphibien und Säugetiere – genießen ein erfülltes und gesundes Leben und sterben eines Tages an Altersschwäche. Sie haben kaum Schlaganfälle, Herzinfarkte, Krebs oder Infektionskrankheiten, und sie verbringen den Großteil ihres Lebens nicht im chronisch kranken Zustand. Leider teilt der Mensch diesen Reichtum an Gesundheit nicht mit ihnen.

Warum sind Menschen so viel anfälliger für Krankheiten?

Die nachfolgenden Zahlen sind alarmierend:

- 50 Prozent der amerikanischen Männer bekommen Krebs.
- 34 Prozent der amerikanischen Frauen bekommen Krebs.
- 50 Prozent aller Amerikaner über 50 entwickeln eine koronare Herzkrankheit.
- In den nächsten 20 Jahren wird sich die Zahl der Diabetes-Neuerkrankungen um 200 Prozent erhöhen.
- In den nächsten 50 Jahren wird sich die Zahl der Alzheimer-Neuerkrankungen um 400 Prozent erhöhen.
- Millionen Menschen werden in den nächsten 12 Monaten an Lungen-, Nieren- oder Lebererkrankungen sterben.

Es ist keine Frage, dass wir alle einen Tod im hohen Alter bevorzugen – am besten im Schlaf – und durch eine natürliche Ursache. Es ist allerdings erst recht keine Frage, dass dies den meisten von uns nicht gelingen wird! Der willkürliche Blick auf Todesanzeigen offenbart, dass Menschen nur sehr selten aufgrund »natürlicher Todesursachen« sterben.

Warum?

Der Mensch ist eines der krankheitsanfälligsten Geschöpfe der Erde. Manche Wissenschaftler wissen das seit langer Zeit. Dennoch wird diese Tatsache ebenso wenig gewürdigt wie der Wert, den Vitamin C hat. Vor mehr als 70 Jahren entdeckten Forscher Folgendes: Die Säugetiere, die am anfälligsten für Infektionskrankheiten sind – Menschen, Affen und Meerschweinchen –, waren jene, die Vitamin C nicht selbst synthetisieren konnten.[1]

Die überwiegende Mehrheit anderer Säugetierarten produziert ihr eigenes Vitamin C, wie es auch die meisten Vögel, Fische, Reptilien und Amphibien tun. Für alle diese Tiere spielt Vitamin C eine lebenswichtige Rolle beim Schutz vor Pathogenen und Toxinen.

Auf der anderen Seite müssen Menschen ihren Bedarf an Vitamin C durch Nahrungsaufnahme oder Nahrungsergänzung regeln. Die Tatsache, dass Meerschweinchen diese Unfähigkeit zur Vitamin-C-Synthese mit dem Menschen teilen, ist der Grund für deren Verwendung für Forschungszwecke. Bei Meerschweinchen können toxische sowie krankhafte Zustände leichter erzeugt werden als bei Vitamin-C-produzierenden Tieren. Deshalb können viele Experimente mit ihnen schneller und effektiver durchgeführt werden.

Die Auswirkungen dieser Unfähigkeit, Vitamin C zu synthetisieren, sind groß! Eine umfassende Bevölkerungsstudie der *Cambridge University* schlussfolgerte, dass viele Erkrankungen unserer krankheitsanfälligen Bevölkerung mit niedrigen Vitamin-C-Werten im Blut assoziiert sind.

Die Cambridge-Studie zeigte, dass die Individuen mit den höchsten Vitamin-C-Werten eine nur halb so hohe Sterblichkeit aufwiesen wie jene mit den niedrigsten Werten – dies galt für alle Todesursachen.[2] Anders ausgedrückt: Hohe Vitamin-C-Werte verringerten die Anzahl der Todesfälle durch Krebs, Herzkrankheiten, Infektionskrankheiten, Nieren- oder Leberversagen, Gehirnerkrankungen usw. um fast 50 Prozent!

Die Studie erklärt nicht, auf welche Weise die Teilnehmer mit den höchsten Vitamin-C-Werten diese erlangten. Auch lässt sie offen, ob noch höhere Werte zu noch besseren Ergebnisse führen würden. Allerdings zeigt die Studie ganz klar, dass hohe Vitamin-C-Werte die Sterblichkeitsraten signifikant verringern.

Ein kaum bekanntes genetisches Geheimnis

Wäre nur ein kleines Enzym (L-Gulonolactonoxidase/GLO) in der Leber des Menschen vorhanden, könnte er aus seinem Blutzucker (Glucose) reichlich Vitamin C herstellen. Hätte der Mensch dieses Enzym in ausreichender Menge zur Verfügung, müsste er kein Vitamin C zuführen. Darüber hinaus würde es kaum zu Infektionskrankheiten kommen, und der

Mensch wäre besser gegen toxische Belastungen gewappnet. Vitamin C würde ihn vor degenerativen Erkrankungen schützen und gewissermaßen die Diabeteskrankheit ausrotten.

Das Ganze wird noch interessanter …

Forscher haben vor Kurzem das Gen identifiziert, das dem Menschen die Fähigkeit verleiht, das fehlende Enzym herzustellen. Und wir wissen auch, dass dieses Gen bereits im DNA-Code jedes Menschen vorhanden ist. Das bedeutet, die kompletten Instruktionen, GLO produzieren zu können, werden von den Eltern an jeden Nachkommen weitergegeben.[3] Aber die Fähigkeit der Leberzellen, diesen Anweisungen zu folgen, ist defekt oder überhaupt nicht vorhanden. Die logische Schlussfolgerung lautet:

Menschen haben einst ihr eigenes Vitamin C hergestellt

Es ist so gut wie sicher, dass Menschen einst ihr eigenes Vitamin C hergestellt haben, wie es die meisten Tiere heute noch tun. Leider müssen die Forscher nun herausfinden, weshalb der in der DNA befindliche GLO-Code nicht »übersetzt« wird. Oder anders ausgedrückt: Sie müssen klären, weshalb der GLO-Code präsent ist, aber nicht genutzt wird. Wahrscheinlich ist die Erklärung, dass dies das Ergebnis einer genetischen Mutation ist, die sich in der Vergangenheit durch einen angeborenen Fehler im Stoffwechsel ergeben hat.

Wissenschaftler nehmen an, dass kein Mensch GLO besitzt, obwohl diese Annahme durch keine seriöse Studie gestützt wird beziehungsweise niemals eine solche Studie durchgeführt wurde. Es ist denkbar, dass dieser Defekt nicht so weit verbreitet ist, wie man glaubt. Es gibt Gruppen von Menschen, die weit über 100 Jahre lang gesund leben (wie die Hunzas).[4] Solche Menschen verdanken ihre Langlebigkeit der Fähigkeit, zumindest ein wenig GLO und ein wenig Vitamin C selbst zu synthetisieren. Weitere Argumente zugunsten dieser Annahme ergeben sich aus der Tatsache, dass manche Individuen, die für Vitamin-C-Mangel-Studien vorgesehen waren, aus diesen Studien ausgeschlossen wurden, da sie keine Skorbutsymptome entwickelten und ihre Vitamin-C-Werte über eine lange Zeit nicht signifikant fielen.[5–7]

Die von der Natur empfohlene Tagesdosis für Ziegen

Obwohl Katzen und Hunde Vitamin C produzieren können, stellen sie sehr viel weniger davon her als wilde Tiere. Dies mag erklären, weshalb unsere geliebten Haustiere früher oder später an denselben Krankheiten leiden wie wir Menschen.

Aber in der Wildnis und selbst auf Bauernhöfen produzieren gesunde Säugetiere deutlich mehr Vitamin C. Wenn sie keinen signifikanten gesundheitlichen Belastungen ausgesetzt sind, produzieren Ziegen etwa 13-mal mehr Vitamin C als Katzen oder Hunde. Eine ausgewachsene Ziege mit einer Körpergröße, die in etwa der eines erwachsenen Menschen entspricht, produziert täglich 13000 Milligramm Vitamin C.[8, 9] Und die US-Regierung empfiehlt noch immer eine Tagesdosis von nur 75–90 Milligramm!

Darüber hinaus können Vitamin-C-synthetisierende Tiere unter erheblichem Druck die Produktion drastisch erhöhen, auf das Zehnfache (oder mehr) des Basisniveaus.[10] Wenn Ziegen einer lebensbedrohlichen Krankheit oder schwerer Toxizität ausgesetzt sind, können sie pro Tag ganze 100000 Milligramm Vitamin C produzieren!

Dieser natürliche Anstieg der Vitamin-C-Produktion, der in Verbindung mit Krankheiten und einem Übermaß an Toxinen auftritt, erklärt, weshalb sich so viele Wildtiere bis ins hohe Alter bester Gesundheit erfreuen. Dies unterstreicht auch den Bedarf des Menschen an einer Vitamin-C-Ergänzung, deren Menge variabel ist und sich am aktuellen Gesundheitszustand orientiert. Dabei wird bei minimalem Stress und geringer Belastung eine kleinere Dosis eingenommen, während mit zunehmender Krankheitslast und erhöhtem Stress der Vitamin-C-Bedarf ansteigt.

Trotz sämtlicher wissenschaftlicher Belege, die sich in den vergangenen 75 Jahren angehäuft haben, hat die US-Regierung niemals mehr als 90 Milligramm Vitamin C täglich empfohlen. In Relation zu ihrer Körpermasse produzieren Katzen tagtäglich 15-mal mehr Vitamin C, als für Menschen von offizieller Seite als Tagesdosis empfohlen wird. Bezogen auf das Körpergewicht einer Ziege in Relation zum Menschen ergibt sich, dass diese Tiere fast 130-mal mehr Vitamin C produzieren, als die empfohlene Tagesdosis vorsieht. Ist eine Ziege schweren gesundheitlichen Anforderungen ausgesetzt, produziert sie sage und schreibe die 1000-fache Menge! Ist es möglich, dass die Natur etwas weiß, wovon die US-Regierung keine Ahnung hat?

Schlussfolgerung

Das sind die Fakten:

- Die meisten Tiere synthetisieren ihr eigenes Vitamin C.
- Menschen tragen das Gen in sich, das die Synthese von Vitamin C ermöglicht. Allerdings ist es defekt.
- Vitamin-C-synthetisierende Tiere produzieren bezogen auf ihr Körpergewicht viel mehr Vitamin C, als die von der Regierung empfohlene Tagesdosis (RDA) von 90 Milligramm.
- Vitamin-C-produzierende Tiere erhöhen die Produktion radikal, sobald sie mit schweren gesundheitlichen Herausforderungen zu kämpfen haben.
- Menschen sind nicht in der Lage, Vitamin C herzustellen, und sind anfälliger für Erkrankungen als Wildtiere.
- Bei Individuen mit den höchsten Vitamin-C-Werten im Blut ist ein sehr niedriges Sterblichkeitsrisiko zu beobachten.

Die Annahme, dass die ersten Menschen große und variable Mengen Vitamin C synthetisiert haben, liegt nahe. Aus unbekannten Gründen hat der Mensch diese Fähigkeit verloren, und mit diesem Verlust ist er anfälliger für infektiöse und degenerative Erkrankungen geworden. Selbst wenn der menschliche Organismus niemals bedeutende Mengen dieser Substanz produziert hat, profitiert er zweifellos von regelmäßigen und hochdosierten Vitamin-C-Gaben. Studien stützen diese Schlussfolgerung, da sie die direkte Beziehung zwischen hohen Vitamin-C-Werten im Blut und einer geringeren Anfälligkeit für die genannten Krankheiten belegen.

Im Vergleich zu den täglichen Mengen, die von Vitamin-C-synthetisierenden Tieren produziert werden, ist die empfohlene Tagesmenge der US-Regierung jämmerlich gering und inadäquat. Obwohl Regierungen versuchen, den Zugriff auf Vitamin C über die empfohlene Tagesmenge einzuschränken (siehe Kapitel 8), gibt es keinen plausiblen medizinischen

Grund für eine solche Beschränkung. In der Tat gibt es einige Gründe, die empfohlene Tagesmenge ganz über Bord zu werfen und unseren Bedarf an Vitamin C mit Mengen zu decken, die sich an unserem aktuellen Gesundheitsstatus, der Belastung durch toxische Substanzen aus der Umwelt und am Infektionsrisiko orientieren.

Nachtrag: Könnte es sein, dass Vitamin C ...

- ... ein einzigartiges antimikrobielles Allheilmittel ist?
- ... ein einzigartiges Gegengift ist?
- ... einen einzigartigen Schutz vor degenerativen Erkrankungen bietet?
- ... absolut sicher und für Menschen nicht toxisch ist?
- ... im menschlichen Organismus »zu Hause« ist?
- ... kurzum: das perfekte Superheilmittel ist, weil es ursprünglich als solches gedacht war?

Wir leben in einem Zeitalter, in dem man einzigartigen Zugang zu Informationen hat. Wir sind nicht mehr gezwungen, blindlings darauf zu vertrauen, dass uns Ärzte die bestmögliche Beratung im Hinblick auf unsere Gesundheit zukommen lassen. Stattdessen muss sich unsere Beziehung zu allen Gesundheitsdienstleistern verändern. Wir müssen uns aktiv an unserer Gesundheitspflege beteiligen. Ärzte, die sich weigern, etwas anderes als ihr schulmedizinisches Wissen anzuwenden, das aus überholten Lehrbüchern und einseitig verfälschter Ausbildung stammt – oder durch aggressives Marketing von Pharmaunternehmen erworben wurde –, verdienen nicht unser uneingeschränktes Vertrauen. Der blinde Glaube an solche Ärzte kann Ihre Gesundheit nur negativ beeinflussen. Die Geschichte der Vitamin-C-Therapie ist ein klarer Beleg für diese Tatsache. Einige Ärzte werden ihren Augen nicht trauen, wenn ihr Fach(buch)wissen infrage gestellt wird. Vertrauen Sie Ihrem Arzt, wenn es denn sein muss, aber hinterfragen Sie seine Anweisungen.

Kapitel 4

Hochdosiertes Vitamin C – Vollkommener Schutz für das Arteriensystem

Kein Fugenzement: das Herzstück des Problems

Die koronare Herzkrankheit (Arteriosklerose) ist ein Leiden, das jedes Jahr Millionen von Amerikanern vorzeitig ins Grab und mehrere Millionen in die Notaufnahme bringt und täglich bei tausenden Patienten einen herzchirurgischen Eingriff erforderlich macht, der im Schnitt mehr als 100 000 Dollar kostet.[1] Obwohl die Zahlen alarmierend sind, sind sie doch nichts Neues. Nachfolgend einige echte Neuigkeiten.

ALLE Verstopfungen der Herzkranzgefäße lassen sich auf eine Ursache zurückführen!

Was ist die wahre Ursache? Sind es exzessiv hohe Triglycerid- oder Fettwerte im Blut? Nein. Diese sind lediglich Indikatoren für ein Erkrankungsrisiko, da sie eine wichtige Rolle bei der Verengung von Gefäßen spielen – aber erst, wenn die Erkrankung schon vorliegt. Wie sieht es mit einem hohen Serum-Cholesterin-Spiegel oder hohem Blutdruck aus? Nein. Das sind ebenfalls nur Faktoren, die Gefäßverstopfungen verschlimmern, aber nicht auslösen. Derzeit kennt man mehr als zwanzig Risikofaktoren für dieses Leiden, das eine der Haupt-Todesursachen ist. Allerdings ist kein Risikofaktor, weder allein noch in Kombination, der Auslöser der koronaren Herzkrankheit.[2]

Koronare Herzkrankheiten entstehen, wenn eine Degeneration der inneren Schutzauskleidung (Endothel-Einzelschicht = *Tunica intima*) der Herzkranzgefäße stattfindet. Diese Auskleidung besteht aus einer Endothel-Einzelschicht, die wie die Keramikfliesen in einer Dusche funktioniert. So wie Zement und Fugenmörtel die Fliesen an ihrem Platz halten, befindet sich eine geleeartige Substanz (Basal-Membran) zwischen und unter den Schutzzellen, die sie an den Arterienwänden befestigt. Solange die Basal-Membran stark und gesund ist, werden die Zellen stabilisiert bzw. zusammengehalten und schützen die Arterien vor einer Erkrankung.[3–7] Wenn die Basal-Membran aufquillt, ergeben sich Lücken in der Endothel-Schicht. Diese ermöglichen das leichtere Eindringen von plaquebildenden Stoffen aus dem Blut.[8–10] Der Prozess der Plaquebildung und die anschließende Verstopfung der Arterie brauchen diese initiale Veränderung der

Konsistenz der Basal-Membran: von der geleeartigen Qualität bis zum aufgequollenen Zustand.

Frage: Was verursacht den Verfall der Basal-Membran?

Antwort: Ein lokaler Vitamin-C-Mangel der Herzkranzgefäße führt zum Verfall der Basal-Membran. Im Gegensatz dazu bleibt die Basal-Membran in ihrem geleeartigen gesunden Zustand, wenn die Arterienwände regelmäßig und ausreichend mit Vitamin C versorgt werden.[11–17]

Das bedeutet: Die einzige Ursache aller Verstopfungen von Herzkranzgefäßen ist ein Vitamin-C-Mangel in den Koronar-Arterien!

Darüber hinaus wird Vitamin C für die Bildung und Aufrechterhaltung von starkem und elastischem Kollagen benötigt. Da Kollagen eine der primären strukturellen Komponenten der Arterienwand ist, ist ein anhaltender Vitamin-C-Mangel für den Beginn einer Arterienerkrankung verantwortlich. Die Vitamin-C-arme Umgebung führt auch zur ungebremsten Ansammlung von Ablagerungen. Denn der Körper versucht, die Arterien zu stärken, die durch die abnehmende Qualität und Quantität an Kollagen fortwährend geschwächt werden.

Darüber hinaus wird Vitamin C für die Bildung und Aufrechterhaltung von starkem und elastischem Kollagen benötigt. Da Kollagen eine der primären strukturellen Komponenten der Arterienwand ist, ist ein anhaltender Vitamin-C-Mangel für den Beginn einer Arterienerkrankung verantwortlich. Die Vitamin-C-arme Umgebung führt auch zur ungebremsten Ansammlung von Ablagerungen. Denn der Körper versucht, die Arterien zu stärken, die durch die abnehmende Qualität und Quantität an Kollagen fortwährend geschwächt werden.

Seit Jahrzehnten besteht die schulmedizinische Therapie koronarer Herzerkrankungen aus der Behandlung der Symptome und dem Versuch, die Risikofaktoren zu minimieren. Dabei bleibt die Ursache unberücksichtigt, und noch nicht einmal ein Vitamin-C-Mangel in den Herzkranzgefäßen wird anerkannt.

In der Folge geben Amerikaner jährlich mehrere Milliarden Dollar für teure Arzneien und noch kostspieligere Verfahren aus, die das Fortschreiten der lebensbedrohlichen Erkrankung nur hinauszögern. Und das, obwohl Vitamin C viele Menschen schützen könnte, die noch nicht von der

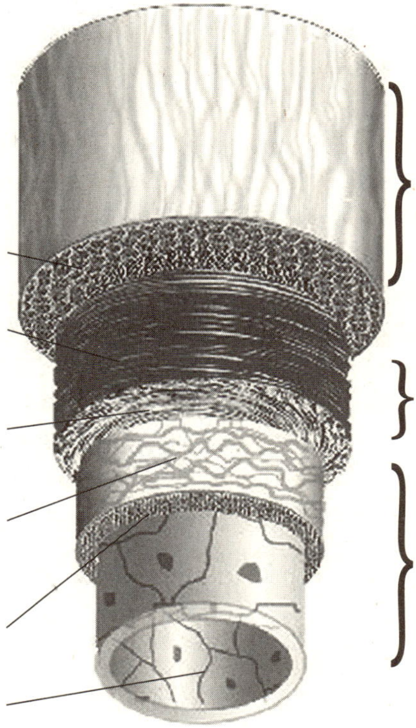

TUNICA ADVENTITIA
Eine umhüllende Schicht aus Bindegewebe, die die Gefäße umgibt.

TUNICA MEDIA
Eine Schicht aus einer zweifach geschichteten Muskulatur mit Längs- und Querfaserzügen. Sie besteht aus glatten Muskelzellen mit elastischen Fasern, Kollagen und Bindegewebe-Zellen.

TUNICA INTIMA
Eine geschlossenen Schicht von Endothel-Zellen, die auf einer dünnen Schicht von subendothelialem Bindegewebe aufgelagert sind und von einer elastischen Membran umgeben sind.

BASAL-MEMBRAN
Die Basal-Membran ist eine extrazelluläre Matrix, die eine geleeartige Konsistenz hat. Sie hält Zellen in Körperstrukturen wie Arterien, Bändern, Sehnen, Muskeln usw. zusammen. Zur Bildung und zur Aufrechterhaltung der Basal-Membran ist eine ausreichende Vitamin-C-Zufuhr nötig. Sie stellt den »Mörtel« dar, der die Endothel-Zellschicht stabilisiert und zusammenhält, die in der Tunica intima liegt. Um ihre normale geleeartige Konsistenz zu erhalten, ist eine ausreichende Vitamin-C-Versorgung erforderlich.

BINDEGEWEBE
Bindegewebsfasern bündeln, füllen und verbinden unterschiedliche Strukturen. Das primär im Bindegwebe eingelagerte Protein ist Kollagen. Zur Bildung und Aufrechterhaltung von Kollagen ist eine ausreichende Vitamin-C-Zufuhr erforderlich.

Erkrankung betroffen sind. Eine gründliche Durchsicht der wissenschaftlichen Belege zeigt, dass Herzkranzgefäße, die ununterbrochen Zugang zu ausreichend Vitamin C haben, NIEMALS Ablagerungen bilden, die zu Verstopfungen führen. Würden wir alle auf eine ausreichende Vitamin-C-Sättigung in den Herzkranzgefäßen achten, dann bräche das hochgradig lukrative Geschäft mit Herzkrankheiten über Nacht wegbrechen.

Und für jene, die bereits an koronarer Herzkrankheit leiden, gibt es wirksame Vitamin-C-Therapien, die das Fortschreiten der lebensbedrohlichen Ablagerungen in den Arterien aufhalten können – in manchen Fällen können sie sogar ganz aufgelöst werden. Beispielsweise zeigte in einer publizierten Fallstudie ein Angiogramm (Röntgenbild von Blutgefäßen) eine 75-prozentige Verstopfung im rechten Herzkranzgefäß und eine 50-prozentige Verstopfung in anderen Arterien bei einer 62 Jahre alten Frau. Die Patientin wurde etwa 19 Monate mit einer Kombination aus Vitamin C, Lysin und Prolin behandelt. Am Ende des Behandlungszeitraums wurde erneut ein Angiogramm aufgenommen. Man beobachtete, dass die 75-prozentige Verstopfung auf 40 Prozent reduziert und die 50-prozentige Blockade komplett verschwunden waren.[18]

Dass eine Verstopfung solchermaßen einfach verschwindet, gilt in der »etablierten« Kardiologie als unmöglich! Aber der beschriebene Fall sowie diverse Studien, die vor mehr als 50 Jahren veröffentlicht wurden, zeigen, dass das Mantra, »Arterielle Verstopfungen sind irreversibel«, unzutreffend ist.[19, 20] Außerdem wird deutlich, dass die Beseitigung von signifikanten Verstopfungen ein sehr realistisches Ziel für viele Herzpatienten sein kann.

Zur Entwicklung einer Herzerkrankung

Das Folgende mag etwas vereinfacht erscheinen, aber bei der Mehrheit der Patienten mit koronarer Herzerkrankung vollzieht sich der Prozess wie folgt:

1. Ein lokaler Vitamin-C-Mangel entsteht in den Herzkranzgefäßen.

2. Durch eine Störung der Schutzschicht der Arterie, die sich aufgrund des Aufquellens der Basal-Membran ergibt, wird die Arterie beeinträchtigt. Die Zellschicht der Arterienwand ist nicht mehr dicht versiegelt und verliert ihre schützende Funktion für die Arterienwand.

3. Es bilden sich Ablagerungen, da Calcium, Cholesterin, Fett und andere Substanzen aus dem Blut über Lücken in die Arterienwand eindringen, die im Zuge der Degeneration der Basal-Membran entstehen. Der Organismus bemerkt die zunehmende Schwäche der Arterien und bemüht sich, sie zu kompensieren. Er versucht, die Arterienwände zu flicken, abzudichten und zu verstärken. Außerdem werden Kollagenfasern über der Arterienschicht angelagert, um die Gefäßschwäche abzumildern.
4. Schreitet dieser Kompensationsprozess weiter fort, verhärten und verengen sich die Arterienwände. In der Folge wird der Blutfluss im Gefäß beeinträchtigt oder sogar unterbrochen.
5. Wird der Vitamin-C-Mangel schnell und adäquat behoben, heilt die Arterie, und die Verstopfung nimmt ab. Wird nichts dergleichen unternommen, nimmt der Verstopfungsgrad zu, was das Leben des Patienten gefährdet.
Herrscht Vitamin-C-Mangel im gesamten Organismus vor (generalisierter Skorbut), kann dies sicherlich zum lokal begrenzten Skorbut der Arterien führen. Allerdings sterben Skorbut-Patienten, lange bevor sich arterielle Probleme ergeben. Zahlreiche Faktoren tragen zum Vitamin-C-Mangel bei. Nachfolgend sind einige davon aufgelistet:

- normale, tägliche Toxin-Belastung,
- allgegenwärtige Pathogene (selbst, wenn keine Infektion vorliegt),
- freie Radikale, die im normalen Stoffwechsel entstehen,
- zahlreiche körperliche Prozesse, die Vitamin C benötigen,
- akute oder chronische Infektionen,
- Menschen synthetisieren kein Vitamin C mehr.

Darüber hinaus führen alle anerkannten Risikofaktoren für koronare Herzerkrankungen zu einem Vitamin-C-Mangel bzw. werden dadurch verschlimmert.[21] Die Beziehung zwischen Vitamin C und all diesen Risikofaktoren wird an dieser Stelle nicht näher erörtert. Allerdings findet sich eine Auflistung der entsprechenden Faktoren inklusive zugehöriger Studien in Quelle D. Da Cholesterin, hoher Blutdruck und Diabetes besonders wichtige Risikofaktoren sind, werden sie nachfolgend näher betrachtet.

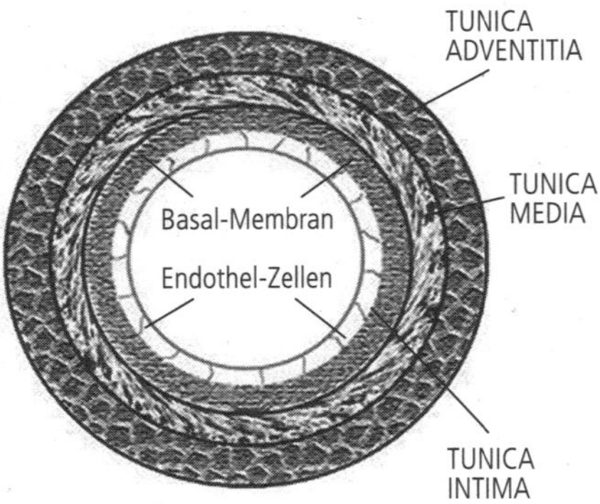

ARTERIE IM QUERSCHNITT: NORMALER ZUSTAND
Endothel-Zellen sind fest in die gesunde, geleeartige Basal-Membran eingebettet.
Vitamin C ist essenziell für die Erhaltung von Kollagen und Glycoprotein sowie für die normale »geleeartige« Konsistenz der gesunden Membran.

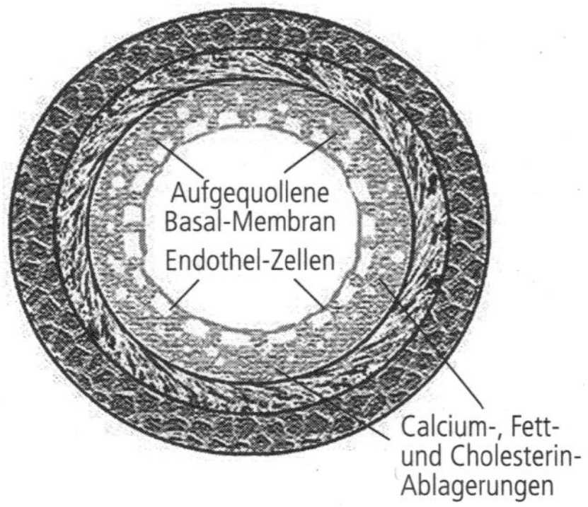

ARTERIE IM QUERSCHNITT: DEGENERATIVER ZUSTAND
Vitamin-C-Mangel lässt die »geleeartige« Konsistenz der Basal-Membran aufquellen. Substanzen wie Calcium, Fette und Cholesterin, die sich normalerweise im Blut befinden, können nun leicht zwischen den Endothel-Zellen in die Basal-Membran eindringen. Dadurch wird die Tunica intima dicker, und in der Folge wird der Durchmesser der Arterie geschmälert.

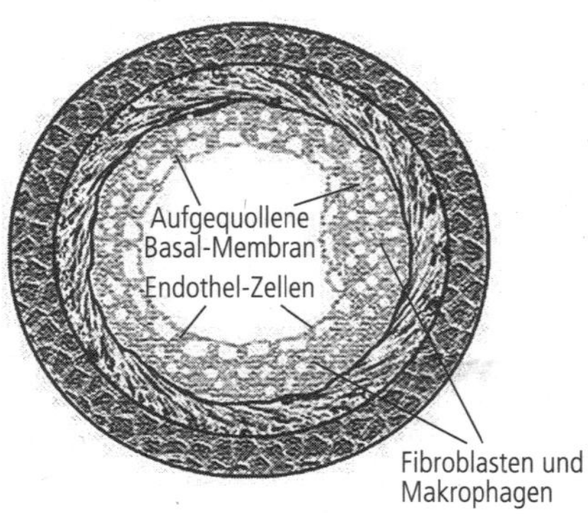

ARTERIE IM QUERSCHNITT: PROLIFERATION
Um die geschwächte Arterienwand zu stärken und vor Störungen und Rissen zu schützen, aktiviert der Organismus Fibroblasten (Zellen, die hauptsächlich Kollagen produzieren). Gleichzeitig dringen Makrophagen (Leukozyten) in die Tunica intima ein und »fressen« das abgelagerte Cholesterin, Calcium sowie Fett auf. All diese Aktivitäten tragen zur Verdickung der Arterienwand bei.

Spezifische Ursachen von arteriellem Vitamin-C-Mangel

Zusätzlich zu den universellen Mechanismen, die Vitamin C verbrauchen und bereits genannt wurden, gibt es bestimmte Faktoren, die Vitamin-C-Depots speziell im Herz und in dessen Umfeld leeren. Krankmachende Mikroben und Toxine im Mund zehren am meisten an den Vitamin-C-Depots. Allgemein sorgen nachlässige Zahnhygiene, quecksilberhaltige Amalgamfüllungen, Zahnfleischerkrankungen und wurzelbehandelte Zähne für den kontinuierlichen Zustrom Vitamin-C-zerstörender Toxine und Pathogene ins Blut. Dabei erreichen sie als Erstes die Koronar-Arterien.[22–26]

Eine ausführliche Diskussion über Zahninfektionen und die mit ihnen assoziierten Toxine bedarf eines eigenen Buches. Die gute Nachricht für alle diejenigen, die hierüber detailliertes Wissen erhalten möchten, lautet: ein solches Buch existiert bereits. Es trägt den Titel *The Roots of Disease* (Die Wurzel des Übels) und stammt von Robert Kulacz und mir. Es sollte aber ausreichen, darauf hinzuweisen, dass der Mund häufig die primäre Quelle für Toxine und bösartige Mikroben ist, die degenerative Krankheiten wie Krebs und Herzerkrankungen auslösen und aufrechterhalten können.[27]

Anbei ein Musterbeispiel für die Ausbreitung einer Krankheit durch einen zahnmedizinischen Eingriff: der Wurzelkanal. Zuerst sollte man darauf hinweisen, dass der Zahn, dessen Wurzelkanal behandelt wird, bereits zum Zeitpunkt der Behandlung vollständig infiziert ist. Die Behandlung erfolgt also nicht an einem gesunden, sondern einem erkrankten Zahn. Um den Zahn »zu retten«, werden die Nerven und die entsprechenden Gefäße im Zahn entfernt. Dies bewahrt den Patienten vor künftigen Beschwerden. Zugleich wird aber die einzige Möglichkeit eliminiert, die das Immunsystem hat, um die Infektion zu bekämpfen.

Durch das Bohren im Kanal wird ein Teil der Infektion entfernt, aber nicht genug, um einen sterilen Zustand herzustellen. Dieser ist jedoch für die Gesundung des Zahns notwendig. Das Ganze ist eine »komplett mangelhafte« Prozedur, die garantiert zur chronischen Infektion des Zahns beiträgt. Bevor der Zahn verschlossen wird, wird ein keimtötendes Mittel in den frisch gebohrten Kanal eingebracht, um die verbliebene Infektion im Zahn zu »desinfizieren«. Leider befindet sich in jedem Zahn ein kilometerlanges Kapillarnetz, das vom Desinfektionsmittel nicht vollständig infiltriert wird. Deshalb verbleiben sowohl die Infektion als auch die dadurch produzierten Toxine an Ort und Stelle und häufen sich dort weiter an.

Der Zahnarzt Weston Price fand heraus, dass es beinahe unmöglich ist, einen extrahierten wurzelbehandelten Zahn zu sterilisieren – selbst wenn er außerhalb des Körpers durch Maßnahmen gereinigt wird, die bei einem Zahn, der sich noch im Mund befindet, gar nicht möglich wären! In einer von vielen Studien zog Dr. Price den wurzelbehandelten Zahn eines Patienten, der an einer schweren Krankheit litt. Diese Krankheit hatte das zentrale Nervensystem in Mitleidenschaft gezogen. Dieser einzelne Zahn wurde fortlaufend unter der Haut von 31 Versuchskaninchen platziert. Alle Kaninchen entwickelten eine ähnliche Erkrankung des zentralen Nervensystems. Am schlimmsten war, dass alle daran starben![27]

Ein ähnliches Experiment wurde mit vielen verschiedenen wurzelbehandelten Zähnen durchgeführt, die Patienten mit den unterschiedlichsten Erkrankungen gezogen worden waren. In fast jedem Fall entwickelten die Versuchstiere dieselbe Krankheit wie der Patient, von dem der jeweilige Zahn stammte. Das beweist meiner Ansicht nach, dass jede Theorie, die Wurzelbehandlungen als eine sichere Sache einstuft, einfach falsch ist.

Mehr als 5000 erfolgreich extrahierte Zähne mit Wurzelkanalfüllungen wurden auf hochwirksame Toxine getestet. Alle wiesen die getesteten Toxine auf. Die Präsenz dieser Gifte machen in Kombination mit den Infektionen, die sie produzieren, behandelte Wurzelkanäle zu den schlimmsten Vitamin-C-Räubern im Körper – und zwar aus folgenden Gründen.

Wurzelkanäle verursachen mehr Herz- und Krebserkrankungen als jeder andere einzelne Risikofaktor

Die Auswirkungen dieser gefundenen Toxine auf die Herzgesundheit sind erschreckend, da infizierte wurzelbehandelte Zähne mit jedem Kauen buchstäblich Vitamin-C-dezimierende, krankheitserregende Pathogene und Toxine in das umgebende Gefäßsystem pumpen. Das frisch kontaminierte Blut wird dann über das Herz durch die Venen und schließlich in die nächstliegenden Arterien befördert: die Herzkranzgefäße. In der Folge wird Vitamin C in den Herzkranzgefäßen, das die Basal-Membran und das arterielle Kollagen widerstandsfähig und gesund erhalten sollte, vollständig verbraucht. Denn damit wird die Flut der eindringenden infektiösen Mikroben und schädlichen Toxine neutralisiert. Der dann vorherrschende, lokale Vitamin-C-Mangel öffnet dem ersten Stadium der Arteriosklerose mit der einsetzenden Plaqueablagerung Tür und Tor.

Natürlich sind Zahnärzte, die eine Wurzelbehandlung durchführen, davon überzeugt, dass diese Prozedur absolut sicher ist. Zumindest behaupten sie das. Sie wurden geschult, alles andere als dumm, radikal, uninformiert und sogar lächerlich zu bewerten. Und die gut finanzierte American Dental Association (ADA) – eine Organisation, die zum Schutz der Zahnärzte und zur Förderung der modernen Zahnmedizin und nicht für die Gesundheit der Patienten eingerichtet wurde – bietet juristische Hilfe und Unterstützung, um alle Gegenstimmen zu ersticken.

Die zugelassene »temporäre Lösung« mit aktuellen Therapien

Kardiologen geben zu, dass Bypass-Operationen, Angioplastien und die Implantation von Stents keine dauerhaften Lösungen sind. Sie wissen, dass die Arterienverstopfungen weiter fortschreiten. Dies ist häufig aus drei Gründen der Fall:

1. Die Ursache für den Vitamin-C-Mangel wird dadurch nicht behoben.
2. Die Vitamin-C-Zufuhr des Patienten beschränkt sich weiterhin auf eine unzureichende Menge.
3. Vitamin C dringt nicht bis zu den Arterien vor, in denen es am nötigsten gebraucht wird.

Vor einigen Jahren wurde bei einem sehr guten Freund von mir ein Y-Stent in eine stark verstopfte Arterie implantiert. Da er laufend Probleme mit seinem Herzen hatte und nach kurzer Zeit zusätzliche Stents benötigte, empfahl ich ihm, seinen wurzelbehandelten Zahn ziehen zu lassen. Seine Kur mit Nahrungsergänzungsmitteln war eine der besten, die ich je erlebt habe. Trotzdem legten sich seine Brustschmerzen erst nach der Entfernung des betroffenen Zahns. Seine Arterienverstopfung entwickelte sich anschließend nicht mehr so rasch weiter wie zuvor. Erst ab diesem Zeitpunkt gelang dies mit der bestmöglichen Supplementierung mit 9 Gramm Liposom-verkapseltem Vitamin C täglich. Bei seiner Kontrolluntersuchung nach 5 Jahren waren die Kardiologen völlig verblüfft über die Tatsache, dass seine Stents »ebenso durchgängig waren wie zu dem Zeitpunkt, als sie eingesetzt wurden!« Ich war gewissermaßen erfreut, aber nicht überrascht. Die Stents waren sauber, weil der Vitamin-C-Mangel in den Arterien schließlich beendet worden war.

Zur Heilung kommt es dann, wenn die Wurzel des Übels eliminiert wird, und nicht, wenn Symptome behandelt oder unterdrückt werden. Eine neue Rohrleitung, die um eine alte, verstopfte Leitung unter der Spüle herumgelegt wird, beseitigt nicht die Blockade. Und die Behandlung einer arteriellen Verstopfung wird demnach niemals zur Auflösung der Blockade führen, wenn nicht die Ursache behandelt wird. Vielmehr verschlimmern sich die Verstopfungen.

Cholesterin und Vitamin-C-Mangel

Seit Jahrzehnten deklariert die Schulmedizin Cholesterin als den Hauptübeltäter in Bezug auf koronare Herzerkrankungen. Zahlreiche Studien zeigen, dass eine Senkung des Cholesterin-Spiegels das Auftreten arterieller Verstopfungen und Herzinfarkte verringert.[28-35] Allerdings belegen andere Studien Folgendes:

- Arterielle Verstopfungen beginnen und nehmen allein durch Vitamin-C-Mangel zu – ohne Erhöhung des Cholesterin-Spiegels.[36]
- Die Serum-Cholesterin-Spiegel werden durch Vitamin-C-Mangel erhöht.[37–43]
- Zu viel Cholesterin verringert die Vitamin-C-Konzentration.[44–45]
- Vitamin-C-Supplementierung senkt die Cholesterin-Konzentration im Serum – selbst bei cholesterinreicher Ernährung.[46–51]
- Vitamin-C-Supplementierung schützt Arterien vor Ablagerungen, selbst bei hohen Serum-Cholesterin-Konzentrationen.[52-53]

Diese Studien sind ein weiterer Beleg dafür, dass Vitamin C essenziell für die Gesundheit der Herzkranzgefäße ist. Die Ansammlung von cholesterinhaltigen Ablagerungen ist nur ein Teil der Antwort des Körpers auf die Schwächung der Arterienwand, die sich durch den Vitamin-C-Mangel ergeben hat. Liegt ein anhaltender Vitamin-C-Mangel vor, kommt es zur fortschreitenden arteriellen Degeneration, die die Bildung gefäßverengender Ablagerungen fördert.

Hoher Blutdruck und Vitamin-C-Mangel

Hoher Blutdruck spielt eine wichtige Rolle als Ursache der koronaren Herzerkrankung. Er wird als signifikanter Risikofaktor für die Entwicklung einer arteriellen Gefäßerkrankung eingestuft und ist ein bekannter Beschleunigungsfaktor für den Krankheitsprozess.[54–56] Studien belegen Folgendes:

- Vitamin-C-Mangel kann hohen Blutdruck verursachen und diesen verschlimmern.[57–59]
- Vitamin-C-Supplementierung senkt den Blutdruck von Hochdruckpatienten.[60–65]
- Regelmäßige und ausreichende Vitamin-C-Supplementierung ist für die optimale Kollagenversorgung in den Blutgefäßen notwendig.[66–68]
- Die Erhaltung der arteriellen Unversehrtheit erfordert bei erhöhtem (oder normalem) Blutdruck die optimale Kollagenqualität und -quantität in der Arterie.[66–68]

Bluthochdruck sollte nicht ignoriert werden, da er langfristig sehr gefährlich sein kann. Allerdings zeigen zahlreiche Studien, dass adäquate Vitamin-C-Werte den Blutdruck senken und die Herzkranzgefäße vor Schäden schützen können, die Hochdruck in den betroffenen Gefäßen verursacht.

Diabetes und Vitamin-C-Mangel

Studien zeigen, dass Diabetes ein unbestreitbarer Risikofaktor im Hinblick auf die koronare Herzerkrankung ist.[69–70] Diabetes und Arteriosklerose stehen in unmittelbarer Verbindung. So sterben zwei von drei Diabetes-Patienten an koronarer Herzerkrankung oder einem Schlaganfall.[71] Einige andere Studien betonen die starke Wechselbeziehung zwischen Diabetes und Vitamin-C-Mangel. Nachfolgend eine kleine Auswahl einiger Studienergebnisse zu diesem Thema:

- Vitamin C ist in die Insulinsynthese involviert.[72]
- Vitamin C spielt für den Mechanismus der Insulinsekretion eine wichtige Rolle.[73]

- Diabetiker haben eine stark verminderte Vitamin-C-Konzentration im Plasma.[74–78]
- Hoher Blutzucker begrenzt die zelluläre Vitamin-C-Aufnahme.[79–84]
- Niedrige Insulinkonzentrationen im Serum schränken die zelluläre Aufnahme von Vitamin C ein.[79–84]
- Bei Diabetikern ist die Neuerkrankungsrate fortgeschrittener Parodontose höher – ein weiterer Faktor für ein erhöhtes Herzinfarktrisiko.[85] (Ein schwerwiegender Vitamin-C-Mangel lässt sich am entzündeten und infizierten Zahnfleisch bei fortgeschrittener Parodontose ableiten.)
- Regelmäßige und ausreichende Vitamin-C-Supplementierung ist für eine optimale Diabetesbehandlung notwendig.[85]

Der anhaltende und schwere Vitamin-C-Mangel, der durch Diabetes verursacht wird, ist für die meisten negativen Auswirkungen der Krankheit verantwortlich. In Kombination mit der Entzündung und erhöhten Blutfettwerten (wie Cholesterin), die typisch für Diabetes sind, beschleunigt der kritische Vitamin-C-Mangel in den Blutgefäßen die Entstehung von arteriellen Verstopfungen. Die gesundheitsschädigenden Auswirkungen von Diabetes werden nicht nur durch Vitamin-C-Mangel verschlimmert, sondern tragen auch zum Mangel im Blut und im Gewebe bei. Dies weist auf den erhöhten Bedarf an hochdosiertem Vitamin C hin, den Diabetiker tagtäglich benötigen.

Schlussfolgerung

Das sind die Fakten:

- Vitamin-C-Mangel in Herzkranzgefäßen ist die EINZIGE GRUNDURSACHE aller koronaren Herzerkrankungen.
- Anhaltender Vitamin-C-Mangel in den Herzkranzgefäßen reduziert die Qualität und Quantität von Kollagen in den Arterienwänden, was zum weiteren Verfall der Arterie führt und die Ansammlung von Ablagerungen begünstigt.
- Vitamin-C-Mangel ist mit jedem bekannten Risikofaktor für Herzerkrankungen assoziiert.
- Vitamin-C-Supplementierung senkt den Cholesterin-Spiegel.

- Vitamin-C-Supplementierung reduziert Bluthochdruck.
- Vitamin-C-Supplementierung ist extrem wichtig für die optimale Diabetesbehandlung.
- Vitamin C hat als Monotherapie sowie in Kombination mit anderen Nahrungsergänzungsmitteln arterielle Verstopfungen rückgängig gemacht.
- Vitamin-C-Supplementierung senkt die Neuerkrankungsrate und das Sterblichkeitsrisiko bei koronaren Herzerkrankungen.
- Herkömmliche Therapien zur Behandlung von arteriellen Verstopfungen sind nur eine temporäre Lösung und können Blockaden nicht zuverlässig rückgängig machen, stoppen oder ihr Fortschreiten verlangsamen.

Die Bedeutung von Vitamin C hinsichtlich der Gesunderhaltung der Arterien und des Schutzes vor Arteriosklerose sollte nicht unterschätzt werden. Hätten Menschen noch immer die Fähigkeit, Vitamin C in der von ihnen benötigten Menge zu synthetisieren, würde diese Erkrankung wohl gar nicht erst existieren. Da die meisten von uns (oder vielleicht wir alle) nicht über diese Fähigkeit verfügen, ist die einzig logische Option eine Nahrungsergänzung, die an unseren jeweiligen Bedarf angepasst ist. Dies erfordert die regelmäßige Kontrolle des Erkrankungsstatus, des Grads der Belastung mit Toxinen sowie des Status der verschiedenen Risikofaktoren für eine koronare Herzerkrankung, die bekanntermaßen die Vitamin-C-Speicher im Körper reduzieren. Man kann auch von der besten Vitamin-C-Nahrungsergänzung nicht erwarten, dass sie vor koronarer Herzerkrankung schützt, wenn die tägliche hohe Toxin-Exposition nicht beseitigt oder drastisch verringert wird.

Erwarten Sie nicht, dass die Schulmedizin Vitamin C anerkennt oder gar fördert. Tonnenweise Ego und unvorstellbare Mengen Geld stecken hinter der Aufrechterhaltung etablierter Behandlungsmethoden für Herzerkrankungen. Tatsache ist, dass der Widerstand weiterwachsen wird, bis eine aufgeklärte Bevölkerung den Wandel erzwingt. Ein noch stärkerer Widerstand – mehr Geld und mehr Ego – richtet sich gegen den sachgemäßen Einsatz von Vitamin C bei Krebs. Dieses Thema beschäftigt uns im nächsten Kapitel.

Kapitel 5

Hochdosiertes Vitamin C –
Die natürliche Antwort auf Krebs

Toxische Gewebe drehen durch!

Seit Präsident Richard Nixon dem Krebs den Krieg erklärt hat, sind schon fast 40 Jahre vergangen. US-Steuerzahler haben Milliarden über Milliarden Dollar für die Krebsforschung gezahlt. Und was hat uns das gebracht?

Krebsforscher berichten, dass die Überlebensraten nun besser sind. Das sind gute Nachrichten, aber dieser Fortschritt ist nicht das Verdienst einer besseren Therapiemethode oder wirksamerer Medikamente. Ein aktueller Bericht der Centers of Disease Control schreibt einen Großteil des positiven Wandels der Früherkennung sowie der Änderung des Lebensstils zu.[1] Hinzu kommt, dass eine spezielle Sache meist missverstanden wird und das Bild verzerrt: Unter einem »Krebsüberlebenden« versteht man einen Patienten, der nach der Diagnose 5 Jahre überlebt – selbst wenn er einen Tag später an Krebs stirbt.

Tatsache ist, dass sich die Zahl der Todesfälle durch Krebs auf eine Rekordhöhe beläuft. Selbst bei optimistischer Einschätzung gewinnen wir die Schlacht nicht! Warum?

Vielleicht bekämpfen wir den falschen Feind …

Läsionen und Tumore sind der sichtbare Beweis für Krebs. Sie treten dann auf, wenn normale Zellen »durchdrehen« und damit beginnen, sich eigenständig und überschießend zu teilen. Bösartige Zellen wachsen ungeordnet. Sie sind häufig undifferenziert und mutieren schnell. Konventionelle Therapieverfahren greifen diese entarteten Gewebe mittels Operationen, Bestrahlung bzw. Chemotherapie an. Wenn die erkrankten Gewebe verschwinden, spricht man davon, dass der Krebs in Remission ist. Häufig tritt die Krebserkrankung bedauerlicherweise erneut auf. Deshalb nehmen Onkologen niemals das Wort »Heilung« in den Mund.

Gesunde Zellen sind als nicht erkrankt definiert und verursachen auch keine Erkrankung. Alle Erkrankungen beginnen erst dann, wenn gesunde Zellen geschädigt werden und aufhören, normal zu funktionieren. Weshalb also sollten wir nicht davon ausgehen, dass der Krebs zurückkommt, wenn die Faktoren, die die gesunden Zellen in einen bösartigen Zustand versetzt haben, niemals bekämpft werden?

Der wahre Feind ist in erster Linie das, was die Verwandlung in bösartige Zellen bewirkt. Interessanterweise hat die American Cancer Society (Amerikanische Krebsgesellschaft) sehr realistische Vorstellungen über die Ursache von Krebs – selbst wenn ihr angebliches Bestreben in Sachen Heilung absolut aussichtslos ist.

Trotzdem behauptet die American Cancer Society, dass »Krebs eine komplexe Gruppe von Erkrankungen ist, die viele mögliche Ursachen hat«[2]. Sie scheint verstanden zu haben, dass Toxine und Pathogene immer Grundursachen für Krebs sind. Dabei werden die Risikofaktoren in fünf Gruppen eingeteilt: Genetik, Tabak, Ernährung, körperliche Aktivität, Sonne und UV-Licht-Exposition sowie andere Karzinogene.[3] Das ist wohl kaum eine erschöpfende Liste. Dennoch sollte eine wirksame Therapie all diese Punkte und mehr berücksichtigen. Interessanterweise stehen die meisten dieser Ursachen in Verbindung mit Toxinen bzw. Pathogenen. Selbstverständlich reagiert man auf Toxine und Pathogene am besten mit hochdosiertem Vitamin C. Lassen Sie uns die genannten Ursachen genauer unter die Lupe nehmen:

Genetik: Eine Veranlagung zur Entwicklung bestimmter Krebsarten kann genetisch weitergegeben werden. Trotzdem ist die jeweilige Erkrankung nicht erblich. Obwohl dies keine direkte Ursache ist, schwächt eine erbliche Anfälligkeit die Fähigkeit des Körpers, sich gegen krebserregende Stoffe zu wehren. Ein Beispiel hierfür wäre, wenn bei einem Individuum ein Enzym fehlt, das auf natürlichem Weg dabei hilft, ein starkes Toxin zu neutralisieren.

Tabak: Rauchen produziert wie viele andere legale und illegale Drogen zahlreiche Toxine und steht ganz klar mit der Entstehung von Krebs in Verbindung.

Ungesunde Ernährung und fehlende körperliche Aktivität: Laut der American Cancer Society ist ein ungesunder Lebensstil ein Risikofaktor für Krebs. Riskiert man einen Blick auf die Punkte, die diesen Lebensstil ausmachen, stellt man fest, dass Toxine und Pathogene letztendlich der gemeinsame Nenner dieser Risiken sind. Manche Nahrungsmittel führen dem Körper Toxine wie Pestizide oder Zusatzstoffe zu. Ebenso kann eine ungesunde Ernährung die Fähigkeit des Körpers hemmen, Toxine zu neutralisieren oder zu eliminieren, und die Fähigkeit schwächen, Pathogene unter Kontrolle zu bringen. Grund hierfür ist, dass das Immunsystem durch Nährstoffmangel geschädigt wird. Unzureichende körperliche Aktivität schwächt gleichfalls die körpereigene Abwehr.

Sonne und UV-Licht-Exposition: Jedwede Strahlung ist krebserregend – egal ob Sonne, Solarium, diagnostische Geräte, radioaktive Verseuchung oder andere Strahlungsquellen. Wie Toxine schädigt Strahlung Zellen und Gewebe (siehe Quelle H).

Andere Karzinogene: Die American Cancer Society nennt zu Recht Toxine und bestimmte Pathogene als krebserregende Faktoren.

Metastasierung: Eine der Ursachen, die seitens der American Cancer Society nicht erwähnt wird, ist der Krebs an sich. Onkologen nennen das »Metastasierung«. Dieser Prozess tritt dann auf, wenn Krebszellen von einem Gewebe in das Blut oder das Lymphsystem gelangen und über diesen Weg andere Körperbereiche erreichen, um dort Krebs zu verursachen.

Da die meisten, wenn auch nicht alle Krebserkrankungen aufgrund von toxischer Exposition, pathogenen Belastungen oder Metastasen entstehen, ist es logisch, dass eine »Heilung« alle drei Ursachen berücksichtigen muss. In erster Linie muss so weit möglich allen toxischen und pathogenen Quellen der Garaus gemacht werden. Zusätzlich sollten sichere und wirksame Mittel Teil des Therapieplans sein:

1. Ein antimikrobielles Universalmittel (pathogene Ursachen)
2. Ein ultimatives Gegengift (toxische Ursachen)
3. Ein Mittel, das die Blut- und Lymphgefäße stärkt (metastatische Ursachen)
4. Ein Mittel, das gezielt Krebszellen abtötet (metastatische Ursachen)
5. Ein Mittel, das gezielt gesunde Zellen stärkt (alle Ursachen)

Wie erwähnt ist Vitamin C ein antimikrobielles Universalmittel (siehe Kapitel 1) sowie das ultimative Gegengift (siehe Kapitel 2). Es wird benötigt, um die Wände der Blutgefäße gesund und widerstandsfähig zu halten (siehe Kapitel 4). Studien, die im Laufe dieses Kapitels erörtert werden, zeigen ebenfalls, dass Vitamin C Krebszellen gezielt abtötet und gleichzeitig gesunde Zellen stärkt. Keine andere Substanz erfüllt diese Bedingungen, was abermals beweist, dass hochdosiertes Vitamin C die wirkmächtige natürliche Antwort auf Krebs ist.

Krebsprävention

Zuvor wurde die Cambridge-Studie vorgestellt, die die Vitamin-C-Sättigung im Blut und die Sterblichkeitsraten miteinander verknüpft hatte. Diese Studie wies nach, dass die Rate der Sterbefälle in der Gruppe mit den höchsten Vitamin-C-Werten um 50 Prozentpunkte niedriger war als die Sterblichkeit in der Gruppe mit den geringsten Vitamin-C-Werten – dies umfasste auch krebsbedingte Todesfälle.[4]

Eine frühere Studie kam zu ähnlichen Resultaten. Die Forscher schlussfolgerten hier, dass die Rate der krebsbedingten Todesfälle in der Gruppe mit der höchsten Vitamin-C-Sättigung im Blut um 45 Prozent geringer war. Solche Erkenntnisse zeigen deutlich, dass mit zunehmender Vitamin-C-Konzentration im Blut ein signifikanter Schutz vor Krebs besteht.[5]

Es gibt zudem gute Gründe für die Annahme, dass Vitamin-C-Werte, die höher sind als jene in der gesündesten Studiengruppe, einen noch größeren Schutz vor Krebs bieten.

Krebstherapie mit Vitamin C

In den USA sind seitens der Regierung ausschließlich Operation, Bestrahlung und von der Gesundheitsbehörde FDA (Food and Drug Administration) anerkannte chemotherapeutische Medikamente zur Behandlung von Krebs zugelassen. Die Anwendung alternativer Methoden, die nicht Teil des anerkannten Protokolls sind, kann Geldstrafen, Freiheitsstrafen, hartnäckige Ermittlungen bzw. den Entzug der Lizenz nach sich ziehen. Diese totalitäre Haltung verhindert nicht nur den Fortschritt im Kampf gegen Krebs, sondern sorgt auch dafür, dass jene, die Fortschritte erzielen, ihre Erkenntnisse nicht in Fachzeitschriften veröffentlichen können.

Dennoch gibt es die Mutigen, die sich einen Schritt nach vorne wagen. Nachfolgend drei Fälle, in denen Vitamin-C-Therapien zum Einsatz kamen:

Nierenzellkarzinom: Bei einem 70-jährigen Mann wurde die linke Niere entfernt, nachdem dort Krebs diagnostiziert wurde. Während des chirurgischen Eingriffs entdeckten die Ärzte, dass der Krebs sich auch in Lunge und Leber ausgebreitet hatte. Weder Bestrahlung noch Chemotherapie wurden verordnet. Stattdessen unterzog sich der Patient zweimal wöchentlich einer intravenösen Vitamin-C-Therapie. Nach 6 Wochen Therapie fühlte sich der Patient gut, und die Läsionen schrumpften. 15 Monate nach Beginn der Behandlung gab es keine Anzeichen mehr für eine fortschreitende Krebserkrankung. Der Patient blieb 14 Jahre lang krebsfrei, bis er schließlich an Herzversagen verstarb.[6]

Non-Hodgkin-Lymphom (NHL): Ein Lymphdrüsentumor im Bereich der Wirbelsäule wurde bei einer 66-jährigen Frau mit einer lokalisierten Strahlentherapie fünfmal wöchentlich über 5 Wochen hinweg behandelt. Gleichzeitig erhielt sie zweimal wöchentlich intravenös Vitamin C. Nach der Strahlentherapie hatte man eine Chemotherapie empfohlen. Diese verweigerte die Patientin allerdings. Die Vitamin-C-Therapie wurde aber fortgesetzt. Außerdem nahm die Patientin zusätzlich einige Nahrungsergänzungsmittel von Stoffen in oraler Form ein, die laut Labortests unzureichend in ihrem Organismus vorhanden waren.

Etwa 5 Monate nach Beginn der Behandlung klagte die Patientin über Schmerzen und Schwellungen der Lymphknoten am Halsansatz oberhalb des Schlüsselbeins. Einer der Knoten wurde chirurgisch entfernt. Pathologisch waren bösartige Lymphomzellen nachweisbar. Ihr Onkologe riet zur Bestrahlung und Chemotherapie, was sie ablehnte. Stattdessen wurden die intravenöse Vitamin-C-Behandlung sowie die orale Supplementierung weitere 19 Monate fortgesetzt. Der Krebs verschwand, und 8 Jahre später, als die Studie veröffentlicht wurde, war die Patientin noch immer krebsfrei.[7]

Darmkrebs: Ein 51 Jahre alter Mann bemerkte hellrote rektale Blutungen. Die Untersuchung ergab einen bösartigen Tumor im Darm. Chirurgen entdeckten, dass der Tumor über den Darm in das umliegende Fettgewebe vorgedrungen war. Außerdem fanden sie heraus, dass sich der Krebs in die Leber ausgebreitet hatte. Nach der Operation wurde mit der Chemotherapie begonnen. Der Patient und seine Frau erkundigten sich beim behandelnden Onkologen über die Möglichkeit einer Vitamin-C-Therapie. Der Onkologe versicherte ihnen, dass Vitamin C hier nutzlos sei.

Nachfolgende Untersuchungen ergaben, dass sich der Krebs weiter ausgebreitet und den Weg in den Magen gefunden hatte. Obwohl dem Patienten mitgeteilt wurde, dass seine Überlebenschancen nur gering seien, wurde eine weitere Chemotherapie verordnet. Und wieder bat der Patient um eine Vitamin-C-Therapie. Die Antwort des Onkologen lautete: »Mir sind keine Studien bekannt, die zeigen, dass dies [die Vitamin-C-Therapie] Krebs eliminieren oder dessen Fortschreiten hinauszögern würde.«

Ungeachtet der ablehnenden Vitamin-C-Bewertung wandte sich der Patient an eine unabhängige Klinik. Hier wurden ihm zweimal wöchentlich 100 Gramm Vitamin C intravenös verabreicht. Die Chemotherapie ließ er ebenfalls über sich ergehen. Später wurde die Vitamin-C-Kur um eine orale Nahrungsergänzung mit Vitaminen und Mineralstoffen erweitert. Nach 5 Monaten begab sich der Patient in einen 2-wöchigen Urlaub. Während dieser Zeit setzte er die Chemotherapie fort und das intravenöse Vitamin C ab. Unmittelbar nach dem Absetzen bekam er zum ersten Mal die typischen Nebenwirkungen der Chemotherapie zu spüren: Übelkeit, Durchfall, Bauchschmerzen und Schleimhautentzündungen in Mund und Rachen.

Gleich nach dem Urlaub nahm er die Vitamin-C-Therapie wieder auf. Die Nebenwirkungen verschwanden rasch. Nach einem Jahr zeigte eine Computertomografie (CT), dass keine Anzeichen für Krebs mehr vorlagen. In einem Interview danach behauptete der Patient von sich selbst, er sei »rundum gesund«.[8]

Zweifellos werden viele behaupten, die drei genannten Fallstudien seien nur Anekdoten, die keinerlei Beweiskraft für die Annahme hätten, Vitamin C sei ein Mittel zur Behandlung von Krebs. Die Tabakindustrie benutze jahrzehntelang dieselbe eigennützige »Logik«: »Das erhöhte Auftreten von Lungenkrebs bei Rauchern belegt nicht, dass Rauchen Krebs verursacht.«

Aus philosophischer Sicht mag es stimmen, dass Fallstudien nicht dieselbe Beweiskraft haben wie große, auf Zufallsstichproben beruhende, placebokontrollierte Doppelblindstudien. Pragmatisch betrachtet waren die erwähnten Personen – und viele andere – sehr krank und sind nun gesund.[9–14] Alles Zufall? Ich denke nicht.

Mehr Belege: In der Krebsklinik Oasis of Hope, die sich außerhalb der USA befindet, wird ein neues Verfahren mit hochdosiertem intravenösem Vitamin C verwendet. Auf eine Chemotherapie wird verzichtet. Die Klinik benutzt das Protokoll seit mehr als 2 Jahren. Trotzdem sind die veröffentlichten Überlebensraten bei Krebs im Stadium IV weitaus besser als jene, die mit konventionellen Therapien erzielt werden:[15]

- Brustkrebs: 75 Prozent mehr Überlebende
- Lungenkrebs: 887 Prozent mehr Überlebende
- Darmkrebs: 107 Prozent mehr Überlebende

Ergänzend sollte erwähnt werden, dass die Behandlungen in der Oasis of Hope unterschiedliche Aspekte berücksichtigen, die nicht mit konventionellen Therapien in den USA assoziiert sind:

- Veränderungen des Lebensstils. Dies beinhaltet Bewegung und eine Ernährung mit nährstoffreicher Rohkost und Bio-Produkten (Reduktion der toxischen Belastung) sowie die Vermeidung von Industriezucker (verbesserte Vitamin-C-Aufnahme; Eliminierung des krebsfördernden Nährstoffs)[16]
- emotionale und spirituelle Beratung[17]

Die Oasis-of-Hope-Klinik, die auch konventionelle Therapien anbietet, sagt über ihre alternative Vitamin-C-Therapie (IRT-C):

> *Die sehr guten Nachrichten über die IRT-C Methode sind, dass dadurch kein gesundes Gewebe geschädigt wird, das über eine adäquate antioxidative Abwehr verfügt. Dadurch ist IRT-C fast frei von Nebenwirkungen.*[18]

Monat für Monat sterben tausende Klinikpatienten aufgrund von Arzneimittelreaktionen. Dabei handelt es sich um verschreibungspflichtige Medikamente, die gemäß FDA-Zulassung sachgemäß angewendet wurden. Kein FDA-zugelassenes Krebsmedikament war und ist auch nur annähernd frei von gefährlichen Nebenwirkungen. Ein definitiv inakzeptabler Prozentsatz von Patienten, die mit FDA-zugelassenen Krebsmedikamenten behandelt wurden, stirbt auch heute noch an Krebs. Und dennoch droht einem Arzt, der bei der Anwendung einer nicht durch die FDA genehmigten Therapie Krebspatienten behandelt, eine Freiheitsstrafe. Dabei ist es völlig unerheblich, wie oft oder wie viele Krebserkrankungen er geheilt hat.

Vitamin C hemmt das Tumorwachstum und die Ausbreitung von Krebs

Ebenso wie eine optimale Vitamin-C-Sättigung in den Herzkranzgefäßen, die die Basal-Membran in den Blutgefäßen widerstandsfähig und gesund erhält, vermittelt Vitamin C auch die Bildung einer starken, unterstützenden extrazellulären Matrix in anderen Körpergeweben.[19–25] Durch Vitamin-C-Mangel wird die Basal-Membran oder Matrix geschwächt und quillt auf. Der anhaltende Mangelzustand fördert das Tumorwachstum, da die externe Stützfunktion, die im Normalfall die Neubildung von Zellen hemmt, nicht mehr ausreicht.

Verliert die Basal-Membran ihre widerstandsfähige, geleeartige Konsistenz, dann quillt sie auf. Bösartige Zellen können dann in Lymphgefäß- und Blutgefäßwände eindringen. Von dort aus infiltrieren sie schließlich andere Bereiche. Hochdosiertes Vitamin C hält die Basal-Membran gesund und bietet gesunden Zellen den optimalen Schutz vor Krebs – dies betrifft auch Zellen, die sich direkt in der Nähe einer bereits bestehenden Tumor-Läsion befinden.

Hochdosiertes Vitamin C tötet Krebszellen ab

Eine der erstaunlichen Eigenschaften von Vitamin C besteht darin, dass es gesunde Zellen schützt und gleichzeitig den gezielten und raschen Krebszelltod bewirkt. Bis vor Kurzem erschien dieser Mechanismus mit seinen scheinbar widersprüchlichen Funktionen rätselhaft. Aber inzwischen wissen wir, wie er abläuft. Hier wird das Geheimnis gelüftet.

Krebszellen unterscheiden sich auf verschiedene Weise von gesunden Zellen, was sie für den Vitamin-C-bedingten Tod anfällig macht. Nachfolgend die beiden wichtigsten Unterschiede:

1. Krebszellen (und auch viele Pathogene) speichern große Mengen freies Eisen.

2. Krebszellen produzieren keine signifikanten Mengen eines protektiven Enzyms (Katalase), das innerhalb der Zellen zur Ansammlung von Wasserstoffperoxid führt.

Ist Vitamin C vorhanden, produziert freies Eisen eine stark prooxidative (also oxidativ wirkende) Substanz aus Wasserstoffperoxid (Hydroxyl-Radikale) – auf einem biochemischen Weg, der als Fenton-Reaktion bekannt ist.[26] Dieses aggressive Prooxidans ist die giftigste Substanz, die wir kennen, da sie alle Moleküle zerstört, die mit ihr in Kontakt kommen. Glücklicherweise finden Fenton-Reaktionen in gesunden Zellen kaum statt, da normale Katalase-Konzentrationen die Wasserstoffperoxidwerte in Schach halten. Darüber hinaus ist auch nur sehr wenig freies Eisen verfügbar.

Wenn in einer Krebszelle ausreichend Vitamin C vorhanden ist, werden dort aufgrund der hohen Wasserstoffperoxidkonzentration und der hohen Sättigung mit freiem Eisen große Mengen Hydroxyl-Radikale produziert. Ist die Aktivität der Fenton-Reaktion stark genug, attackieren viele neu produzierte Hydroxyl-Radikale die Krebszelle selbst und zerstören sie letztendlich.[27–28]

So gesehen ist Vitamin C das ultimative chemotherapeutische Mittel: Es verbessert und schützt die Gesundheit normaler Zellen und produziert eine hochtoxische Substanz im Inneren von Krebszellen!

Vitamin C unterstützt die Chemotherapie und hemmt sie nicht

Die meisten, wenn nicht gar alle Onkologen bemerken, dass Vitamin C ein starkes Antioxidans ist. Sie wissen auch, dass Bestrahlung und chemotherapeutische Mittel stark prooxidativ wirken, oder aufgrund ihrer prooxidativen Natur hochtoxisch sind. Aus diesem Grund werden die meisten Krebsärzte von der gleichzeitigen Anwendung von Vitamin C und Bestrahlung bzw. Chemo abraten. Ihrer Argumentation zufolge neutralisiert Vitamin C hochtoxische Therapien und macht sie damit unwirksam. Tatsächlich wäre dies zutreffend, würde man Vitamin C und Bestrahlung bzw. Chemotherapie gleichzeitig anwenden.

Wird die Vitamin-C-Gabe aber im passenden Abstand zur Bestrahlungs- bzw. Chemotherapie eingesetzt, kann die schädliche Wirkung konventioneller Therapien abgeschwächt werden. Gleichzeitig lässt sich auf diese Weise die krebstötende Wirkung verstärken. Betrachten wir die folgenden Punkte:

- Bestrahlungen/Chemotherapeutika schwächen alle Zellen, die damit belastet sind – aber nur eine Schädigung der Krebszellen ist erwünscht.
- Vitamin C dringt in bereits geschwächte Zellen ein und ermöglicht via Fenton-Reaktion den Zelltod (siehe obige Beschreibung).
- Vitamin C hilft kompromittierten gesunden Zellen sowie Immunzellen dabei, durch schulmedizinische Therapien verursachte Schäden zu reparieren. Es schwächt Nebenwirkungen deutlich ab und verbessert Immunfunktionen.

Vitamin C lindert Nebenwirkungen derart erfolgreich, dass Onkologen häufig daraus schließen, es würde auch die von ihnen verordnete Bestrahlung oder Chemotherapie neutralisieren und somit wirkungslos machen. Dennoch zeigen Studien, dass Vitamin C nicht nur Krebszellen abtöten, sondern auch die Wirkung der Chemotherapie verstärken kann.[29–31]

Kontroverse Studien in Bezug auf Vitamin C bei Krebs

Einige Studien konnten frühere Erkenntnisse über die Wirkung von Vitamin C zur Behandlung von Krebs nicht bestätigen. Allerdings wurden bei allen diesen Studien inadäquate Dosierungen von Vitamin C benutzt. Einige bevorzugten die orale Gabe statt einer intravenösen Therapie. Bekanntermaßen wirkt jedes Medikament stärker, wenn es über die Vene und nicht über den Mund zugeführt wird.

Darüber hinaus ist bekannt, dass intravenöse Infusionen zu deutlich höheren Vitamin-C-Konzentrationen im Blut führen als die orale Zufuhr der identischen Dosis. Dies trifft vor allem dann zu, wenn Vitamin C in wasserlöslicher Form eingenommen wird. Die Forschung zeigt, dass durch orale Zufuhr der Anteil an Vitamin C, der in den Blutkreislauf gelangt, dramatisch vermindert ist. Die meisten Ärzte, die Vitamin C bei ihren Krebsbehandlungen einsetzen, halten 50–100 Gramm pro Dosis für erforderlich. Aus diesem Grund ist es unwahrscheinlich, dass eine aus oraler Nahrungsergänzung bestehende Therapie zur Behandlung von Krebs wirksam ist. Einige Forscher behaupten dennoch, dass zusätzliche orale Supplementierung die Wirksamkeit der intravenösen Vitamin-C-Gabe verbessern kann.

Wie bei der Behandlung von Infektionskrankheiten und schweren Toxinbelastungen wird eine zu geringe Dosierung garantiert unbefriedigende Ergebnisse erzielen. Da Vitamin C nicht teuer und vollkommen sicher ist – selbst bei intravenösen Dosierungen von 300 Gramm (siehe Kapitel 7) –, gibt es absolut keinen Grund, an dieser Stelle zu sparen. Zumindest dann, wenn man nicht eine erfolglose Behandlung haben will, wie im zuvor beschriebenen Fall von Allan Smith.

Schlussfolgerung

Die »Heilung« von Krebs ist Ärzten seit einem halben Jahrhundert nicht gelungen. Strategien, die ausschließlich auf Bestrahlung und chemotherapeutische Medikamente setzen, werden niemals diesen Sieg erringen – das wage ich zu behaupten. Beide verursachen bekanntermaßen Krebs und töten normale Zellen ab. Solange Operation, Bestrahlung und Chemotherapie die einzigen anerkannten Behandlungsmethoden bleiben, werden die Überlebensstatistiken von Krebspatienten niemals akzeptabel sein.

Vitamin C beugt nachweislich Krebs vor und tötet Krebszellen gezielt ab – im Laborversuch ebenso wie im lebenden Körper. Dennoch behaupte ich nicht, dass Vitamin C allein allen Krebsarten vorbeugen oder sie heilen kann. Allerdings hat es eine Erfolgsbilanz vorzuweisen, die belegt, dass es wirksamer als konventionelle Therapien ist. Wenn die Food and Drug Administration (Lebens-/Arzneimittelzulassung) ihre Blockadehaltung gegenüber »nicht zugelassenen Medikamenten« aufgeben würde, könnte Vitamin C ein grundlegender Bestandteil vieler hochwirksamer und außerordentlich erfolgreicher Strategien im Kampf gegen diese Erkrankung sein.

Vitamin C ist sicher, kostengünstig, einfach in der Anwendung, es schützt, lindert und heilt eine atemberaubende Zahl von Krankheiten und Beschwerden. Auf Basis der Cambridge-Studie und meiner eigenen Erfahrungen glaube ich, dass Menschen, die ihre Toxinbelastung reduzieren (insbesondere Zahngifte), auf eine gesunde Ernährung achten und regelmäßig hochdosiertes Vitamin C zu sich nehmen, das Risiko, an Krebs oder Herzleiden zu erkranken, deutlich absenken können. Mittlerweile sollte es einfacher sein, sich der Heilkraft dieses unvergleichlichen Superheilmittels zu erfreuen. Und doch, Vitamin C kann noch mehr.

Kapitel 6

Hochdosiertes Vitamin C – Das perfekte Anti-Aging-Mittel

Erlösung vom gefürchteten Altersabbau

Es ist ein Naturgesetz und ein Gesetz der Wissenschaft, dass alle Dinge Energie verlieren und irgendwann zerfallen. Geschieht dies bei eisenhaltigen Metallen, spricht man von Rosten; wird dieser Prozess beim Menschen sichtbar, nennen wir ihn *Altern.* Der primäre Motor des Alterungsprozesses – und aller degenerativen altersabhängigen Erkrankungen – ist die *Oxidation.*

Die Wirksamkeit von Vitamin C, degenerativen Erkrankungen durch direkte und indirekte Mechanismen vorzubeugen und sie zu kontrollieren, bezieht sich auf die antioxidative Wirkung dieser Substanz. Um die Bedeutung von Vitamin C vollständig zu erfassen, sind grundlegende Kenntnisse über oxidative Prozesse hilfreich. Die folgenden vier Abschnitte versuchen, dieses Wissen anhand eines kurzen Ausflugs in die Grundlagenforschung zu vermitteln (eine ausführliche und fachlich tief greifende Erklärung finden Sie in Quelle A). Beginnen wir mit einer kurzen Einführung in die Chemie:

- Physische Materie setzt sich aus Atomen zusammen, die aus einem Kern bestehen, der von einem oder mehreren Elektronen umgeben ist.
- Elektronen sind kleine negativ geladene Teilchen, die den Kern umkreisen wie Planeten die Sonne.
- Moleküle bestehen aus zwei oder mehr Atomen, die durch den Austausch ihrer Elektronen zusammengehalten werden.

Einfach ausgedrückt ereignet sich Oxidation, wenn Moleküle eines oder mehrere ihrer Elektronen verlieren. Die meisten Moleküle werden durch Elektronenverlust instabil. Das ist vergleichbar mit einer Ziegelsteinwand, aus der ein Ziegelstein entfernt wird. Ihre Stabilität lässt in der Folge nach. Der Elektronenmangel hat auf manche Moleküle eine derart destabilisierende Wirkung, dass sie eine heftige Kettenreaktion auslösen, wenn sie Elektronen von allen benachbarten Molekülen »klauen«. Solche hochreaktiven Elektronendiebe werden freie Radikale genannt. Sie verursachen Schaden durch oxidativen Stress.

Letztlich verursachen alle Pathogene und Toxine Schäden, da sie *oxidativen Stress* in Körperzellen auslösen und verstärken. Oxidativer Stress gilt zumindest als Hauptfaktor einer jeden bekannten degenerativen Erkrankung.

Andererseits gibt es Moleküle, die Elektronen abgeben können, ohne dabei ihre eigene Stabilität einzubüßen. Sie heißen Antioxidantien. Da sie Elektronen an instabile, elektronenarme freie Radikale abgeben, können sie diese neutralisieren. Dadurch fangen sie deren Angriff ab und machen häufig den Schaden, der bereits verursacht wurde, wieder rückgängig. Hat ein Antioxidans die volle Zahl an Elektronen, befindet es sich im *reduzierten* Zustand. Hat es seine freien Elektronen abgegeben, liegt es in der *oxidierten* Form vor. Im oxidierten Status hat es, wie gesagt, alle Elektronen abgegeben. Ein Antioxidans kann aber Elektronen aus anderer Quelle aufnehmen und sich so wieder aufladen. In der Regel geschieht dies über hochwertige Nährstoffe.

Oxidativer Stress und degenerative Erkrankungen

Wird oxidativer Stress nicht neutralisiert, schädigt er Gewebe, zerreißt Membranen, verändert die DNA, beeinträchtigt den normalen Stoffwechsel, löst destruktive chemische Reaktionen aus und erzeugt Zelltrümmer, die die Körperfunktionen stören. In der medizinischen Datenbank *PubMed* sind über oxidativen Stress und seine Auswirkungen mehr als eine halbe Million Studien gelistet. Es ist wissenschaftlich erwiesen, dass oxidativer Stress nicht nur einige chronische degenerative Erkrankungen auslöst, sondern vielmehr alle chronischen degenerativen Erkrankungen verschlimmert. Nachfolgend eine kleine Auswahl solcher Erkrankungen:

- ALS (Amyotrophe Lateralsklerose/Lou-Gehrig-Syndrom)
- Alzheimer und andere Störungen, die Demenz verursachen
- Arthritis
- Krebs
- Grauer Star (Katarakt)
- COPD (*Chronic Obstructive Pulmonary Disease;* chronische Lungenerkrankung)
- Diabetes
- Glaukom (Grüner Star)
- Herzerkrankungen

- Lupus (Autoimmunkrankheit mit entzündlichem Rheuma)
- Makuladegeneration (Netzhautablösung)
- Multiple Sklerose
- Osteoporose

Drei Hauptfaktoren bestimmen, welche degenerative Erkrankung sich im Einzelfall entwickelt:

1. die Quelle und der Typ des Prooxidans (Toxin)
2. der Ort der Oxidation (der Bereich, in dem sich Toxine ansammeln)
3. die genetische Veranlagung

Prooxidative Quelle: Es gibt zahlreiche Quellen für oxidierende Substanzen. Hier kommen Toxine wie Quecksilber, Pathogene wie Streptokokken oder freie Radikale infrage, die in einem früheren oxidativen Prozess generiert wurden. Letztere umfassen auch lebensnotwendige Stoffwechselfunktionen wie die Atmung oder die Umwandlung von Blutzucker (Glucose) in Energie.

Ort der Oxidation: Degenerative Erkrankungen entstehen typischerweise in bestimmten Organen: Alzheimer und Parkinson im Gehirn, Arthritis in den Gelenken, Makuladegeneration und Linsentrübung in den Augen und Osteoporose in den Knochen. Selbst bei diesen Erkrankungen beschränkt sich das eigentliche Ziel auf zelluläre Strukturen wie die DNA, die Zellmembran oder die Kraftwerke der Zellen (Mitochondrien).

Genetische Veranlagung: Eine Veranlagung ist nicht die Ursache oder die zwingende Voraussetzung für die Entstehung einer Erkrankung. Vielmehr handelt es sich um eine genetisch bedingte Schwächung bestimmter Gewebe, Organe oder zellulärer Strukturen. Manche Toxine oder Prooxidantien, die bei einem genetisch unempfindlichen Individuum unwirksam bleiben, können eine Erkrankung bei einem genetisch vorbelasteten Individuum verursachen.

Der Organismus verfügt über ein ausgeklügeltes Abwehrsystem, das oxidativen Stress neutralisiert. Hierfür produziert er ein Antioxidans wie Glutathion und ein antioxidatives Enzym wie die Natrium-Superoxid-Dismutase. In der Regel schützen bereits kleine Mengen Antioxidantien, die aus der

Nahrung kommen, vor den geringen Konzentrationen der prooxidativen Stoffe, die durch normale Körperfunktionen entstehen – zum Beispiel durch Atmung, Verdauung und Energiegewinnung. Eine anhaltende Belastung mit bestimmten Toxinen oder Pathogenen kann aber die natürliche antioxidative Abwehr überwältigen und zu chronischen degenerativen Erkrankungen führen. Mit zunehmendem Alter verringert sich die körpereigene Produktion von Antioxidantien. Dies erhöht das Risiko, dass sich durch oxidativen Stress Schäden bilden. Gleiches gilt für die unzureichende Aufnahme von Antioxidantien.

Eine logische Strategie im Kampf gegen degenerative Krankheiten

Das Konzept, eine »Pille für jede Krankheit zu verabreichen« bzw. »jedes Symptom zu lindern, bis der Patient stirbt«, für das das medizinische Establishment eintritt, räumt von Beginn an schamlos eine Niederlage ein. Anstelle von Prävention oder Heilung wird uns eine Erhaltungstherapie verordnet, bestehend aus einer Handvoll verschreibungspflichtiger und teurer Medikamente. Solche nährstoffarmen, körperfremden Substanzen entfalten in uns ihre eigene Toxizität und krankheitserzeugenden Effekte.

Es ist Zeit für ein besseres medizinisches Konzept. Die Tatsache, dass die Ursachen degenerativer Erkrankungen und die Faktoren, die sie begünstigen, direkt mit oxidativem Stress in Verbindung stehen, ist hinlänglich bekannt. Logischerweise können diese Krankheiten durch ausreichende antioxidative Sättigung wirksamer behandelt und häufig sogar verhindert werden.

Vitamin C ist nicht nur ein antimikrobielles Universalmittel und Gegengift, sondern auch ein besonders wichtiges Antioxidans. Die Gründe:

- Vitamin C wirkt doppelt antioxidativ: Es kann nicht nur ein Elektron, sondern gleich zwei pro Molekül abgeben.
- Vitamin C ist das sicherste Antioxidans: Es hat bei hoher Konzentration keine toxischen Wirkungen.
- Vitamin C liefert einen Rundum-Schutz aufgrund seiner universellen Verfügbarkeit: Im Gegensatz zu anderen Antioxidantien kann es das Gehirn schützen, weil es die Blut-Hirn-Schranke passiert.

- Vitamin C kann bereits verbrauchte (oxidierte) Antioxidantien wieder »aufladen« (reduzieren) – auch solche, die im Körper produziert wurden.

Vitamin C wirkt nachweislich gegen degenerative Erkrankungen

Die wissenschaftlichen Belege zur Rolle von oxidativem Stress bei der Entstehung von degenerativen Krankheiten lassen den logischen Schluss zu, dass Vitamin C eine potente Waffe zu deren Behandlung ist. Tatsächlich liefert die medizinische Fachliteratur fundierte Belege, dass Vitamin C vor Schäden durch diese Erkrankungen schützt, sie lindern und sogar aufheben kann. Die sechs häufigsten degenerativen Erkrankungen sind Herzerkrankungen, Diabetes, Krebs, Osteoporose, Arthritis und Alzheimer. Herzerkrankung, Diabetes und Krebs wurden bereits in den vorangehenden Kapiteln diskutiert. Hier werden die übrigen drei Erkrankungen erörtert.

Osteoporose

In der Wissenschaft ist die Beteiligung von Vitamin C an der Bildung und Aufrechterhaltung der mineralischen Struktur und Dichte der Knochen bestens bekannt. Allerdings ist diese Tatsache vermutlich nicht wirklich bekannt. Die Bedeutung von Vitamin C für die Knochenbildung wird zunehmend weiter anerkannt, wenn dieses Thema noch eingehender erforscht wird. Anders als wir glauben, entsteht Osteoporose nicht infolge einer chronisch unzureichenden Calciumaufnahme über die Nahrung. Die Erkrankung entwickelt sich durch die Unfähigkeit, Calciumsalze aus dem Blut in gesunde, calciumdichte Knochenmatrix umzuwandeln.

Vitamin C ist von entscheidender Bedeutung für die drei wichtigsten Faktoren, die für die Bildung und Erhaltung guter Knochen eine Rolle spielen.[2,3] Es handelt sich um

1. Mineralisierung (Assimilierung): Damit ist der Einbau von Calcium in den Knochen gemeint.
2. Resorption: Calcium wird aus dem Knochen gelöst und gelangt wieder in den Blutkreislauf.
3. Vermeidung von oxidativem Stress: Dieser hemmt die Mineralisierung und erhöht die Resorption.

Diese Mechanismen der Knochenbiologie werden durch zwei Arten von Knochenzellen kontrolliert: Osteoblasten (knochenbildende Zellen), die für die Knochenbildung zuständig sind, und Osteoklasten (knochenabbauende Zellen), die Calcium aus dem Knochen lösen.

Die Präsenz von Vitamin C regt die Entwicklung von Vorläuferzellen im Knochen zu Osteoblasten an. Gleichzeitig hemmt Vitamin C die Bildung von Osteoklasten. Andererseits kommt es bei Vitamin-C-Mangel zur unkontrollierten Vermehrung der calciumlösenden Osteoklasten. In der Folge entwickelt sich ein schädlicher Mineralstoffverlust im Knochengewebe.[4, 5]

Bereits diese biologischen Faktoren rechtfertigen bei Osteoporosepatienten die reichliche Aufnahme von Vitamin C als Nahrungsergänzungsmittel. Oxidativer Stress stellt einen weiteren Hauptfaktor für die Abnahme der Knochendichte dar. Dies ist ein zusätzliches Argument für die Aufrechterhaltung einer hohen Vitamin-C-Sättigung im Blut.[6] Außerdem ist die Bereitstellung von Vitamin C essenziell für die assoziierte Kollagenbildung, da Kollagen die Belastbarkeit der Knochen optimiert.[7, 8] Umgekehrt werden Knochen durch Vitamin-C-Mangel geschwächt.[9]

Zahlreiche klinische Studien verweisen auf die Bedeutung der Vitamin-C-Einnahme zur Prävention von Knochenschwund[10–15], obwohl die darin eingesetzten Dosierungen meist hoffnungslos niedrig waren. Eine relevante Studie untersuchte das Verhältnis von Knochenfrakturen und Vitamin-C-Aufnahme (Ernährung und Nahrungsergänzung) bei fast 1000 Teilnehmern im Alter von 70–80 Jahren über einen Zeitraum von 17 Jahren. Die Forscher fanden heraus, dass die Vitamin-C-Einnahme über die Nahrung ohne zusätzliche Supplementierung keinen Schutz in Bezug auf das Risiko von Knochenbrüchen bietet. Allerdings entdeckten sie auch, dass es zur signifikanten Absenkung des Risikos kommt, wenn Vitamin C als Nahrungsergänzungsmittel eingenommen wird – dabei sinkt das Risiko zunehmend bei ansteigender Dosierung.[16]

Forscher beobachteten einen generellen Zusammenhang zwischen dem Frakturrisiko und der Vitamin-C-Konzentration bei älteren Patienten. Patienten mit gebrochener Hüfte wiesen einen signifikant niedrigeren Vitamin-C-Spiegel im Blut auf im Vergleich zu älteren Patienten, die keinen solchen Knochenbruch erlitten hatten.[17]

Bei Skorbut, dem letzten Stadium von Vitamin-C-Mangel, sind die Calciumdepots in den Knochengeweben vermindert. Eine erhöhte Menge Calcium wird ausgeschieden bzw. gelangt in verschiedene Gewebe – ähnlich wie bei den Ansammlungen, die bei Arteriosklerose vorkommen, wenn die Vitamin-C-Depots geleert sind.[18]

Andererseits beobachtete man bei Frauen jenseits der Wechseljahre, die Vitamin-C-Nahrungsergänzungsmittel einnahmen, eine höhere Knochendichte.[19] In einer ähnlichen Studie fand man bei Frauen (55–64 Jahre), die über einen Zeitraum von 10 Jahren und länger Vitamin C in Ergänzung zur normalen Ernährung einnahmen und KEINE Östrogene schluckten, eine höhere Mineraldichte in den Knochen als bei Frauen, die dies nicht taten.[20]

Fazit: Adäquate Vitamin-C-Blutwerte sind essenziell für die Knochengesundheit. Sie sind so wichtig, dass ich der Meinung bin, die Forschung könnte locker behaupten, dass Osteoporose eine Manifestation von Skorbut in den Knochen ist.

Arthritis

Es gibt kein Argument gegen die Annahme, dass oxidativer Stress die Hauptursache für die Entwicklung von Osteoarthritis (vom Knochen ausgehende Arthritis), Polyarthritis (mehrfache Arthritis an fünf oder mehr Gelenken) und rheumatoider Arthritis (chronische Entzündung der Gelenkinnenhaut) ist.[21, 22]

Abgesehen von der Tatsache, dass Gelenke aus Kollagen, das wiederum auf Vitamin C angewiesen ist, sowie aus kollagenhaltigem Knorpel bestehen, ist die Beziehung zwischen Vitamin-C-Mangel und Arthritis eindeutig. Ersteres wird in den meisten Studien nicht berücksichtigt. Tatsächlich wurden in der Literatur fünf Fälle von Skorbut zunächst als Arthritis diagnostiziert. Dies zeigt, dass sich ein schwerer Vitamin-C-Mangel in Form von Knochenschwund und Abbau von Gelenkgewebe ebenso manifestieren kann wie bei der antioxidativen Abwehr in betroffenen Geweben.[23–26]

Darüber hinaus geben Forscher häufig eine niedrige Vitamin-C-Aufnahme als Risikofaktor für die Entstehung von Arthritis an. Zudem liegt bei Arthritispatienten fast immer ein Vitamin-C-Mangel vor.[27–29] Trotzdem gibt es keine Studien über die Behandlung von Arthritis mit hochdosiertem Vitamin C. Allerdings benutzte man in einigen Studien niedrig dosiertes Vitamin C. Sie liefern einen signifikanten Beleg für die positive Wirkung von Vitamin C zur Prävention und Behandlung dieser Erkrankung. Eine solche Studie zeigt, dass Vitamin-C-Supplementierung die Größe und Anzahl der Knochenmarkläsionen reduziert. Diese Läsionen fördern bekanntermaßen die Entwicklung von Arthrose.[30]

Weitere Belege für das Potenzial von Vitamin C zur Prävention und Behandlung von Arthritis liefern Studien mit Tierversuchen. In einer solchen reduzierte hochdosiertes Vitamin C arthritische Schwellungen, arthritische Entzündungen und die Einwanderung entzündlicher Zellen in Synovialgewebe (also das Gewebe, in dem sich die Gelenkflüssigkeit befindet).[31]

Alzheimer-Demenz

Die Anzahl der Neuerkrankungen degenerativer Hirnerkrankungen steigt rasend schnell an. Es gibt zahlreiche Gründe für diesen beunruhigenden Umstand. Oxidativer Stress im Gehirn spielt eindeutig eine vorrangige Rolle bei deren Entstehung und Entwicklung.

Trotz der Fülle an Treffern von Studien über oxidativen Stress in der medizinischen Datenbank *PubMed* (mehr als eine halbe Million), berücksichtigen nur relativ wenige Studien die Rolle von Antioxidantien zur Vorbeugung und Behandlung von Alzheimer-Demenz und ähnlichen Erkrankungen. Dennoch zeigen manche Studien die therapeutische Bedeutung von Vitamin C auf. Leider wird in keiner der Studien Gebrauch von *hochdosiertem* Vitamin C gemacht. Unter den zahlreichen Studien finden sich jedoch einige, die gegen die Anwendung von Vitamin C zur Behandlung bzw. Prävention argumentieren, wobei hier ein jämmerliches Studiendesign ebenso auffällt wie diverse Verallgemeinerungen. Es lässt sich leicht erkennen, dass die betreffenden Forscher Vitamin C gegenüber kritisch eingestellt sind, um die verschreibungspflichtigen Medikamente ihrer Sponsoren herauszustellen. Eine dieser Studien behauptet, »der Gebrauch von Vitamin-C-/E-Nahrungsergänzungsmitteln allein oder in Kombination hätte das Risiko für Alzheimer-Demenz oder Demenz allgemein über einen Zeitraum von 5,5 Jahren nicht reduziert«[32].

Dies kommt gewiss jenen, die Vitamin C oder Vitamin E in Verruf bringen wollen, sehr gelegen – zumindest so lange, bis die Methoden der beteiligten Forscher unter die Lupe genommen werden, die zu solchen Aussagen führten!

2969 Teilnehmer wurden für die Studie rekrutiert. Sie waren mindestens 65 Jahre alt und wiesen keine kognitiven Beeinträchtigungen auf (entsprechende Tests wurden im Vorfeld durchgeführt). Dann wurden die Teilnehmer vier Gruppen zugeteilt. Als Basis hierfür dienten Befragungen über deren Verhalten in Bezug auf Nahrungsergänzungsmittel.[32]

Zu diesem Zweck wurden die Teilnehmer einmalig nur über ihren Konsum von Nahrungsergänzungsmitteln im *vorangegangenen Monat* befragt. Die Gruppen wurden nach den folgenden Kriterien zusammengestellt:

- Die Gruppe, die keine Nahrungsergänzungmittel geschluckt hatte, nahm einen Monat vor Beginn der Studie keine Vitamin-C-/E- Nahrungsergänzungsmittel ein.
- Die Vitamin-E-Gruppe hatte mindestens eine Woche lang *während des Vormonats* Vitamin E in unbestimmter Menge eingenommen und keine Vitamin-C-Nahrungsergänzungsmittel konsumiert.
- Die Vitamin-C-Gruppe hatte mindestens eine Woche lang *während des Vormonats* Vitamin C in einer unbestimmten Menge eingenommen und keine Vitamin-E-Nahrungsergänzungsmittel konsumiert.
- Die Vitamin-C-/E-Gruppe hatte mindestens eine Woche lang *während des Vormonats* Vitamin E und Vitamin C in unbestimmten Mengen eingenommen.

Es wurden keine Informationen hinsichtlich der Dosierung oder der Supplementierungs-Vorgeschichte der Teilnehmer vor (der Monat vor den ersten Tests), während oder nach der Studie gegeben. Zwar wurden die Teilnehmer über einen Zeitraum von 5,5 Jahren zweimal jährlich auf Demenz getestet, aber die Versorgung mit Vitaminen über Nahrungsergänzungsmittel wurde nicht dokumentiert.

Am Ende der Studie wurde bei 405 Teilnehmern Demenz diagnostiziert (289 davon hatten Alzheimer-Demenz). Statistiker errechneten dann den Prozentsatz der Demenzerkrankten in jeder Gruppe. Da sich die Ergebnisse der Gruppen nicht eindeutig voneinander unterschieden, schlussfolgerten die Forscher, Vitamin C oder Vitamin E hätten als alleinige Therapie oder in Kombination miteinander keine präventive Wirkung auf die Entwicklung von Demenzen.

Auf Basis der Auswahlkriterien konnten Teilnehmer, die insgesamt nur eine Woche eine Dosis von 100 Milligramm Vitamin C eingenommen hatten, Teil der Vitamin-C-Gruppe werden. Selbst ein Oberschüler wäre aufgrund der unkontrollierten Variablen, der Selbstauskünfte und der fehlenden Erhebungen in der Lage, das mangelhafte Studiendesign zu erkennen. Leider sind medizinische Fachjournale voll von solchem pseudo-wissenschaftlichen Müll, der sich mit Vitamin C »beschäftigt«. Bedauerlicherweise sind derart »dosisfreie« Studien eher die Regel als die Ausnahme.

Im Gegensatz dazu fand eine andere Studie heraus, dass die Kombination aus Vitamin C und E sowie nichtsteroidalen entzündungshemmenden Medikamenten (NSAR) den kognitiven Abbau bei Alzheimer verzögert.[33] Eine randomisierte, placebokontrollierte Doppelblindstudie ergab, dass bei Alzheimer-Patienten eine antioxidative Rezeptur mit Vitamin C die kognitive Leistung signifikant verbessert.[34] Verschiedene Tierstudien bestätigten ebenfalls die präventive und günstige Rolle von Vitamin C im Kampf gegen oxidativen Stress in Modellen neurodegenerativer Erkrankungen.[35–37]

Leider existieren zu diesem Zeitpunkt keine Vitamin-C-Studien über degenerative Hirnerkrankungen. Allerdings gibt es gut geplante Studien, die die Rolle eines erhöhten oxidativen Stresses für Alzheimer-Demenz und andere Demenzerkrankungen aufzeigen.[38] Außerdem sind drei weitere wichtige Fakten bekannt:

1. Vitamin C kommt in hoher Konzentration im Gehirn vor.[34]
2. Vitamin C ist ein sicheres und hochwirksames Antioxidans.
3. Antioxidantien leisten einen entscheidenden Beitrag zur Prävention von Alzheimer und einer Verzögerung beim Auftreten dieser Krankheit.

An dieser Stelle ist es ebenso hilfreich, die beiden bereits im Vorfeld angeführten großen Bevölkerungsstudien heranzuziehen, in der der Zusammenhang zwischen der Vitamin-C-Sättigung im Blut und der Sterblichkeit beleuchtet wurde. Diese Studien beobachteten eine 50-prozentige Absenkung der Sterblichkeit bei hohen Vitamin-C-Werten im Blut. Dies betrifft alle Todesursachen, auch degenerative Hirnerkrankungen. Dies ist ein zusätzlicher Beleg für die potente Wirkung von Vitamin C zur Prävention und im Kampf gegen solche neurologischen Erkrankungen.

Schlussfolgerung

Übermäßiger oxidativer Stress verursacht einen pathologischen Effekt, wo auch immer er im Körper auftritt. Bleibt er unentdeckt, entstehen degenerative Erkrankungen. Die Natur liefert ein universell wirksames Mittel, um ansteigende Konzentrationen von Prooxidantien zu bekämpfen: Vitamin C, das primäre Anti-Aging-Antioxidans!

Zweifellos ist die hochwirksame antioxidative Eigenschaft von Vitamin C der Hauptgrund dafür, dass es oxidativen Schäden vorbeugen und diese häufig auch beseitigen kann. Oxidative Schäden sind kennzeichnend für ALLE degenerativen Erkrankungen. Wie wir gesehen haben, verfügt Vitamin C neben den antioxidativen Eigenschaften (wie etwa Kollagenbildung, Bildung von Osteoblasten, Instandhaltung der Basal-Membran usw.) über weitere Mechanismen, die diesen Krankheiten den Kampf ansagen. Dies trifft auch für alle anderen degenerativen Erkrankungen zu, die hier nicht erwähnt werden. Vitamin C spielt eine zentrale Rolle bei der Erhaltung der normalen Biochemie im gesamten Organismus.

Kurz gesagt: Vitamin C war schon immer das antimikrobielle Universalmittel, das ultimative Antidot, der primäre Schutz für Arterien, die natürliche Antwort auf Krebs und das primäre Anti-Aging-Antioxidans. Anders ausgedrückt: Vitamin C ist das Superheilmittel. Wie wäre es, wenn Menschen heute noch mit Vitamin-C-Synthese auf oxidativen Stress, toxische und pathogene Belastungen reagieren könnten, wie es so viele Tiere tun?

Die aufregende Nachricht lautet: Intelligente hochdosierte Nahrungsergänzung ermöglicht einen Gesundheitszustand, der bei wilden Tieren beobachtet werden kann, die Vitamin C nach Bedarf synthetisieren können.

Leider bemühen sich jene, die vom großen Geschäft mit Krankheiten profitieren, die Wahrheit über hochdosiertes Vitamin C zu verbergen, zu unterbinden. Dieses Ziel verfolgen sie mit verschiedenen Mitteln. In erster Linie propagieren sie Lügen – Lügen, die die Menschen krank halten sollen und die sie zum vorzeitigen Tod verdammen. Tatsächlich gibt es sieben weitverbreitete, todbringende Lügen, die jetzt offenbart werden müssen.

Kapitel 7

Hochdosiertes Vitamin C – Propaganda-Lügen

Sieben tödliche medizinische Lügen

Es ist überraschend, was eine einfache Google-Suche bei den Stichworten *moderne Legenden* ausspuckt. Zweifellos werden Vitamin-C-Lügen wie andere moderne Legenden von fast allen geglaubt. Aber im Gegensatz zu relativ harmlosen und belanglosen modernen Ammenmärchen sind Vitamin-C-Lügen für Krankheit und Tod verantwortlich, da sich Ärzte weiterhin weigern, Vitamin C korrekt einzusetzen beziehungsweise dies überhaupt zu tun. In der Folge werden Patienten viel zu häufig die optimale Gesundheit und sogar das Leben selbst verwehrt, weil ihre Ärzte an eine oder mehrere der nachfolgenden Lügen glauben.

Lüge Nummer 1: Es gibt keine Vitamin-C-Studien

Mediziner rechtfertigen ihr Desinteresse an hochdosiertem Vitamin C schnell mit diesem Märchen. Diese oder ähnliche Aussagen sind so unfassbar falsch und so einfach zu widerlegen, dass es das Vorstellungsvermögen übersteigt, warum irgendein gebildeter Mediziner zu dieser absurden Ausrede greift. Einem Mechaniker oder Steinmetz könnte man das verzeihen, da es nicht sein Fachgebiet ist. Doch bei einer heilkundlich geschulten Person grenzt dieser Grad an Ignoranz oder Verlogenheit an Kriminalität! Zweifellos ist dies die schlimmste Inkarnation medizinischer Fahrlässigkeit. Anbei eine wissenschaftliche Studie, die Sie zu Hause durchführen können:

1. Loggen Sie sich im Internet ein.
2. Geben Sie im Suchfeld Ihres Browsers *pubmed* ein.
3. Klicken Sie auf den Link von *PubMed. PubMed* ist eine Seite der US-Behörde, die von den National Institutes of Health betreut wird. Auf dieser Seite sind alle Studien von tausenden medizinischen Fachzeitschriften der ganzen Welt gelistet. Das heißt, Sie finden dort sämtliche Artikel aus wissenschaftlichen Zeitschriften, deren spezifische Zielgruppe Mediziner und Forscher sind.
4. Tippen Sie nun im Suchfeld der *PubMed*-Seite *vitamin C or ascorbate or ascorbic* ein und drücken Sie die Suchtaste. So rufen Sie alle Studien auf, die Vitamin C sowie die englischen wissenschaftlichen Bezeich-

nungen für diese Substanz (*ascorbate* und *ascorbic acid* = Ascorbinsäure) enthalten.
5. Achten Sie auf die Anzahl der aufgefundenen Studien, die direkt unterhalb des *PubMed*-Logos angezeigt wird.

Als ich 2011 dieses Buch verfasste, betrug die Zahl der Studien mit diesen Schlagwörtern 51 027. Jetzt, da dieses Buch ins Deutsche übersetzt wird (im Jahr 2016), beträgt die Anzahl der aufgelisteten Studien zu diesem Thema 64 157. Wie Sie sehen, wächst die Zahl stetig. Das bedeutet: Wenn ein Arzt täglich eine Vitamin-C-Studie lesen würde, wüsste er nach 40 Jahren über knapp 23 Prozent der aktuell vorhanden Studien zu diesem Thema Bescheid. Diese Flut an Studien führt dazu, dass viele unglaubliche Vitamin-C-Erkenntnisse allzu leicht übersehen werden.

Zweifellos stellt sich die Frage: »Wie können Mediziner ihre Behauptung überhaupt rechtfertigen, dass angeblich keine Studien existieren?« Hier der Grund: Ihre Definition des Wortes »Studie« ist sehr eng gefasst. Diese clevere Definition bezieht sich nur auf veröffentlichte und wissenschaftlich belegte Erkenntnisse, die aus randomisierten, placebokontrollierten klinischen Doppelblindstudien stammen. Das bedeutet Folgendes:

Anerkannt werden nur solche Studien, die eine signifikant große Gruppe qualifizierter Teilehmer aufweisen, die wiederum in zwei Gruppen unterteilt werden. Für die willkürliche Selektion wird eine statistisch gültige Methode gebraucht. Schließlich werden den Mitgliedern einer Gruppe Placebos verabreicht (zum Beispiel eine einfache Kochsalzlösung), während die andere das zu testende Mittel erhält (zum Beispiel Vitamin C). Weder wissen die Teilehmer, noch weiß das beteiligte Personal, was jeweils verabreicht wird. Am Ende vergleicht man die Ergebnisse, um festzustellen, ob ein signifikanter Unterschied zwischen den Ergebnissen der Placebogruppe und der Verumgruppe zu beobachten ist.

Wenn zum Beispiel 500 Personen nachweislich an Herpes erkrankt sind, allen eine Infusion im Krankenhaus verabreicht wird, alle Patienten streng überwacht werden und alle innerhalb von 72 Stunden geheilt sind, zählen die erhobenen Daten in den Augen einiger Ärzte nicht als Studienergebnisse. Die Tatsache, dass es nirgendwo ein Medikament gibt, das jemals einen

Fall von Herpes innerhalb irgendeines Zeitraums geheilt hat, ist anscheinend für die Mehrheit der Mediziner irrelevant. So warf ein Arzt in der Episode *Living Proof?* der Dokumentarreihe *60 Minutes* ein, dass es keinen Beleg für die Wirkung von Vitamin C gebe und dass man ebenso behaupten könne, ein gerade vorbeifahrender Bus hätte die Genesung des Patienten bewirkt. Ein derart dummer und unqualifizierter Kommentar ist wahrscheinlich das beste Beispiel für die Art und Weise, wie stark sich die Medizin dem Wandel entgegenstemmt und alles blockiert, was nicht ihrem etablierten Programm entspringt.

Diese strenge Definition der Bezeichnung »Studie« trifft nur auf einen winzigen Teil gültiger Forschungsergebnisse zu. Ganz zu schweigen von der Tatsache, dass kaum groß angelegte, randomisierte, placebokontrollierte klinische Doppelblindstudien zur Wirksamkeit einiger, wenn nicht gar der meisten verschreibungspflichtigen Arzneimittel existieren. Faktum ist und bleibt, dass in *PubMed* mehr als 50 000 Studien über die beeindruckenden Qualitäten von Vitamin C gelistet sind. Selbst wenn alle Studien belanglos wären – und das sind sie durchaus nicht –, ist es eine freche Lüge, zu behaupten, es gebe keine Studien zum Thema Vitamin C. Die Aussagen in diesem Buch beziehen sich auf mehr als 1000 publizierte wissenschaftliche Studien.

Vitamin C soll höhere Standards als alle anderen verschreibungspflichtigen Medikamente erfüllen. Und selbst wenn diese Standards eingehalten werden, werden die Resultate größtenteils ignoriert und mit dem monotonen Refrain »mehr Studien sind nötig« abgetan – das Ende vieler exzellenter Studien.

Die Anzahl von Herzinfarkten und Schlaganfällen, Krebserkrankungen, Infektionen, Vergiftungen und Amputationen, die allesamt durch eine ausreichende Vitamin-C-Gabe und/oder -Nahrungsergänzung hätten vermieden, rückgängig gemacht oder geheilt werden können, ist beunruhigend hoch.

Im dritten Kapitel wurde eine Studie zitiert, die im *Lancet*, einer der angesehensten Zeitschriften weltweit, veröffentlicht wurde. Die groß angelegte Bevölkerungsstudie wurde an der Cambridge-Universität durchgeführt. Hier prüfte man die Vitamin-C-Werte im Blut von etwa 20 000 Teilnehmern immer wieder und fand dabei heraus, dass die Teilnehmer mit den höchsten Vitamin-C-Werten eine halb so hohe Sterblichkeitsrate aufwiesen im Vergleich zur Gruppe mit der niedrigsten Sättigung. Dies weist darauf hin, dass Abermillionen Leben verschont und hunderte Milliarden oder Billionen Dollar eingespart werden könnten, wenn die Bevölkerung adäquate Dosierungen von Vitamin-C-Nahrungsergänzungsmitteln eingenommen oder Ärzte die Substanz in ihre Protokolle aufgenommen hätten. Ich vermute aber, dass dies leider exakt der Grund ist, weshalb Vitamin C zwar dankbar begrüßt werden sollte, aber nie akzeptiert werden wird. Kurzum, Vitamin C würde das »Big Business« der Medizin ruinieren.

Lüge Nummer 2: Es gibt keinen Nachweis für die Wirksamkeit von Vitamin C

Sind die eigentlich komplett blind? Ja! Selbst wenn Ärzte Zeugen einer wundersamen Heilung werden, weigern sie sich, wirklich zu sehen, was sich gerade vor ihren Augen ereignet hat. Das beste Beispiel hierfür ist der Fall Allan Smith aus Neuseeland, der in *60 Minutes* dokumentiert wurde (siehe Kapitel 1).

Wie kann irgendein Mediziner behaupten, es gebe keine Nachweise, wenn in medizinischen Fachzeitschriften ständig Studien über Vitamin C veröffentlicht werden? Da wird von einem Fall mit sechzig Polio-Patienten berichtet, die alle ohne Folgekomplikationen innerhalb von 5 Tagen mit Vitamin C geheilt wurden. Gürtelrose wurde bei 327 von 327 Patienten innerhalb von 3 Tagen beseitigt. Desgleichen wurden sieben von sieben Fällen von Gelenkrheumatismus rasch geheilt – und so weiter und so fort.

Das sind nur drei Beispiele von vielen 100-prozentigen Behandlungserfolgen. Sollten es diese Studien nicht wert sein, zumindest einen zweiten Blick darauf zu werfen? Soweit ich weiß, wurden diese Erfolge nicht durch andere Studien überprüft oder hinterfragt. Auf dem Gebiet der Arzneimittel-Zulassung löst eine noch so winzige Optimierung dagegen gleich schwärmerische Rezensionen aus.

Aber eine Heilungsrate von 100 Prozent bekommt keine Aufmerksamkeit. Es gibt keine Fragen und keine Nachbeobachtungsstudien. Worauf man sich allerdings verlassen kann, ist die notorische Schlussbemerkung:

»aber mehr Forschung ist notwendig« –, statt eine komplett ungiftige Substanz zu empfehlen, die schlimme Erkrankungen, die bis heute als unheilbar gelten und durch anerkannte schulmedizinische Therapien kaum beeinflussbar waren, geheilt oder besiegt hat.

Warum wird Vitamin C fortwährend so intensiv erforscht, wenn es keine Nachweise für seine Wirksamkeit gibt und es angeblich nur eine Mogelpackung ist? Warum werden die in Kliniken angebotenen intravenösen Vitamin-C-Therapien (häufig von Schulmedizinern ausgeführt) rund um die Uhr in Anspruch genommen? Und warum sprießen solche Kliniken in den USA, in Mexiko, in Europa, Neuseeland, Australien und Asien wie Pilze aus dem Boden? Vielleicht können manche Leute keine Belege finden, weil es einfacher ist, dem Herdentrieb der Meute zu folgen. Kurzum, es ist einfacher, Lügen zu akzeptieren und sie zu wiederholen, als nach der Wahrheit zu suchen. Mythen und Lügen werden zu Wahrheiten, wenn sie nur oft genug wiederholt werden.

Ich persönlich wurde Zeuge von zahllosen »medizinischen Wundern« durch hochdosiertes Vitamin C. Weltweit haben mir Ärzte von ähnlichen Erfahrungen berichtet. Das vorliegende Buch gibt massenhaft Studien an, die die Wirksamkeit von Vitamin C bestätigen. Wer wirklich möchte, findet hunderte Studien über Vitamin C.

Lüge Nummer 3: Vitamin C ist unsicher

Die Forschung zeigt, dass »Vitamin C sicherer ist als Trinkwasser«. Forscher haben tödliche Dosierungen von Wasser nachgewiesen.[1] Bei Vitamin C existiert keine lebensbedrohliche Dosierung.[2] Es gibt kein einziges Arzneimittel (verschreibungspflichtig oder nicht), das diesen Sicherheitsgrad erreicht. Und nur eine Handvoll anderer Nahrungssupplemente kann mit einer ähnlichen Anwendungssicherheit aufwarten.

Laut einem Artikel im *Journal of the American Medical Association* starben 106 000 Krankenhauspatienten im Jahr 1994 an Arzneimittel-Reaktionen. Die Autoren bemerkten weiter, dass die Zahl der Menschen, die jährlich an Medikamenten stirbt, seit 30 Jahren unverändert ist.[3] Das ist schockierend! 1965–1994 starben mehr als 3 Millionen Menschen in Krankenhäusern, wo sie unter Beobachtung standen, an verschreibungspflichtigen Arzneimitteln! Was für eine unglaubliche Heuchelei, wenn diejenigen, die die »Vitamin-C-ist-nicht-sicher«-Lüge als allererstes verbreitet haben, gefährliche Medikamente herstellen oder verordnen.

Hochdosiertes Vitamin C wurde seit den späten 1940er-Jahren in großem Stil eingesetzt. Im Gegensatz zu anderen Medikamenten gibt es hier unabhängig von der Dosierung keine Mitteilungen über schwere Neben- oder Wechselwirkungen.

Krebspatienten im Endstadium reagieren hochsensibel auf Toxine. Verabreicht man ihnen täglich 50 000 Milligramm Vitamin C intravenös über den Zeitraum von bis zu 8 Wochen, treten nachweislich weder Toxizität noch irgendwelche Nebenwirkungen auf.[4] Eine australische Studie berichtet über hundert Ärzte, die ihren Patienten täglich ganze 300 000 Milligramm Vitamin C appliziert haben. Die Forscher bemerkten hierzu, dass in den meisten Fällen spektakuläre Ergebnisse mit der Behandlung erzielt wurden. Nebenwirkungen wurden nicht beobachtet – »außer chronischer Gesundheit«[5]. Der Arzt Robert Cathcart erklärte, er habe während 21 Jahren mehr als 20 000 Patienten mit 200 000 Milligramm Vitamin C pro Tag behandelt. Dabei waren keine schweren Nebenwirkungen zu beobachten. Wenn unerwünschte Wirkungen auftraten, waren sie geringfügig und konnten interessanterweise durch eine Erhöhung der Vitamin-C-Dosierung eliminiert werden.[6–9]

In einer klinischen Doppelblindstudie mit 123 Krebspatienten im Endstadium, die »ungeeignet« für eine Chemotherapie waren, wurde eine tägliche Vitamin-C-Dosierung von 10 000 Milligramm getestet. Die Patienten waren sehr krank, und ihre durchschnittliche Lebenserwartung betrug 7 Wochen. Trotzdem vertrugen sie Vitamin C sehr gut. Nur schwach ausgeprägter Schwindel und Erbrechen traten in gleicher Häufigkeit auf wie in der Placebogruppe.[10] Einige Jahre später wurde eine ähnliche Studie mit hundert Dickdarmkrebspatienten durchgeführt. Die Forscher bemerkten, dass geringfügig mehr Teilnehmer der Vitamin-C-Gruppe (sie erhielten täglich 10 000 Milligramm Vitamin C) über Sodbrennen berichteten. Sie erklärten auch, dass die Unterschiede hinsichtlich der Häufigkeit von Sodbrennen zwischen der Vitamin-C-Gruppe und der Placebogruppe »statistisch nicht signifikant« waren.[11]

In elf weiteren Studien mit hochdosiertem Vitamin C wurden keine Nebenwirkungen beobachtet – fünf davon waren placebokontrolliert.[12–22] Selbst eine placebokontrollierte Doppelblindstudie mit Frühgeburten bestätigte die Sicherheit von Vitamin C.[23]

Ungeachtet jeder Gegenbehauptung kommt niemand, der die wissenschaftliche Literatur kritisch betrachtet, umhin, Vitamin C als die sicherste Substanz der Erde einzustufen.

Lüge Nummer 4: Nahrungsergänzung durch Vitamin C verursacht Nierensteine

Die »Vitamin-C-verursacht-Nierensteine«-Lüge ist eine Variante des »Vitamin-C-ist-unsicher«-Märchens. Wie bei den meisten Lügen steckt hier ein Funken Wahrheit dahinter. Die meisten Nierensteine entstehen, wenn Oxalsäure im Übermaß im Urin vorkommt, sich mit Calcium verbindet und das Ganze auskristallisiert. In bestimmter Form und unter bestimmten Umständen kann Vitamin C die Oxalat-Produktion fördern. Die Verfechter jenes Mythos geben aber nicht zu, dass die Präsenz von hohen Oxalat-Konzentrationen ALLEIN nicht zu Nierensteinen führt. Außerdem kehren sie auch gerne unter den Tisch, dass es über fünfzig verschiedene bekannte Risikofaktoren für eine erhöhte Oxalat-Bildung gibt (siehe Quelle E).

Aber die Oxalatmenge, die durch Gabe einer Substanz oder durch einen bestimmten Zustand produziert wird, ist hier nicht das Thema. Die wahre Frage ist doch, ob ein ernsthaftes Risiko für Nierensteinbildung durch die Einnahme von Vitamin C besteht. Einige kleine Studien gehen im Hinblick darauf von einem tatsächlichen Risiko aus. Allerdings bezieht sich diese Schlussfolgerung auf den Vergleich der Oxalat-Konzentration im ausgeschiedenen Urin ohne und mit Vitamin-C-Supplementierung.

Obwohl dieser Ansatz auf den ersten Bick logisch erscheint, ist er absolut mangelhaft! Oxalat-Ausscheidung und Nierensteinbildung sind nicht dasselbe. Beispielsweise weisen schwangere Frauen im letzten Schwangerschaftsdrittel eine hohe Oxalat-Sättigung im Urin auf. Dennoch kommt es bei Schwangeren nicht zur vermehrten Bildung von Nierensteinen, sondern diese ist wie in der Allgemeinbevölkerung vergleichbar häufig anzutreffen.[24]

Eigentlich wäre eine groß angelegte Studie nötig gewesen, die die Beziehung zwischen dem Auftreten von Nierensteinen und der eingenommenen Vitamin-C-Menge untersucht. Glücklicherweise gibt es eine solche Studie. Sie wurde von der medizinischen Fakultät der Harvard-Universität durchgeführt – und sogleich untergraben und diskreditiert. 85 557 Frauen, die noch nie an Nierensteinen erkrankt waren, wurden 14 Jahre lang beobachtet.

Die Forscher schlussfolgerten, dass eine »Vitamin-C-Einnahme mit keinem Risiko für Nierensteinbildung assoziiert war«. Darüber hinaus bemerkten sie, dass eine »routinemäßige Mengenbeschränkung von Vitamin C zur Vorbeugung der Nierensteinbildung unbegründet erscheint«.[25]

Zuvor hatte eine andere groß angelegte Studie herausgefunden, dass »die Einnahme von hohen Vitamin-C-Dosierungen das Risiko von Calcium-Oxalat-Nierensteinen« nicht erhöht. Tatsächlich gingen die Teilnehmer der Gruppe mit der höchsten Vitamin-C-Zufuhr ein »geringeres Risiko für eine Nierensteinerkrankung« ein als jene mit der niedrigsten Vitamin-C-Zufuhr.[26]

Letztendlich ist hochdosiertes Vitamin C weltweit seit Jahrzehnten eingesetzt worden, ohne das Auftreten von Nierensteinen maßgeblich zu erhöhen.[27]

Lüge Nummer 5: Der Vitamin-C-Bedarf wird durch eine normale Ernährung gedeckt

Seitdem die Medizin Vitamin C als Nährstoff definiert, der vor der Mangelerkrankung Skorbut schützt, ist es leicht, diesen Mythos zu akzeptieren und aufrechtzuerhalten. 75–90 Milligramm Vitamin C pro Tag beugen in der Regel der Entstehung von Skorbut vor. Da Skorbut aber hierzulande nur sehr selten auftritt, nimmt die Allgemeinbevölkerung vermutlich ausreichend Vitamin C über die Nahrung auf (die meisten schlucken ja keine Nahrungsergänzungsmittel).

Bei einer Person Anfang 20, die die nachfolgenden Kriterien erfüllt, mögen 75–90 Milligramm Vitamin C täglich ausreichen:

- Die Ernährung ist frei von frittierten, zuckerhaltigen, raffinierten, industriell verarbeiteten Nahrungsmitteln. Darüber hinaus werden keine mit

Pestiziden, Pflanzenschutzmitteln, Hormonen und Antibiotika kontaminierten Nahrungsmittel verzehrt. Ebenso vermeidet die betreffende Person künstliche Süßungsmittel, Farbstoffe u. a.

- Zähne und Zahnfleisch sind gesund. Füllungen und wurzelbehandelte Zähne kommen nicht vor.
- Belastungen durch giftige Chemikalien oder Dämpfe von Farben, Lösungsmitteln, fossilen Brennstoffen oder Autoabgasen liegen nicht vor.
- Medikamente (verschreibungspflichtige, rezeptfreie, legale oder illegale) sowie andere Drogen werden nicht eingenommen.
- Auf Tabak- oder Alkoholkonsum wird verzichtet.
- Es bestanden und bestehen keine akuten oder chronischen Infektionen (auch keine Erkältung, keine Grippe, kein Akne und keine Hefepilzinfektionen).
- Es liegen keine Wunden oder Narben vor.

Jeder der genannten Faktoren verbraucht schnell Vitamin C im Serum und im Gewebe. Zusätzlich benötigt der Körper Vitamin C für viele Stoffwechselprozesse, für den Erhalt des Immunsystems, für die ausreichende Versorgung mit Kollagen und für die Stabilität des »Mörtels« (Basal-Membran), der die Zellen zusammenhält.

Es gibt keinen Beleg dafür, dass 75–90 Milligramm Vitamin C pro Tag zum Schutz vor chronischen und degenerativen Erkrankungen ausreichen für jemanden, der in einem nicht-toxischen Utopia lebt und frei von Infektionen ist. Allerdings zeigen viele Studien auf, dass Multi-Gramm-Dosierungen von Vitamin C genau das bewirken – selbst in der heutigen hochtoxischen Welt.

Vitamin C schützt vor vielen Infektionskrankheiten, Vergiftungen, Herzerkrankungen, vor Krebs und degenerativen Erkrankungen. Es kann diese sogar lindern oder heilen. Das zeigen hunderte Studien, die im vorliegenden Buch angeführt werden. Würden diese Belege anerkannt, dann würde sich eine wirklich ausreichende Vitamin-C-Versorgung in der Abwesenheit solcher Erkrankungen und Beschwerden äußern. Ich behaupte: Die Pandemien von Herzerkrankungen, Krebs, Diabetes, Alzheimer-Demenz, Katarakten, Parodontose, Pneumonie, Staphylokokken-, Streptokokkeninfektionen usw. sind ein Beweis für den bedrohlichen Vitamin-C-Mangel der Bevölkerung. Da anscheinend fast jeder unter einer chronischen Erkrankung leidet, muss das normal sein, nicht wahr?

Lüge Nummer sechs: Hochdosiertes Vitamin C macht nur den Urin teuer

Diese Behauptung ist ebenso unwahr wie die vorangehenden Mythen. Sie soll den Menschen, die Vitamin C als Nahrungsergänzungsmittel einnehmen, nur ein blödes Gefühl geben. Anders formuliert: Das Vitamin C, dass Sie gerade ausgeschieden und die Toilette heruntergespült haben, ist der Beweis dafür, dass Ihr Körper es nicht gebraucht hat!!

Das ist eine komplett verbogene Logik. Das Argument geht fälschlicherweise von den nachfolgenden Annahmen aus:

- Nieren scheiden Substanzen nur aus, wenn deren Konzentration den Bedarf übertrifft.
- Der Körper nimmt so viele Nährstoffe oder Nahrungsergänzungsmittel auf, wie er insgesamt benötigt.
- Nährstoffmangel verteilt sich gleichmäßig im Körper und liegt niemals lokal in einem bestimmten Areal vor.
- Vitamin C ist teuer.

Jede dieser Annahmen wird nachfolgend im Einzelnen erörtert:

Behauptung: Nieren scheiden Substanzen nur aus, wenn deren Konzentration den Bedarf übertrifft.

Gegendarstellung: Entspräche dies der Wahrheit, dann würde dies Medizinern einiges erleichtern. Aber leider entspricht diese Behauptung nicht den Tatsachen. Selbst gesunde Nieren verschwenden essenzielle Elektrolyte (Natrium, Calcium, Magnesium), wenn die Mineralstoffe nur in gefährlich niedriger Konzentration in Gewebe und Blut vorhanden sind. Diabetiker wissen, dass ihr Urin häufig mit Zucker angereichert ist, obwohl sich jede Zelle ihres Körpers danach verzehrt. Dieser Umstand bedeutet also nicht, dass die Zellen mit ausreichend Glucose versorgt sind.

Behauptung: Der Körper nimmt nur so viel Nährstoffe oder Nahrungsergänzungsmittel auf, wie er insgesamt benötigt.

Gegendarstellung: Alle Substanzen gelangen an bestimmten Punkten in den Körper und strömen von dort aus in andere Regionen – unabhängig von der Art und Weise der Aufnahme (sublingual, oral, intramuskulär, intravenös u. a.). Abhängig von Faktoren wie der Entfernung vom Eintrittspunkt, dem Zugang der Substanz zu den Rezeptoren und der Fähigkeit bestimmter Zellen, die Substanz zu absorbieren (ungeachtet des Bedarfs), werden einige Regionen ausreichend und andere wiederum unzureichend versorgt. Bei einer chronischen Parodontose herrscht beispielsweise lokaler Vitamin-C-Mangel im Zahnfleisch. Dabei können andere Körperregionen durchaus ausreichend mit Vitamin C versorgt sein.

Behauptung: Nährstoffmangel verteilt sich gleichmäßig im Körper und liegt niemals lokal in einem bestimmten Areal vor.

Gegendarstellung: Eigentlich muss man nicht erst erwähnen, dass Gehirn und Leber viele essenzielle Fettsäuren benötigen, Muskeln hingegen nicht. Muskeln haben einen vollkommen anderen Nährstoffbedarf als Nerven. Augen brauchen mehr Vitamin A als Ohren. Und ein infizierter eingewachsener Zehennagel führt an der Zehenspitze zu einem erhöhten Vitamin-C-Bedarf im Vergleich zum gesunden Gewebe. Da der allgemeine Bedarf jeder einzelnen Substanz von Körperregion zu Körperregion variiert, und weil dieser spezifische Bedarf mit der dynamischen Natur unterschiedlicher Belastungen durch Erkrankungen oder Toxine einem steten Wandel unterzogen ist, kommt Nährstoffmangel lokal vor.

Behauptung: Vitamin C ist teuer.

Gegendarstellung: Soll das ein Scherz sein? Im Vergleich wozu? Einer Chemotherapiesitzung? Einem chirurgischen Eingriff am offenen Herzen? Einer Fußamputation? Blutdruckmedikamenten? Ist Vitamin C im Wert von 10 Cent im eigenen Urin teuer?

Lüge Nummer 7: Wenn Vitamin C wirksam wäre, würden es alle verwenden

Auch das ist Unsinn! Die Devise solcher Leute, die diese dämliche Lüge verbreiten, lautet: »Hier ist der Beweis für die Unwirksamkeit: Die Seilschaft der Ärzte benutzt es nicht.« Eine Unterhaltung zu diesem Thema mit den beteiligten Personen verläuft folgendermaßen:

Frage: »Wie viele Vitamin-C-Infusionen haben Sie denn bereits verabreicht?«, fragen wir.

Darauf folgt die Antwort: »Keine.«

Wir erkundigen uns: »Weshalb nicht?«

»Es ist unwirksam!«, verkünden sie.

»Wie können Sie wissen, dass es unwirksam ist, wenn Sie es noch nicht ausprobiert haben?«, fragen wir weiter.

»Wenn es wirksam wäre, würden es alle verwenden!«, lassen sie verlauten.

Wir bohren weiter: »Haben Sie die erstaunliche Reaktion auf Vitamin C im Fall von Allan Smith mitbekommen?«

»Vitamin C war nicht der Grund!«, sagen sie.

»Woher wollen Sie das wissen?«, erkundigen wir uns.

Darauf entgegnen sie: »Weil Vitamin C unwirksam ist. Würde es wirken, würden wir es alle verwenden!«

Nein, das würden sie garantiert nicht. Selbst wenn sie die Resultate mit ihren eigenen Augen sehen, können die beteiligten Ärzte sie nicht akzeptieren! Die Beweislast ist erdrückend, sofern man sie unvoreingenommen betrachtet. Die Medizinergemeinde widersetzt sich seit Jahrzehnten hartnäckig dem Gebrauch von Vitamin C und wird es auch weiterhin tun, weil es nicht in ihr »Behandle-aber-heile-nicht«-Schema passt. Dieser Umstand wird sich nur ändern, wenn sich Patienten für die Anerkennung der einzigartigen Vorteile von Vitamin C stark machen. Wir haben nicht zuletzt durch das Internet uneingeschränkten Zugang zu sämtlichen Informationen – das können auch Ärzte nicht verhindern. Dadurch wird die Wahrheit am Ende ans Licht kommen.

Bei möglichen Zweifeln am Wahrheitsgehalt des angeführten Dialogs empfehle ich Ihnen, *Living Proof?* aus der Dokumentarreihe *60 Minutes* anzusehen. (Informationen über Verfügbarkeit und Beschaffung der DVD finden Sie im Anhang.)

Wie sieht es mit negativen Studien aus?

Es überrascht nicht, dass sich bei mehr als 50 000 Studien (Tendenz steigend) auch welche befinden, deren Schlussfolgerungen sich von den hier vorgestellten Ergebnissen unterscheiden. Trotzdem beschränkt sich die Aussage »negative« Studien auf den Umstand, dass Vitamin C als unwirksam gilt. Häufig sind die Konklusionen so ausufernd, dass wichtige Fakten unter den Tisch fallen. Anstatt eine dosisspezifische Angabe zu machen – wie etwa »eine tägliche Vitamin-C-Dosierung von 50 Milligramm wurde bei Lungenkrebs für unwirksam befunden« –, verbreiten Forscher und Medien die Botschaft: »Vitamin C ist bei der Behandlung von Lungenkrebs unwirksam.« Das ist falsch und kommt einer Lüge gleich.

Da der Erfolg von Behandlungen IMMER von der Dosierung abhängt, ist das Versäumnis, die Dosierung in der Studienzusammenfassung zu erwähnen, absolut irreführend und grundsätzlich unehrlich. Stellen Sie sich vor, eine Studie zeigt, dass 500 Milligramm Aspirin bei hundert erwachsenen Frauen erfolgreich Kopfschmerzen gelindert hat. Was passiert nun, wenn sich die Hersteller von Paracetamol dazu entschließen, die Studie zu diskreditieren, indem sie 15 Milligramm Aspirin bei 20 000 Frauen testen? Je größer die Studie angelegt ist, umso mehr mediale Beachtung bekommt sie. Die Schlagzeige würde folgendermaßen lauten: »Eine Studie mit 20 000 Frauen bestätigt die Unwirksamkeit von Aspirin bei Kopfschmerzen«. Die unmoralische Natur dieser Strategie ist offensichtlich. Passiert so etwas wirklich? Ja! Und sogar regelmäßig.

Forschung kann auch auf andere Weise mangelhaft sein. So »bewies« eine Studie, wie Vitamin C die Wirksamkeit von Chemotherapeutika bei Krebstherapien angeblich ungünstig beeinflusste.[28] Allerdings benutzten die Forscher hier noch nicht einmal eine geeignete Form von Vitamin C! Dehydroascorbinsäure ist die oxidierte (verbrauchte) Form von Vitamin C – ebenso wie Rost die oxidierte Form von Eisen ist. Wer die chemische Struktur von Vitamin C kennt, hätte das wissen müssen. Man kann nur spekulieren, ob die Forscher hier intellektuell oder moralisch überfordert waren – oder gar beides.

Obwohl ich niemanden direkt böswilliger Aktivitäten bezichtigen möchte, sorgt der Fall Allan Smith zweifellos für Erstaunen. Die behandelnden

Ärzte empfahlen, Allan Smith »in Frieden sterben zu lassen«. Diese Ärzte waren »einhellig von der Unwirksamkeit von Vitamin C überzeugt«. Dennoch zeigten sie sich gegenüber der Familie versöhnlich und stimmten einem 2-tägigen Versuch zu. Allan bekam schließlich täglich 100 Gramm Vitamin C. Auf »wundersame Weise« erholte er sich so gut, dass er vom Beatmungsgerät (ECMO) getrennt werden konnte.

Ohne weitere Erklärungen setzten die Ärzte das Vitamin C ab. Als die Familie protestierte, wurde die Behandlung wieder aufgenommen. Allerdings bekam Allan nur 2 Gramm täglich. Warum wurde die Vitamin-C-Therapie mit einer so niedrigen Dosierung fortgesetzt? Ist es möglich, dass die Ärzte die Verschlechterung seines Gesundheitszustands einkalkulierten, um behaupten zu können, das Vitamin C wäre am Tod des Patienten schuld – ohne die niedrige Dosierung zu erwähnen?

Aufgrund meiner eigenen Erfahrung, durch meine erschöpfende Recherche in der medizinischen Literatur sowie meines weltweiten Erfahrungsaustauschs mit Ärzten bin ich von einer Sache absolut überzeugt: Wird Vitamin C in der richtigen Form lange genug verabreicht, hilft es bei allen Beschwerden und Krankheiten, kann viele davon heilen und beugt anderen vor. Obwohl ich nicht jede einzelne Studie analysiert habe, kann ich behaupten, dass in allen von mir geprüften Studien unzureichende Vitamin-C-Dosierungen oder irgendwelche anderen Fehler vorlagen. Außerdem bin ich auf keinen einzigen Artikel gestoßen, der davon berichtet, dass ausreichend hohe Dosierungen Vitamin C den Zustand eines vergifteten oder infizierten Patienten nicht verbessert haben.

Schlussfolgerung

Alle Einwände gegen Vitamin C basieren eindeutig auf Lügen und können problemlos widerlegt werden. Der Widerstand seitens der Schulmedizin gegen Vitamin C kann nicht so einfach verhindert werden. Billionen Dollar sind jährlich zur Erhaltung des derzeitigen Status quo nötig. Jahrzehntelange Propaganda lässt Ärzte und Patienten die Augen vor der Wahrheit verschließen. Leider stehen Millionen Leben und sogar die Zahlungsfähigkeit unserer Nation auf der Kippe. Es ist an der Zeit, dass sich die Menschen für eine wissenschaftlich basierte Medizin einsetzen, die der Gesundheit der Patienten dient. Die etablierte Schulmedizin verbessert nur die Bilanzen multinationaler Pharmakonzerne – das sollte der Vergangenheit angehören. Wenn Sie dennoch daran glauben, dass sich die Schulmedizin primär um den Patienten bemüht, lesen Sie weiter.

Kapitel 8

Hochdosiertes Vitamin C – Zeit für eine Revolution

Sind Profite wichtiger als Menschen?

Es ist ein gefährlicher Irrglaube, anzunehmen, dass die Food and Drug Administration (FDA) in den USA auf die Gefahren unsicherer Nahrungsmittel und Medikamente achten und uns davor schützen würde. Aktuelle Berichte zeigen ein ganz anderes Bild der Realität. Entweder ist die FDA völlig inkompetent oder sie verfolgt ein anderes Programm – vielleicht sogar beides?

Tatsache ist: FDA-zugelassene Medikamente töten! Selbst bei sachgemäßer Anwendung rangierten unerwünschte Arzneimittel-Nebenwirkungen 1998 auf Platz 4 der häufigsten Todesursachen in den USA.[1] Im selben Jahr wurden 2,2 Millionen Amerikaner aufgrund von schwerwiegenden Nebenwirkungen ins Krankenhaus eingeliefert.[2]

Gesetzmäßig müssen alle Arzneimittel-Nebenwirkungen bei der FDA gemeldet werden (*Code of Federal Regulations*, Titel 21). Allerdings fehlen zusammenfassende Statistiken in den öffentlich zugänglichen Akten – warum auch immer. Trotz intensiver Recherche konnte ich hierzu keine Daten aus der Zeit nach 1998 finden. Glauben Sie nicht, dass diese Daten deshalb fehlen, weil sich die Sterblichkeit verringert hat!

Von 1994–2005 stieg die Zahl der Verordnungen verschreibungspflichtiger Medikamente um etwa 71 Prozent an.[3] Die Todesfälle durch Nebenwirkungen nahmen zu. Denken Sie an die zahlreichen Warnungen vor Medikamenten wie Vioxx, Darvon, Darvocet und Avandia, die zu viel Medienrummel führten. Zudem gab es viele Anzeigen zur Rekrutierung von Opfern für Sammelklagen gegen Pharmakonzerne. Warum also herrscht eine solch mangelnde Transparenz vor? Schützt die FDA die Öffentlichkeit oder die Pharmaindustrie, wenn sie die Öffentlichkeit nicht vollständig über die zahlreichen Nebenwirkungen so vieler toxischer, verschreibungspflichtiger Medikamente informiert?

Vergleichen Sie das einmal mit den offiziellen Statistiken zur Sicherheit von Nahrungsergänzungsmitteln beziehungsweise Nährstoffsupplementen. Die letzten fünf Jahresberichte der Centers for Disease Control zeigen keine Todesfälle durch Vitaminsupplemente.[4–8] Tatsächlich ist insbesondere der Sicherheitsbericht über Vitamin C tadellos. Es ist unmöglich, statistische

Daten zu finden, die ein mögliches Gesundheitsrisiko aufzeigen. Trotz der glänzenden Sicherheitsstatistik beschränkt und/oder verhindert die FDA den Gebrauch von Vitamin C zur Behandlung von Krankheiten. So ist es gesetzeswidrig, wenn Vitamin-C-Händler auch nur minimalen Gesundheitsnutzen versprechen wie »Vitamin C kann Grippesymptome lindern«.

Es stellt sich folgende Frage: Warum lässt die FDA zahlreiche toxische Medikamente zu, die Patienten töten, während sie gleichzeitig die medizinische Anwendung von absolut nicht-toxischen Nährstoffen mit Heilwirkung unterbindet?

Massive Interessenkonflikte

Theoretisch hat die FDA den Auftrag, die Öffentlichkeit vor unsicheren Nahrungsmitteln und gefährlichen Arzneimitteln zu schützen. Anfangs wurde die FDA ausschließlich durch Steuergelder finanziert. Das bedeutet, der eigentliche Arbeitgeber dieser Institution war die Öffentlichkeit. Obwohl von Beginn an Interessenkonflikte vorlagen, schlug der Kongress im Jahr 1992 mit dem *Prescription Drug User Free Act* eine breite Schneise für die Korruption.

Bis zu diesem Zeitpunkt schützte uns die FDA vor aggressiven, profitorientierten Pharmakonzernen. Aber durch das neue Gesetz (es wurde von gefährlichen Unternehmen ausgeheckt und unterstützt) sollten Pharmaunternehmen zu den besten Kunden der FDA werden.

Aufgrund dieses Gesetzes konnten gut betuchte Pharmaunternehmen Arzneimittel im »beschleunigten Zulassungsverfahren« für eine geringe »Gebühr« auf den Markt bringen. Im Geschäftsjahr 2010 betrug die »Gebühr« für Medikamente, die klinische Daten erforderten, 1 405 500 US-Dollar pro Antrag. Die FDA nahm im Jahr 2010 Gebühren in Höhe von 569 207 000 US-Dollar von Pharmaunternehmen ein![9]

Findet ein Unternehmen den Service der FDA unangemessen, kann es die »Gebühr« verweigern und den Antrag auf das »beschleunigte Zulassungsverfahren« umgehen. Diese Regel zwingt die FDA dazu, denjenigen Firmen, die die »Gebühren« entrichten, Vorteile zu gewähren, da sie sonst einen Großteil ihrer Finanzausstattung einbüßen würde. Die FDA ist vom Volumen der »Gebühren« abhängig, die von Pharmafirmen kommen.

Jeder, der behauptet, dass ein Antrag auf ein »beschleunigtes Zulassungsverfahren« keine vorteilhafte Regelung für das jeweilige Pharmaunternehmen sei, hat irgendetwas nicht bekommen – immerhin geht es hier um einen Scheck über 1,4 Millionen US-Dollar. Noch ungeheuerlicher sind die Geschäfte der FDA mit den Pharmakonzernen, die weit über die »Gebühren« hinausgehen.

Die Umsätze mit Nahrungsmitteln und Arzneimitteln machen etwa 25 Prozent der gesamten US-Wirtschaft aus. Das unterstreicht den unglaublichen finanziellen Einfluss, den die FDA mit ihrer uneingeschränkten Kontrolle hat. Welche Strategien wird eine profitgierige Unternehmensführung wohl anwenden, um die exklusiven Vermarktungsrechte für eine Milliarden-Dollar-Arznei zu bekommen? Räuber stehlen und töten tagtäglich für viel weniger. Es liegt nahe, dass bei einem Milliardengeschäft über schwere arzneimittelbedingte Nebenwirkungen leichter hinweggesehen wird. Eines ist sicher: Milliarden Dollar füllen ständig die Kassen von Pharmaunternehmen, während Hunderttausende Amerikaner ohne Grund mit Leid und Tod für die Generierung dieses Kapitals bezahlen.

Weil es Menschen gibt, die der Verlockung des großen Profits nicht widerstehen können und Arzneimittel-Nebenwirkungen missachten, bietet das FDA-Antragsprotokoll bedauerlicherweise eine perfekte Lücke für diese kriminelle Aktivität. Auf den ersten Blick erscheint es sinnvoll, dass die FDA »Experten« für die Erstellung von Richtlinien und die Zulassung von Medikamenten beschäftigt. Vielleicht ist es sogar verständlich, hierfür Berater aus der Pharmazeutik wie Arzneimittel-Forscher, Pharmaberater und selbst ehemalige Führungskräfte der Branche zu beauftragen.

Das wirkliche Problem besteht aber darin, dass die offiziellen FDA-Richtlinien diesen Beratern erlauben, finanzielle Beteiligungen (Beratungskosten, Aktien etc.) von den Unternehmen zu bekommen, die neue Medikamente zur Zulassung anmelden. Egal aus welcher Perspektive man die Sache betrachtet: Man gelangt immer wieder zur Erkenntnis, dass hier ein latenter, klassischer Interessenkonflikt vorliegt – unabhängig von den Motiven der Beteiligten.

Wie verbreitet sind diese Interessenkonflikte?

Eine 18-monatige Untersuchung über finanzielle Konflikte des beratenden FDA-Ausschusses durch *USA Today* zeigt ein erschreckendes Ergebnis. In 159 Sitzungen wurden die nachfolgenden finanziellen Interessenkonflikte entdeckt:

- Bei 146 Sitzungen (92 Prozent) befand sich mindestens einer der Berater in einem Konflikt.[10]
- Bei 57 Sitzungen (36 Prozent) befanden sich über 90 Prozent der anwesenden Berater in einem Interessenkonflikt.[10]
- Bei 102 Sitzungen (64 Prozent) befanden sich 33 Prozent der Berater in einem Konflikt und bestimmten über das Schicksal einer bestimmten Arznei.[10]

Stellen Sie sich vor, ein Pharmaunternehmen präsentiert ein neues Chemotherapiemedikament vor einem Gremium aus Experten. Und ein Drittel der Beteiligten sind entweder bezahlte Berater oder haben Aktien des präsentierenden Unternehmens oder eines Wettbewerbers. Ist es überhaupt möglich, dass ein solches »Gremium« aus Experten, das beträchtliche finanzielle Interessen mit der Entscheidung verbindet, eine absolut unparteiische Meinung hat?

Diese unheilige Allianz aus FDA und Pharmaunternehmen dient in keiner Weise dem Schutz der Bevölkerung – was aber der eigentliche Grund für die Existenz der FDA ist. Es ist jenseits aller moralischen Grenzen, vorsätzlich eine so voreingenommene Jury aus Investoren zu bilden, die Entscheidungen fällt, die Milliarden von Dollar betreffen und zugleich die Gesundheit und das Leben von Millionen Menschen aufs Spiel setzen.

Die abschätzige Haltung angesichts der hohen Rate an Todesfällen durch Nebenwirkungen von Arzneimitteln ist in Anbetracht der Tatsachen leicht nachvollziehbar!

Warum die FDA und ihre Pharmakunden Nahrungsergänzungsmittel hassen

Pharmaunternehmen erzielen Profite, die jeden vor Neid erblassen lassen – selbst Ölgesellschaften. Sie profitieren von einem Monopol, das nur der Arzneimittel-Industrie vorbehalten ist. Und so funktioniert es:

1. Man finde eine natürliche, gesundheitsfördernde Substanz.
2. Dann verändere man die Substanz chemisch so, dass man ein Patent auf sie anmelden kann (natürliche Substanzen können allerdings nicht patentiert werden – und häufig werden sie durch den chemischen Veränderungsprozess toxisch).
3. Nun melde man ein Patent auf das neue Mittel an und lasse es bei der FDA zu.
4. Anschließend wird die Nachfrage nach dem neuen Mittel generiert, indem man es bei Ärzten und Patienten bewirbt.
5. Zuletzt wird ein Preis in beliebiger und vor allem respektabler Höhe festgesetzt, weil 20 Jahre lang niemand sonst das patentierte Mittel verkaufen darf.

Der Entwicklungs- beziehungsweise Zulassungsprozess dauert bei Arzneimitteln in der Regel viele Jahre und verschlingt mehrere Millionen Dollar. Aber die Aufwendungen lohnen sich in Anbetracht der jährlichen Umsatzzahlen in mehrstelliger Millionenhöhe, die für die nächsten 20 Jahre zu erwarten sind.

Andererseits gefährdet eine Substanz wie Vitamin C das gesamte Arzneimittel-Monopol. Vitamin C erzielt nämlich bessere Ergebnisse, hat keine Nebenwirkungen und ist für einen Bruchteil der üblichen Arzneimittel-Preise zu haben. Die im Vorfeld angeführten Studien weisen darauf hin, dass die Häufigkeit von Herzerkrankungen, Schlaganfällen, Krebs und chronischen degenerativen Erkrankungen um mindestens 50 Prozent verringert werden könnte, wenn die gesamte Bevölkerung hochdosiertes Vitamin C einnehmen würde. Zweifellos würde die gegenwärtige Pharmaindustrie eine derart bittere Pille nicht überleben.

Gibt es nicht die ungeheure Versuchung, einen Nährstoff wie hochdosiertes Vitamin C in Verruf zu bringen, zu verunglimpfen und selbst zu vernichten, wenn er definitiv jede Menge Umsätze bei einer ganzen Liste von Medikamenten vernichten kann? Gewiss ist die Erfindung und Verbreitung von *todbringenden Lügen* (siehe Kapitel 7) eine effektive Strategie.

Weil *Big Pharma* (mächtige Pharmakonzerne) große Geldmengen in der Tasche haben, kämpfen sie an vielen Fronten. Sie beeinflussen auch die öffentliche Meinung. Pharmakonzerne geben Milliarden zur Unterstützung medizinischer Fakultäten und für Forschungsstipendien aus. Außerdem werden Milliarden in Werbung (TV, Tageszeitung, Magazine sowie Fachzeitschriften) investiert. Egal wie wohlwollend die Werbung zu sein scheint, beeinflusst dieses Geld indirekt und direkt die medizinische Lehre, die Nachrichten aus dem Gesundheitsbereich, die Forscher und Forschungsrichtungen, die Meinungsmache, die medizinische Praxis der Ärzte und die FDA-Praxis für Arzneimittel-Zulassungen.

Erklärt dieser große Einfluss der Pharmaindustrie, weshalb Medizinstudenten fast gar nichts über Ernährung erfahren? Erklärt dieser Umstand auch, weshalb Tausende Studien, die die Wirksamkeit von Vitamin C belegen, vom »Goldstandard« medizinischer Information für Ärzte komplett ignoriert werden? Solche Informationen tauchen nämlich nicht in den medizinischen Lehrbüchern wie *Cecil Medicine und Harrison's Principles of Internal Medicine* auf.

In einer Welt, die von Geld regiert wird, ist die Arzneimittel-Propaganda nachvollziehbar, aber auf keinen Fall zu entschuldigen. Der Missbrauch von Macht mit krimineller Absicht ist evident. So wurden Vertreter der FDA angeklagt und wanderten schließlich ins Gefängnis, weil sie Arzneimittel- oder Medizintechnik-Zulassungen gegen Bestechungsgelder bewilligt haben. Eine einfache Suchanfrage auf *Yahoo!* oder *Google* mit der Zeile FDA conflicts of interest liefert Beispiele solcher Missetaten der FDA, alle aus der Kategorie »Zulassung zur Vermarktung«.

Die von den Pharma-Multis kontrollierte FDA blickt auf eine lange Geschichte eklatanter Gestapo-artiger Aktivitäten zurück, die nur dem Schutz der großen Pharmakonzerne dienten. Einige dieser Aktionen unserer Pro-Pharma-Regierung zum Nachteil der Öffentlichkeit sind dermaßen erschreckend, dass man kaum glauben kann, dass sie sich im freiheitsliebenden Amerika abspielen.

Obwohl der nachfolgende, sorgsam recherchierte Bericht das Thema »Vitamin C« nicht tangiert, offenbart er nur ein einziges subversives Geschäft der großen Allianz zwischen den Pharma-Multis und der FDA. Die Aktionen der FDA, des National Cancer Institute, eines großen Pharmaunternehmens und des Texas Medical Board of Examiners, die sich gegen einen brillanten Arzt und die amerikanische Bevölkerung richten, sind regelrecht bösartig. Der nachfolgende Bericht ist in offiziellen Regierungsakten vollständig dokumentiert. Er ist furchterregend, aber wahr!

Der unheilige Krieg gegen eine wirksame nicht-toxische Krebstherapie

Stanislaw Burzynski ist Arzt und Biochemiker. Er schaffte, was jährliche Steuergelder von 5 Milliarden, die leichtfertig dem National Cancer Institute zugeschleust werden, nicht gelungen ist: Er fand ein Heilmittel gegen Krebs.

Als er seinen Doktortitel in Biochemie verliehen bekam, entdeckte Dr. Burzynski im Urin und im Blut von Krebspatienten, dass einige Proteine und Aminosäuren nicht vorhanden waren, die im Urin gesunder Menschen vorkommen. Er stellte die Theorie auf, dass Krebspatienten durch die Gabe bestimmter Komponenten geholfen werden könne. Diese Komponenten nannte er *Antineoplastone*. Im Lauf der Zeit konnte er seine Theorie testen.

Es folgten wahrhaft erstaunliche Ergebnisse. Sie waren derart wundersam, dass er im Jahr 1977 in seinem Heimatstaat Texas nachfragte, ob er sein eigenes Krebsforschungsinstitut eröffnen dürfe. Die Anwälte ermittelten, und die staatlichen Gerichte bestätigten, dass er, solange er seine Forschungen innerhalb des Staates Texas betrieb, die bundesstaatliche Regierung inklusive FDA keine Jurisdiktion habe. Es leuchtet ein, dass Dr. Burzynski künftige juristische Übergriffe auf seine Klinik von vornherein vermeiden wollte.

Mit dieser Gewissheit im Gepäck gründete Burzynski die Klinik und begann mit der Antineoplaston-Behandlung von Patienten. Bei Patienten mit unheilbarem Krebs gingen die Tumoren schnell, durchwegs und ohne Nebenwirkungen zurück. Mit steigendem Ruhm kamen Patienten aus der ganzen Welt, um sich von ihm behandeln zu lassen. Viele tödlich und unheilbar erkrankte Krebspatienten wurden geheilt. Doch dann begann ein unglaublicher Albtraum für Dr. Burzynski

1983 reichte die FDA eine Zivilklage gegen Dr. Burzynski ein und forderte die Beschränkung seiner Aktivitäten. Kurz vor dem Ende des Prozesses schickte die FDA einen Brief an den Richter. Sie drohte damit, dass sie zu »schwereren und weniger effizienten Mitteln« greifen müssten, um ihn zu stoppen, wenn das Gericht es nicht tue. Als das Gericht zugunsten Burzynskis urteilte, prahlten die FDA-Anwälte damit, »sie könnten sich ihn auf anderem Weg schnappen«.

Unter dem offensichtlichen Druck der FDA begann das Texas State Board of Medical Examiners damit, Ermittler zu ehemaligen Patienten zu schicken – sogar bis nach Kalifornien. So sollten die Patienten dazu gebracht werden, Beschwerde gegen Dr. Burzynski einzulegen. Angesichts der großen Zahl an aufgesuchten Patienten war die Ausbeute nur gering.

1985 teilte die FDA Anfragenden mit, es sei ein Ermittlungsverfahren gegen Dr. Burzynski eingeleitet worden. Schlussendlich erteilte ein Richter der FDA eine Abmahnung. Zusätzlich erhielt die FDA eine strenge Verwarnung für diesen offensichtlichen Versuch der Rufschädigung. Zu einem späteren Zeitpunkt im selben Jahr stürmte die FDA Dr. Burzynskis Klinik und beschlagnahmte 200 000 Seiten Forschungsdokumente sowie sämtliche Patientendaten. Einige Monate später berief die FDA eine Jury ein, um eine Anklageschrift gegen Dr. Burzynski zu erwirken. Die *Grand Jury* konnte kein Fehlverhalten bestätigen und wies die Klage ab.

Im Mai des Jahres 1986 informierte das Texas State Board of Medical Examiners (wahrscheinlich unter dem Druck der FDA) Dr. Burzynski darüber, dass trotz fehlender Beschwerden eine Ermittlung gegen ihn eingeleitet werde und er sich rechtlichen Beistand suchen sollte. Anschließend erhielt er einen Anruf vom Texas State Board of Medical Examiners. Diese Institution versuchte, ihn davon zu überzeugen, seine Aktivitäten zu beenden. Im November forderte die Kommission Patientendaten an, um die Effektivität seiner Behandlungen zu prüfen. Sie versprach ihm, ihn nicht weiter zu behelligen, wenn eine Onkologen-Kommission seine Therapien als wirksam anerkennen würde. Guten Glaubens händigte Dr. Burzynski mehr als doppelt so viele Unterlagen aus wie angefordert.

Fast 2 Jahre später (1988) erkannte das Texas State Board of Medical Examiners sämtliche Dokumentationen von Dr. Burzynski nicht an. Die Institution zeigte ihn an und warf ihm vor, Abschnitt 3.08, Paragraf (4) (A) des Gesetzes verletzt zu haben. Sie erklärte, dass dies »ein Grund zum Entzug oder zur Aussetzung seiner medizinischen Zulassung« sei. Weitere

2 Jahre später (1990) reichte das Board eine überarbeitete Klage ein, deren Vorwürfe identisch waren. Und wieder attestierte das Gericht dem Angeklagten kein Fehlverhalten, und Dr. Burzynski konnte seine Zulassung weiterhin behalten.

Im selben Jahr berief die FDA eine dritte *Grand Jury* ein. Gleichzeitig begann die FDA damit, Händler zu kontaktieren, die in Verbindung mit der Klinik standen. Sie teilte ihnen mit, dass von der *Grand Jury* Ermittlungen gegen Dr. Burzynski eingeleitet würden. Wieder wurde kein Fehlverhalten festgestellt, und es wurden auch keine formellen Klagen eingereicht. Trotzdem schikanierte die FDA Dr. Burzynski 2 Jahre lang weiter und setzte ihre Ermittlungen fort.

Das Texas State Board of Medical Examiners reichte am 14. August 1992 eine zweite, geänderte Klage gegen Dr. Burzynski ein. Wieder erklärte ihn das Gericht für unschuldig. Im Januar des folgenden Jahres unterschrieben sechzig seiner Patienten eine Petition, damit das Texas State Board of Medical Examiners ihre Schikane beenden solle. Gleich darauf beantragte das Board eine Streichung dieser Patienten aus dem Datensatz.

Einige Monate später ging der Fall vor Gericht. Während des Prozesses flog Nicholas J. Patronas, ein zertifizierter Radiologe, Professor für Radiologie an der Georgetown University und Gründer sowie Chef der Neuroradiologie am National Cancer Institute, freiwillig nach Texas, um zugunsten von Dr. Burzynski auszusagen. Unter Eid bestätigte er die Sicherheit und Wirksamkeit von Dr. Burzynskis Antineoplaston-Therapie bei Hirntumoren. Am Ende des Prozesses entschied der Richter zugunsten von Dr. Burzynski. Dem Richter zufolge hatte das Board keine hinreichenden Nachweise für die Unsicherheit und Unwirksamkeit der Therapie vorgelegt.

Die FDA berief 1994 eine vierte *Grand Jury* ein! Wieder gab es keine glaubwürdige Basis für eine formelle Klage.

Weil Dr. Burzynski inzwischen nationale Aufmerksamkeit auf sich gezogen hatte, wurden er und drei seiner Patienten vom Fernsehsender CBS eingeladen, ihre Geschichte in der Sendung *This Morning* zu erzählen. Am Nachmittag desselben Tages stürmte die FDA wieder Dr. Burzynskis Büro, beschlagnahmte noch mehr Dokumente und erließ noch mehr Zwangsvorladungen. Einige Tage später beschlagnahmte die FDA alle personenbezogenen Datensätze der Patienten, die im Fernsehen über Dr. Burzynskis Behandlungen gesprochen hatten.

Das Texas State Board of Medical Examiners ging etwa zur selben Zeit in Berufung. Wieder urteilte der Richter zugunsten von Dr. Burzynski.

Aufgrund der Empörung der Öffentlichkeit, die sich auf die Seite von Dr. Burzynski schlug, wurde eine Anhörung vor dem Unterausschuss im Kongress einberufen, um den Fall zu prüfen. Während der Anhörung bezeugten Dutzende von Dr. Burzynskis Patienten ihre Heilung und plädierten gegen die fortgesetzten Schikanen durch die FDA. Die Mitglieder des Ausschusses konnten nicht nachvollziehen, weshalb die FDA so viele *Grand Jurys* einberufen hatte, und vermuteten hinter dem Ganzen einen Feldzug gegen Dr. Burzynski.

Ungeachtet dessen berief die FDA im März 1995 eine fünfte *Grand Jury* ein. Sie sprachen Dr. Burzynskis Therapie nicht die Sicherheit oder Wirksamkeit ab. Der einzige Vorwurf war, dass die Behandlungen nicht zugelassen waren. Dies zwang den Richter dazu, zuzustimmen, dass die Jury keine Zeugenaussagen zur Sicherheit von Antineoplastonen hören durfte. Außerdem konnten keine Belege über die Wirksamkeit der Therapie bei Krebs vorgelegt werden.

Mit diesen Restriktionen erhob die Jury schließlich Anklage in 75 Fällen der Verletzung des föderalen Gesetzes und des Missbrauchs. Im Falle einer Verurteilung drohten Dr. Burzynski maximal 290 Jahre Gefängnis und 18 500 000 US-Dollar Strafe.

Das Texas State Board of Medical Examiners reichte zur selben Zeit beim obersten Gerichtshof von Texas Klage ein. Obwohl kein Fehlverhalten festgestellt wurde, verurteilten die Richter Dr. Burzynski zu 10 Jahren Bewährung.

1996 berief der Kongress eine weitere Anhörung vor dem Unterausschuss ein. Außerdem bat er die FDA, alle Patienten Burzynskis in eine Reihe FDA-betreuter klinischer Phase-II-Studien aufzunehmen. Die FDA willigte ein. Dennoch klagte sie gegen Dr. Burzynski, basierend auf der vorherigen Anklageschrift der *Jury*. Und wieder musste ein Anwalt der FDA erklären: »Die Frage, ob Antineoplastone wirken oder nicht, steht nicht zur

Debatte. (...) Und die Jury sollte diese Fragestellung nicht berücksichtigen.« Der Richter knickte ein.

Trotz der unfairen Prozessbedingungen wurde Dr. Burzynski in 42 von 75 Fällen freigesprochen. In den übrigen Fällen wurden Verfahrensfehler festgestellt. Kurz darauf wurde die FDA vom Kongress und von der Öffentlichkeit dazu gezwungen, alle Klagen mit einer Ausnahme fallen zu lassen. Etwas später im selben Jahr wurde Dr. Burzynski die auferlegte Geldbuße erlassen.

Bedauerlicherweise kostete diese Gestapo-artige Kampagne den amerikanischen Steuerzahler (zumindest laut den Berichten der FDA) 60 Millionen US-Dollar. Bei Dr. Burzynski hatten sich Anwaltskosten in Höhe von 2,2 Millionen US-Dollar angehäuft. Glücklicherweise konnten sie durch Spenden aufgebrachter Bürger bezahlt werden. All das Geld hätte besser zur Förderung von Burzynskis Forschung benutzt werden sollen.

Und dennoch endet die Geschichte hier nicht. Tatsächlich wird das Ganze noch schrecklicher.

Im Verlauf dieses Martyriums hatte das National Cancer Institute (NCI) (wie die FDA ist das NCI Teil des U.S. Department of Health and Human Services) eine Vereinbarung mit Dr. Burzynski über die Prüfung seiner Antineoplaston-Therapien getroffen. Mit dem offensichtlichen Ziel, seine Behandlung in Verruf zu bringen, änderte das NCI die Protokolle, verabreichte viel zu geringe Dosierungen und ließ Patienten zu, deren Krebs viel zu aggressiv für das spezifische Testkonzept war. Selbstredend wurde dies absichtlich so gehandhabt, um Dr. Burzynskis Glaubwürdigkeit zu untergraben. Die benutzten Dosierungen waren für todgeweihte Patienten in der Studie schlichtweg zu gering.

Bedauerlicherweise lauern hinter der Aktion noch weitere perverse Intrigen sowie Korruption – worauf allerdings nachfolgend nicht näher eingegangen wird. Die ganze Geschichte wurde in einem Dokumentarfilm im Kinoformat erzählt. Er trug den Titel *Burzynski*. Interessierte Leser sollten sich die komplette Dokumentation unbedingt ansehen. Hier werden die bereits genannten Fakten sowie viele andere Hintergründe gezeigt. Die Dokumentation kann im Internet unter *www.burzynskimovie.com* abgerufen werden.

In Wahrheit heilten Dr. Burzynskis Antineoplastone viele Krebspatienten – selbst solche, die aus Sicht der Onkologen unheilbar krank waren! Nicht einmal die US-Regierung streitet diese Tatsache ab. Es ist auch wahr, dass chemotherapeutische Medikamente seit ihrer Einführung Gesamtumsätze in Milliardenhöhe erwirtschaftet haben. In der Regel heilen sie keinen Krebs, sondern haben lediglich schreckliche Nebenwirkungen. Um ihr lukratives Monopol zu sichern, müssen die großen Pharmakonzerne, die FDA und das National Cancer Institute das Geschäft mit den Krebsmedikamenten schützen. Wie die Burzynski-Geschichte zeigt, haben sie keine Skrupel, der Öffentlichkeit ein legitimes Heilmittel für Krebs vorzuenthalten.

28 Jahre lang versuchte die FDA, Dr. Burzynski zu verbannen. Während dieser Zeit hätte man viele Patienten heilen können, die letztendlich gestorben sind. Aber der Schutz des profitablen Krebskartells der Pharmaindustrie hatte stattdessen oberste Priorität. In jedem anderen Kontext wird der vorsätzlich herbeigeführte Tod von Abermillionen Menschen GENOZID genannt!

In Anbetracht dieser Tatsachen und allen Widerständen zum Trotz erzielten Antineoplastone erfolgreiche Ergebnisse in den klinischen Phase-II-Studien der FDA. Sie befinden sich jetzt in der finalen Prüfung vor der Zulassung. Wenn FDA, National Cancer Institute und die Pharma-Multis unter Kontrolle gehalten werden könnten, würden die meisten Bestrahlungs- und Chemotherapien mitsamt ihren Toxinen durch wirkliche Heilmittel wie Antineoplastone und Vitamin C ersetzt.

Leider ist der Kampf noch lange nicht vorbei. Ein bereits ratifiziertes internationales Abkommen lehnt natürliche Arzneimittel ab. Es bringt die US-Regierung dazu, der FDA noch mehr Geld und Macht zu geben.

Codex Alimentarius: Hochdosiertes Vitamin C wird durch ein internationales Abkommen verbannt

Im Dezember 2009 wurden die USA zum Mitglied des *Codex Alimentarius* (eines Abkommens zum Lebensmittelrecht). Dieses Abkommen wurde von Pharmaunternehmen und Pflanzenschutzmittel-Großkonzernen durch die Welthandelsorganisation (WTO) entworfen und gefördert. Die WTO ist eine zentrale internationale Organisation und befasst sich mit der

Handels- und Wirtschaftspolitik im globalen Maßstab. Das erklärte Ziel ist eine weltweit standardisierte Produktions- und Vertriebskette – das heißt, es gibt feste Regeln für Anbau, Pestizidrückstände, Tierarzneimittel, Schadstoffe, Ernte, Lebensmittelhygiene, Nahrungsmittelzubereitung, Verpackung, Kennzeichnung, Präsentation und Marketing. Diese Regelung gilt weltweit für alle Lebensmittel, Lebensmittelzusätze, Medikamente, Heilkräuter und Nahrungsergänzungsmittel.

Gemäß der US-Verfassung haben Abkommen den Vorrang vor allen nationalen, bundesstaatlichen, regionalen oder kommunalen Gesetzen. Als Mitglied dieses Bündnisses müssen die USA ihre Gesetze den Standards des *Codex Alimentarius* angleichen, sonst werden sie zur Zahlung von Bußgeldern an die WTO verpflichtet.

Unter die vielen beängstigenden Standards, die der Codex mit sich bringt, fällt auch das Abkommen, die Dosierung von Nahrungsergänzungsmitteln zu reglementieren. So wird beispielsweise keine höhere Vitamin-C-Dosis als 200 Milligramm erlaubt. Ein Vitamin-C-Nahrungsergänzungsmittel, dessen Dosierung höher ist, wird nicht länger als Nahrungsergänzungsmittel eingestuft, sondern als Medikament. Früher oder später wird dann wahrscheinlich eine Zulassung bei der FDA erforderlich sein. Es wird verschreibungspflichtig werden und über Apotheken vertrieben. All diese legalen Manipulationen führen zur verminderten Verfügbarkeit und zur Preiserhöhung von Vitamin C oder anderen Nährstoffen.

Am 4. Januar 2011 unterzeichnete Präsident Obama im Zuge der Einhaltung des Codex eines von Dutzenden Gesetzen, die auf uns zukommen: den FDA *Food Safety Modernization Act*. Dieses Gesetz verleiht der FDA mehr Autorität. Als Antwort darauf hat die FDA bereits 100 000 000 US-Dollar in Form von »Gebühren« (auch als Bestechungsgelder bekannt) gefordert, um die Umsetzung zu finanzieren.

Bedenken Sie, dass dies nur das erste von vielen Gesetzen ist, die in den USA zur Anpassung an den Codex erlassen werden müssen. Jedes Gesetz wird der korrupten und metastasierenden FDA zu noch mehr behördlicher Durchsetzungskraft verhelfen.

Obwohl der FDA *Food Safety Modernization Act* nicht spezifisch Nahrungsergänzungsmittel betrifft, müssen in naher Zukunft Gesetze erlassen werden, die dem Codex-Standard gerecht werden. Das bedeutet, dass letztlich Vitamin-C-Nahrungsergänzungsmittel über 200 Milligramm illegal sein werden. Dies ist in einigen europäischen Ländern bereits der Fall.

Sie denken, das kann in den USA niemals passieren? Dann sollten Sie das nächste Kapitel aufmerksam lesen.

Lebender Beweis, Vitamin C, McGuff und die FDA

Im ersten Kapitel wurden der Fall von Allan Smith und die Dokumentarserie *60 Minutes* bereits ausführlich erörtert, die ihm eine ganze Episode mit dem Titel *Living Proof?* (Lebender Beweis?) gewidmet hat,. Hier wurde die erstaunliche Heilung von Allan durch Vitamin C gezeigt, der an Schweinegrippe, Pneumonie und Haarzell-Leukämie litt. Im Sommer 2010 wurde der neuseeländische Beitrag erstmals ausgestrahlt.

In den Nachrichten wurde die Entscheidung des Krankenhauspersonals offenbart, das entschieden hatte, die lebenserhaltenden Geräte abzuschalten, um Mr. Smith sterben zu lassen. Widerwillig gab das Krankenhaus dem Druck der Familie nach und stimmte der Gabe von hochdosiertem intravenösem Vitamin C zu. Im Dokumentarfilm wurde eine Nahaufnahme der Vitamin-C-Phiole gezeigt. Auf der Phiole war der Name des Herstellers, *McGuff Pharmaceuticals, Inc.,* deutlich zu lesen. Für die Fortsetzung der Vitamin-C-Therapie waren viele Kämpfe mit Ärzten und Kliniken nötig. Schließlich erholte sich der todgeweihte Mann durch die Vitamin-C-Behandlung vollständig und kehrte in sein normales Leben zurück.

Dieser aufschlussreiche und bewegende Dokumentarfilm war so populär, dass er bald auf verschiedenen Internetseiten auftauchte. Auf noch viel mehr Seiten fanden sich Verlinkungen zu *Living Proof?* Der Film erreichte ein Millionenpublikum.

In einem Schreiben vom 28. Dezember 2010 untersagte die FDA McGuff die weitere Massenproduktion seiner Vitamin-C-Rezeptur. Warum? Wollte man mögliche Risikopatienten vor einer Heilung schützen, oder wollte man die Pharma-Multis vor potenziellen Umsatzeinbußen bewahren? Oder wollte man unzählige Patienten vor der günstigen Wirkung von hochdosiertem Vitamin C »schützen«?

Neuseeland: Der erste Triumph in der Revolution von hochdosiertem Vitamin C

Ungeachtet der Mittäterschaft der behandelnden Klinik bei der Beendigung der intravenösen Vitamin-C-Therapie nach der spektakulären Besserung des Zustands von Allan Smith, verdient sie trotzdem Anerkennung. Sie stimmte zunächst einmal der Vitamin-C-Gabe zu! Soweit ich weiß, kam es in keinem einzigen Krankenhaus der USA überhaupt jemals zu einer intravenösen Gabe von hochdosiertem Vitamin C. Bei manchen Privatkliniken war dies sicher der Fall – aber bei keinem einzigen Krankenhaus in öffentlicher Hand.

Aufgrund der *60-Minutes*-Dokumentation *Living Proof?* können Patienten in Neuseeland auf Anfrage Vitamin C in ihre jeweilige Therapie integrieren. Trotzdem gehen solchen Vitamin-C-Infusionen meist zahlreiche Kämpfe mit Ärzten und Kliniken voraus. Im September 2010 lud mich ein neuseeländischer Verband (*Vitamin C can cure* = Vitamin C kann heilen) ein, einen Vortrag über Vitamin C zu halten. Darin ging es um das Thema »Vitamin C« an sich, um die erdrückenden Beweise für dessen Wirksamkeit und um das Recht der Neuseeländer, es anzuwenden.

Die Bewegung findet immer mehr Zulauf und ist dabei, sich auch in Australien zu etablieren. Ein so wichtiger und vorteilhafter Wandel ereignet sich nur, wenn eine ausreichende Anzahl von Menschen diesen einfordert. Informierte Bürger müssen massiven Druck auf Politiker ausüben. Ansonsten wird Vitamin C weiterhin ein Dasein als Müslizutat fristen. An Skorbut wird man nicht erkranken, aber das Risiko für andere Krankheiten bleibt weiterhin bestehen.

Der US-Kongress muss von der Wählerschaft hören, dass es die gegenwärtige Richtung des Gesundheitsgesetzes nicht länger toleriert. Nachfolgend einige Änderungsvorschläge:

- Experten mit jeder Art von Interessenkonflikt sollten nicht an FDA- oder vergleichbaren Zulassungsverfahren oder richtungsweisenden Entscheidungen beteiligt sein.
- Die FDA sollte nicht willkürlich forschen dürfen, Dosierungen für Nahrungsergänzungsmittel festlegen können und Datensätze ohne genau geregelte, ordnungsgemäße Verfahren und Befugnisse auswerten dürfen.

- Legale Schikane durch die FDA sollte verboten werden (zum Beispiel sollte eine einberufene *Grand Jury* genügen).
- Fördermittel sollten vom National Cancer Institute und von der FDA umgeleitet werden und in die Gründung eines Institute of Natural Health (Institut für Naturheilkunde) fließen. Dieses sollte von Ärzten geführt werden, die einen wissenschaftlichen Ansatz verfolgen. Sie sollten Belege für die Heilwirkung von natürlichen Nahrungs- und Nahrungsergänzungsmitteln anführen können. Ziel ist es, dieses Wissen zu etablieren.
- Die Sicherheit und die Anwendung von natürlichen Heilmitteln und Nahrungsergänzungsmitteln sollte durch dieses Institute of Natural Health reguliert werden.
- Das Institute of Natural Health sollte Fördermittel bewilligen und vernünftige Protokolle zur Bestimmung der Sicherheit und Wirkung natürlicher Substanzen sowie Therapien erstellen. Deren Anwendung zu medizinischen Zwecken sollte es schließlich genehmigen dürfen.

Hoffentlich öffnen Ihnen dieses Buch und insbesondere dieses Kapitel die Augen, geben Ihnen Hoffnung und verärgern Sie so sehr, dass Sie anderen davon erzählen.

Mit Ihrer Hilfe können wir etwas bewirken und unser Recht auf erschwingliche und nicht-toxische Therapien wie Vitamin C einfordern.

Lassen Sie uns nun die wirksame Nahrungsergänzung durch Vitamin C näher betrachten.

Kapitel 9

Hochdosiertes Vitamin C –
Wie Sie davon profitieren

Und was jetzt?

Vitamin C ist ein einzigartiges Superheilmittel: es tötet Pathogene ab, neutralisiert Toxine und bringt das Immunsystem in Schwung. Es kann Krebs und Herzerkrankungen nicht nur vorbeugen, sondern sie auch behandeln, hemmen und heilen. Selbst wenn Erkrankungen nicht mehr heilbar sind, wird Vitamin C immer die Symptome lindern und dem betroffenen Patienten zu einer besseren Lebensqualität verhelfen. Außerdem erhöht es in der Regel die Lebenserwartung. Durch seine antioxidativen Eigenschaften bekämpft es auf einzigartige Art und Weise oxidativen Stress und degenerative Erkrankungen, die dadurch verursacht werden. Bei Menschen mit den höchsten Vitamin-C-Werten beobachtet man deutlich niedrigere Mortalitätsraten, weil sie gar nicht erst krank werden.

Warum ist diese Substanz so wirksam und wichtig?

Vitamin C war für die Rolle des Superheilmittels immer schon prädestiniert! Der Körper des Menschen ist so gebaut, dass er seine Funktionen am besten mit hohen Vitamin-C-Werten in Blut und Zellen erfüllen kann. Vitamin C wurde einst bei Bedarf in der Leber synthetisiert. Aufgrund eines angeborenen Stoffwechselfehlers hat die Mehrheit von uns diese Fähigkeit eingebüßt. Allerdings ändert dieser Umstand nichts an unserem Vitamin-C-Bedarf oder den gesundheitlichen Vorteilen dieser Substanz.

Leider steht der Anwendung von hochdosiertem Vitamin C eine Industrie im Weg, die ohne eine chronisch kranke Bevölkerung NICHT EXISTIEREN kann.

Lassen Sie sich nicht zum Narren halten! Die Regierung und die Medizinindustrie suchen ebenso unablässig nach Heilmitteln wie ein Crackdealer, der nach einer nicht süchtigmachenden Form von Kokain Ausschau hält. Obwohl sich die Schulmedizin inzwischen für Gesundheit und Wellness ausspricht, werden die Rechnungen mit Leiden und Krankheit beglichen.

Was würde passieren, wenn aus einer Laune des Schicksals heraus die gesamte Bevölkerung plötzlich für eine bestimmte Zeit gesund wäre? Arbeitskräfte und Schüler wären hochproduktiv, weil die Leute gesund wären und sich besser denn je fühlten. Aber Moment … alle Klinikbetten wären leer, die Operationsräume verdunkelt, Apotheken könnten keine Medikamente mehr anbieten, Ärzte würden untätig in ihren Sprechzimmern sitzen, und Versicherungsangestellte hätten nichts mehr zu tun.

Ja, dieses Szenario ist weit hergeholt und unrealistisch. Was wäre, wenn nur 25 Prozent der Bevölkerung deutlich gesünder wären? Wie würde das medizinische System dadurch beeinflusst? Eigentlich sollte es sich freuen – aber das geht nicht! Würde irgendein Pharmaunternehmen die Heilung von Herzerkrankungen oder Krebs begrüßen, wenn seine finanzielle Existenz vom Verkauf von Herz- und Krebsmedikamenten abhängt?

Wie könnte das derzeitige Medizin-Establishment das Superheilmittel nicht als Bedrohung empfinden?

Zu dessen Vorteil werden viele Menschen niemals über die Wirkkraft von hochdosiertem Vitamin C Bescheid wissen, und sie werden den gesundheitlichen Nutzen niemals in Anspruch nehmen. Mythen werden weiterhin herumgeistern, und die breite Masse wird sie glauben. Aber was ist mit denjenigen, die es besser wissen? Wir müssen unsere Freiheit und unsere Rechte schützen, indem wir uns gegen den Versuch wehren, hochdosiertes Vitamin C gesetzlich zu verbieten. Und wir müssen lernen, wie man am besten von diesem lebenspendenden Elixier kostet.

Mit diesem Buch halten Sie wertvolle Informationen in Ihren Händen. Es ist voll von Fakten, Belegen, Studien und weist einen hohen Realitätsbezug aus. Ich hatte bei keiner Zeile die Absicht, Sie zu ängstigen. Vielmehr sollen Sie nach der Lektüre umfassend informiert sein. Zusammen können wir den Kampf gewinnen! Aber Sie werden dazu Ihre Gesundheit und Stärke brauchen. Beginnen Sie damit, indem Sie Ihre eigenen Vitamin-C-Werte optimieren. Und so wird es gemacht.

Optimierung der Vitamin-C-Werte im Blut

Vitamin C ist das Superheilmittel – die Waffe der Wahl im immerwährenden Kampf gegen Toxine, Pathogene und oxidativen Stress. Weil der Mensch verbrauchtes Vitamin C ersetzen muss, konnte er einst unendlich viel davon produzieren. Die Substanz nimmt eine besonders wichtige Position auf der Liste der lebenswichtigen Nährstoffe ein.

Gewiss braucht der Mensch auch viele andere Nährstoffe. Allerdings ist der Bedarf der meisten Mikronährstoffe (Vitamine, Mineralstoffe, Enzyme und Aminosäuren) und Makronährstoffe (Proteine, Kohlenhydrate, Fette) limitiert.

Im dritten Kapitel wurden die hohen Schwankungen der Vitamin-C-Produktion von Vitamin-C-synthetisierenden Tieren erörtert, die sich durch die allgegenwärtigen toxischen und pathogenen Belastungen ergeben. Der Vitamin-C-Bedarf des Menschen variiert ebenfalls stark. Dabei bewegt er sich in einem Bereich, der die amtlich festgelegte Tagesdosis von 75–90 Milligramm weit übersteigt. Bei gesunden Erwachsenen beträgt der tägliche Vitamin-C-Bedarf mindestens 6000 Milligramm. Er erhöht sich je nach dem Grad der toxischen Belastung und den Anforderungen an das Immunsystem. Grundsätzlich kann dieser Bedarf nicht nur durch Nahrungsmittel gedeckt werden.

Darüber hinaus gelangen nur geringe Mengen Vitamin C über das Verdauungssystem in die Blutbahn. Dieser Umstand ist ein weiteres Indiz für die vormalige Vitamin-C-Synthese des Menschen. Laut Studien nimmt der Anteil an Vitamin C, der ins Blut gelangt, mit ansteigender Dosis ab. Eine Studie zeigte, dass von 20 Milligramm wasserlöslichem Vitamin C 19 Milligramm in den Blutkreislauf aufgenommen wurden. Mit ansteigender Dosierung fiel diese Menge stark ab.[1] Die Prognosen im Rahmen dieser Studie gehen davon aus, dass nur 2000 Milligramm von einer 12 000-Milligramm-Dosierung im Blutkreislauf ankommen.[2] Die Aufnahme von 3000 Milligramm Vitamin C in den Blutkreislauf nach oraler Aufnahme wäre theoretisch unmöglich.

Diese Resistenz des Verdauungstrakts in Bezug auf die Vitamin-C-Resorption (aus allen herkömmlichen Formen: Tabletten, Kapseln etc.) beruht auf Aufnahmebegrenzungen in der Darmwand. Nur ein Ascorbat-Molekül auf einmal kann mit einem Transporter durch die Darmwand geschleust werden. Sind alle Transporter besetzt, wandert nicht-absorbiertes Vitamin C in den Dickdarm und sammelt sich dort an. Aus diesem Grund kann der Körper regulär zugeführtes Vitamin C nur begrenzt aufnehmen.

Deshalb ist die intravenöse Vitamin-C-Gabe der herkömmlichen Einnahme von Vitamin C als Nahrungsergänzungsmittel zur Behandlung akuter Infektionskrankheiten und schwerer Toxinbelastungen überlegen. Schließlich noch ein praktischer Hinweis: Studien zur Bio-Verfügbarkeit bestätigen, dass die Vitamin-C-Aufnahme durch die Einnahme mehrerer kleinerer Dosierungen über den Tag verteilt besser wirksam ist.

Der kolossale Durchbruch der hochdosierten Vitamin-C-Supplementierung

Dr. Frederick Klenner zeigte den enormen therapeutischen Wert von hochdosiertem Vitamin C zur Behandlung zahreicher Krankheiten und Vergiftungen auf. Bei Notfallpatienten benutzte er häufig massive Dosierungen intravenös. Diese Methode erwies sich als sehr erfolgreich, weshalb sie schnell zum »Goldstandard« der Vitamin-C-Gabe avancierte.

Seit Klenner kamen zahlreiche Variationen oraler Vitamin-C-Nahrungsergänzungsmittel (Form, Größe, zusätzliche Substanzen, leichte Optimierung der Tablettenform, Kautabletten etc.) auf den Markt. Aber keine davon zeigte eine bessere Bio-Verfügbarkeit für oral eingenommenes Vitamin C – bis sich die liposomale Verkapselung mit Vitamin C zusammentat.

Liposome wurden erstmals in den 1960er-Jahren entdeckt.[3] Das Wissen über die liposomal verbesserte Bio-Verfügbarkeit hat während der vergangenen 50 Jahre kontinuierlich zugenommen.[4] Es wurde schnell offensichtlich, dass Liposomen Substanzen umhüllen können und deren Transport in die Körperzellen optimieren. Aufgrund ihrer Fähigkeit, die Aufnahme von oral eingenommenem Vitamin C drastisch zu erhöhen, haben sie in Bezug auf Vitamin-C-Nahrungsergänzungsmittel einen prominenten Platz. Liposomal verkapseltes Vitamin C kann problemlos oral eingenommen werden und macht das Vitamin biologisch besser verfügbar, als dies bei einer intravenösen Injektion von Vitamin C möglich ist. Anders formuliert: Ein intravenöses Behandlungsergebnis ist nun auch durch orale Gabe möglich.

Was sind Liposomen?

Werden Phospholipide (diese setzen sich hauptsächlich aus Fettsäuren zusammen) unter bestimmten Bedingungen in eine wässrige Lösung gegeben, sorgt ihre einzigartige Molekularstruktur dafür, dass sich mikroskopisch kleine Bläschen (Vesikel) bilden. Diese Mikrosphären werden Liposomen genannt. Sie haben eine doppelschichtige Membran und ähneln strukturell den Zellen in unserem Organismus. Wenn Liposomen gebildet werden, nehmen sie die in der Lösung gelösten Stoffe auf und umschließen sie – was auch immer das heißt.

Aufgrund ihrer Zusammensetzung aus Fettsäuren sind Liposomen nicht wasserlöslich und werden im Magen nicht zersetzt. Liposomen können die Aufnahme eines großen Anteils ihrer verkapselten Ladung befördern, bevor die Lipide in signifikanter Weise im Darm abgebaut werden. Grund hierfür ist ihre Zusammensetzung sowie ihre verschwindend geringe Größe.

Sobald die Liposomen in den Dünndarm gelangen, durchdringen sie direkt die Darmwand. Transporter sind hierfür nicht notwendig. Liposomen durchdringen Zellwände vergleichbar effizient. Durch diese und andere Eigenschaften eignen sie sich hervorragend für den Transport von Vitamin C (und vielen anderen wasserlöslichen Nährstoffen) in das Blut und die Zellen.

Fazit: Liposomales Vitamin C vermittelt bei oraler Einnahme eine quasi intravenöse Wirkung.

Eine Studie zeigte, dass von liposomalem Vitamin C etwa doppelt so viel ins Blut transportiert werden konnte als mit anderen »herkömmlichen« Formen von oral einnehmbarem Vitamin C.[5] Meiner klinischen Erfahrung zufolge übertraf bei einigen akuten Infektionen der klinische Nutzen von liposomalem Vitamin C die Wirkung von intravenösem Vitamin C.

Diese Erkenntnisse rütteln nicht an der therapeutischen Bedeutung von intravenösem Vitamin C. Besteht der klinische Bedarf einer Stoßtherapie mit hochdosiertem Vitamin C, wie beispielsweise nach einem Schlangenbiss oder einer Barbiturat-Überdosis, ist die intravenöse Gabe das Mittel der Wahl. Selbst in solchen Fällen wird bei der gleichzeitigen Anwendung beider Zubereitungen eine Synergiewirkung erzeugt und die Effizienz der Vitamin-C-Therapie dabei erhöht.

Bestimmung des aktuellen Vitamin-C-Bedarfs

Der menschliche Körper verfügt über Mechanismen, die zur Bestimmung des aktuellen Vitamin-C-Bedarfs nützlich sind. Erste Schlüsse lässt die

Darmtoleranzschwelle zu. Häufig kommt es nach der Einnahme von »Megadosierungen« von herkömmlichem Vitamin C zu weichem Stuhl oder wässrigem Durchfall – obwohl man damit eigentlich einer Erkältung oder Grippe den Garaus machen wollte. Dies passiert, wenn große Mengen Vitamin C nicht im Dünndarm absorbiert wurden. Das nicht aufgenommene Vitamin C gelangt in den Dickdarm und führt zu Wasseransammlungen im Darm. Ein wässriger Durchfall ist also keine Nebenwirkung von Vitamin C. Vielmehr ist er der Tatsache geschuldet, dass der Darm das übermäßige Wasservolumen nicht bewältigen kann, das durch Vitamin C in den Dickdarm gezogen wird.

Liegt eine Belastung durch Toxine oder Pathogene vor, führt dies häufig zur erhöhten Darmtoleranz gegenüber Ascorbat – meist in Relation zur Schwere der Belastung. Robert Cathcart bemerkte, dass bei der Behandlung von HIV/AIDS-Patienten deren Darmtoleranzschwelle regelmäßig auf 75–100 Gramm pro Tag anstieg – das ist 20- bis 50-mal mehr, als von gesunden Individuen toleriert wird.[6]

Durch Beachtung der Körpersignale lässt sich die optimale Dosierung ebenfalls bestimmen. Bei Unwohlsein sollte die Dosis in der Regel erhöht werden. Stellt sich ein Wohlgefühl ein und führt zusätzliches Vitamin C zu keiner weiteren Verbesserung, ist der Bedarf höchstwahrscheinlich gestillt.

Bei Patienten mit Vitamin-C-Mangelerkrankungen (zum Beispiel Arteriosklerose, Parodontose, Grauem Star, Osteoporose) oder anhaltender Exposition gegenüber Giften (Füllungen aus Quecksilber-Amalgam, wurzelbehandelte Zähne oder toxische Chemikalien in der Umgebung) wird generell die tägliche Einnahme erhöhter Dosierungen empfohlen.

Praktische Tipps

Die Anwendung von Darmtoleranz-Dosierungen kann lästig und unangenehm sein. Allerdings gehört es zu einer guten Vitamin-C-Supplementierungs-Strategie, diese Methode vorübergehend anzuwenden, um den grundlegenden Bedarf zu bestimmen. Ein durch Vitamin C ausgelöster Durchfall spült den Darm durch und verringert dessen Beitrag zu körperlicher Toxinbelastung. Einmal pro Monat oder sogar einmal pro Woche empfiehlt sich die zeitverzögerte Einnahme mehrerer kleiner Dosierungen von in Wasser aufgelöstem Vitamin-C-Pulver, bis der Durchfall einsetzt. Das ist der Moment, in dem sich die Basisdosierung bestimmen lässt. Gleichzeitig profitiert der Darm von der gesunden Reinigung. Hinweis: Da liposomales Vitamin C fast vollständig absorbiert wird, verursacht es keinen wässrigen Durchfall.

Nachdem der grundlegende Bedarf bestimmt wurde, kann die Supplementierung an den folgenden Tagen aus einer Kombination aus liposomalen Zubereitungen und Natriumascorbatpulver oder einer der beiden Darreichungsformen bestehen. Liposomales Vitamin C hat eine viel höhere Bio-Verfügbarkeit als alle übrigen Zubereitungen von Vitamin C – vor allem, wenn die Dosierung erhöht wird. Nachfolgend ein Überblick über die ungefähren Relationen:

- 1000 Milligramm liposomales Vitamin C entsprechen 3000–4000 Milligramm Pulver.
- 2000 Milligramm liposomales Vitamin C entsprechen 8000–10 000 Milligramm Pulver.
- 3000 Milligramm liposomales Vitamin C entsprechen 12 000–18 000 Milligramm Pulver.

Die tägliche Gesamtdosierung sollte mindestens so hoch sein wie die durch die Darmverträglichkeit ermittelte Basisdosis. Zusätzliche Mengen erhöhen häufig die erwünschte Wirkung.

Es gibt zahlreiche nicht-liposomale Vitamin-C-Rezepturen beziehungsweise Zubereitungen. Nachfolgend ein kurzer Überblick über wasser- und fettlösliche Vitamin-C-Zubereitungen:

- Ascorbinsäure-Pulver ist die günstigste Vitamin-C-Form. Da es sich um eine Säure handelt, kann dieses Pulver leicht Verdauungsbeschwerden verursachen.
- Natriumascorbat-Pulver ist erschwinglich und einfach in der Anwendung. Es wird allen anderen nicht-liposomalen Formen vorgezogen.
- Ascorbylpalmitat ist eine fettlösliche Form von Vitamin C, die unterschiedliche Aufnahmecharakteristika hat.
- Bioflavonoide sind gute antioxidative Nährstoffe. Obwohl sie die antioxidative Wirkung von Vitamin C verbessern, sind sie für diesen Zweck

nicht notwendig. Ein »natürlicher Vitamin-C-Komplex« ist nur ein Marketing-Gag, der die Kosten des Vitamin-C-Nahrungsergänzungsmittels erhöht.

- Ester C besteht hauptsächlich aus Calciumascorbat (das ich aus anderen Gründen nicht empfehle). Es kann die Aufnahme leicht verbessern. Die anderen Komponenten sind für den hohen Preis des Nahrungsergänzungsmittels ausschlaggebend.
- Mineralische Zubereitungen: Chromiumascorbat, Magnesiumascorbat, Manganascorbat, Molybdänascorbat, Kaliumascorbat und Zinkascorbat sind problematisch, da die damit verbundenen Mineralstoffe hochdosiert (also mit dem Ziel der Vitamin-C-Supplementierung) eine spezifische Toxizität haben. Außer in niedriger Dosierung ist deshalb davon abzuraten.

Pillen und Kapseln enthalten häufig nährstoffarme Füll- und Inhaltsstoffe, die die Aufnahme ungünstig beeinflussen können. Flüssiges Vitamin C oder Kautabletten können Zucker enthalten – sie werden nicht empfohlen.

Ergänzend zur direkten Vitamin-C-Supplementierung kann man die Wirksamkeit durch die Vermeidung negativer Toxinbelastungen steigern (siehe Quelle F). Außerdem kann die Nahrungsergänzung durch andere Nährstoffe grundsätzlich nützlich sein (siehe Quelle G).

Schlussfolgerung

Vitamin-C-Supplementierung ist essenziell. Sie schützt vor gefürchteten Pathogenen, bietet eine kostengünstige und wirksame Behandlungsmethode gegen viele Krankheiten und kann jedes Toxin neutralisieren. Darüber hinaus kann Vitamin C eine wirksame Antwort auf die schweren Probleme sein, die auf unsere Nation derzeit zukommen. Gute Gesundheit und wirksame Medizin müssen unser System nicht zugrunde richten. Menschen müssen ihre letzten Jahrzehnte nicht in einer Schlange vor einer Apotheke verbringen, um dort eine Handvoll teurer »Instandhaltungs-Medikamente« zu bekommen. Das Pflegeheim muss nicht die letzte Station vor dem Grab sein. Hochdosiertes Vitamin C, das Superheilmittel, kann ein solches Schicksal bei der großen Mehrheit der Bevölkerung verhindern. Probieren Sie es selbst aus und teilen Sie Ihre Erfahrungen mit Ihrem Umfeld.

Spezielle Quellen –

Noch mehr Belege

Quelle A: Wie Vitamin C wirkt

Vitamin C kann die meisten Infektionen heilen, es kann Toxine neutralisieren und ist gegen viele Krebsarten wirksam. Diese Eigenschaften wusste ich außerordentlich zu schätzen – lange bevor ich verstand, wie Vitamin C überhaupt wirkt. Ich wusste, dass es bei korrekter Supplementierung wahrscheinlich die beste Prävention und der beste Schutz vor degenerativen Erkrankungen ist, oder dass es deren Fortschreiten wirksam herauszögern kann.

Die klinischen Reaktionen auf Vitamin-C-Therapien erschienen ausgesprochen wundersam – insbesondere für einen Schulmediziner wie mich. Ohne Bedenken wende ich jede Therapie an, die meinen Patienten keinen Schaden zufügt, sondern ihnen ausschließlich guttut. Ich wusste, dass es wissenschaftliche Mechanismen gibt, die die diversen Eigenschaften von Vitamin C erklären. Und meine Neugierde, dies zu ergründen, war sehr ausgeprägt.

Es erschien logisch, dass es einen gemeinsamen Nenner von Infektionen und Toxinbelastungen geben musste, der es erlaubte, mit Vitamin C deren Auswirkungen zu neutralisieren oder zu hemmen. Dieser Ansatz führte zu nachfolgender Fragestellung:

Was haben alle Toxine und Infektionen gemeinsam?

Die Antwort ist ebenso einfach wie elegant:

Alle Infektionen und Toxine verursachen Schäden durch oxidativen Stress. Ausnahmslos!

Es gibt keine einzige Infektion (viral, bakteriell oder anderweitig) oder kein einziges Toxin, das nicht reaktive Sauerstoffspezies (ROS) produziert. Viele ROS sind freie Radikale. Es sind hochinstabile Moleküle, die ein oder mehrere unpaarige Elektronen enthalten. Dies führt dazu, dass sie stets auf der Suche nach dem fehlenden Elektron sind. Kommt ein Elektron hinzu, »beruhigt« sich das freie Radikal und wird stabiler. Biochemische Reaktionen tendieren fast immer dazu, die chemische Stabilität der reagierenden Moleküle zu erhöhen.

ROS können nichts, außer biologische Moleküle durch Oxidation schädigen – und darin sind sie wirklich gut. Derselbe Prozess, der außerhalb des Körpers Metall rosten lässt, zersetzt die Biomoleküle innerhalb des Körpers. Ist ein Biomolekül erst oxidiert, kann es seine Aufgabe nicht mehr richtig oder gar nicht erfüllen. Erst wenn es chemisch reduziert ist (also das Gegenteil von oxidiert) und wieder seine normale Struktur erreicht, kann es seiner Aufgabe wieder nachkommen. Je mehr Oxidation (oder oxidativer Stress) in Geweben vorliegt, desto abnormer wird das Gewebe im Lauf der Zeit. Was ist also oxidativer Stress? Beginnen wir mit einigen Grundlagen.

Oxidation: Einer Substanz werden Elektronen *entzogen.*

Reduktion: Elektronen werden von einer Substanz *aufgenommen.* Die Oxidationszahl wird dabei reduziert.

Alle Toxine sind Prooxidantien. Das bedeutet, sie oxidieren Biomoleküle (oder verursachen deren Oxidation durch die von ihnen produzierten ROS), indem sie ihnen ausreichend Elektronen entziehen, um ihre normale Funktion zu beeinträchtigen oder sie vollständig zu unterbinden.

Sämtliche Antioxidantien reduzieren die Anzahl bereits oxidierter Biomoleküle, stellen den Normalzustand des Elektronen-Inventars wieder her oder schützen normale Biomoleküle vor Oxidation. Wenn ausreichend oxidierte Biomoleküle wieder in ihren normalen Zustand zurückversetzt werden, kann das betroffene Gewebe (oder die betroffene Zelle) wieder normal funktionieren.

Es ist auch wichtig, den Unterschied zwischen einem oxidierten Antioxidans und einem Toxin zu verstehen. Sobald Vitamin C oder ein anderes Antioxidans seine Elektronen abgegeben hat, hält es Ausschau nach neuen Elektronen, die es aufnehmen kann. So kommt es wieder in seinen reduzierten oder aktiven Zustand. Was ist demnach nun der Unterschied zwischen einem Toxin, das Elektronen aufnehmen möchte (Oxidation), und einem oxidierten Antioxidans, das Elektronen aufnehmen möchte (Oxidation), um wieder ein schützendes Antioxidans zu werden? Die nachfolgenden Faktoren sind an diesen Prozessen beteiligt:

1. Ein Toxin klammert sich an seine Elektronen, wenn es erst etwas oxidiert hat. Das bedeutet, sobald ein Toxin Elektronen von einem Biomolekül weggenommen hat (Oxidation), wird es diese Elektronen niemals wieder an irgendein anderes Molekül abgeben, das Elektronen benötigt. Anders formuliert: Ein Toxin wird niemals eine antioxidative Funktion erfüllen, selbst wenn es dafür ausreichend Elektronen zur Verfügung hätte.

2. Ein Antioxidans wie Vitamin C ist ein klassisches Redoxmolekül (Reduktion-Oxidation). Das bedeutet, Vitamin C kann Elektronen abgegeben und aufnehmen. Vitamin-C-Moleküle fördern den Elektronenfluss in der Zelle, indem sie unaufhörlich Elektronen abgeben und aufnehmen. Ein Toxin hingegen nimmt nur und behält die Elektronen, die es von oxidierten Molekülen aufgenommen hat. Durch diesen Mechanismus blockieren Toxine den Elektronenfluss.

3. Toxine, die ihren Bedarf an Elektronen gedeckt haben, sind »relativ« neutral. Sie können ihre toxische Wirkung zusätzlich entfalten, wenn sie die normale Interaktion von Biomolekülen und die normalen zellulären Antioxidantien physisch beeinträchtigen. Meistens ist diese Beeinträchtigung einfach die Folge einer Anhäufung. Wenn das Toxin nicht mobilisiert und ausgeschieden wird, sammelt es sich früher oder später an und schädigt die normale Funktion der Biomoleküle.

Vitamin C ist ein besonders nützliches Antioxidans, da ihm sein einfacher chemischer Aufbau den Zugang zu fast allen Körperstrukturen ermöglicht. Es dringt sogar in subzelluläre Strukturen der Zelle vor.

Manche Toxine sind *direkt* prooxidativ. Das heißt, sie oxidieren Biomoleküle direkt ohne zwischengeschaltete Mechanismen. Vitamin C und andere Antioxidantien können solche Toxine neutralisieren, da sie ihre Elektronen Molekül für Molekül an die entsprechenden Toxine abgeben. So werden solche Toxine »lahmgelegt« und büßen ihre chemische Eigenschaft ein, Elektronen von anderen Molekülen aufzunehmen.

Andere oxine sind *indirekt* prooxidativ. Das heißt, sie interagieren chemisch mit bestimmten Antioxidantien und halten diese damit von der Erfüllung ihrer Aufgabe ab. Das führt zu einem vermehrten oxidativen Stress. Beispiele dafür sind Schwermetalle wie Quecksilber und die Cadmiumbindung an Sulfhydrylgruppen. Sie finden sich in vielen Enzymen, Aminosäuren und Antioxidantien wie Glutathion und N-Acetylcystein.

Unabhängig davon, ob sie indirekt oder direkt agieren, verursachen alle Toxine zusätzlichen oxidativen Stress. Dies kann durch grundlegende physiologische Gesetze erklärt werden:

- Elektronen sind der Kraftstoff des Lebens. Die »Verbrennung« dieses Kraftstoffs verkörpert der Elektronenfluss (Austausch) der Biomoleküle.
- Übermäßiger oxidativer Stress verursacht Elektronenmangel und hemmt den optimalen Elektronenfluss.
- Alle toxischen Wirkungen werden durch übermäßigen oxidativen Stress verursacht.

Das ist es. Toxine entfalten ihre toxische Wirkung nur durch die Beeinträchtigung des Elektronenflusses und der Elektronenversorgung in den Biomolekülen der betroffenen Gewebe. Und genau aus diesem Grund neutralisiert ausreichend dosiertes Vitamin C jede Toxinbelastung oder Vergiftung – wenn kein irreversibler Gewebeschaden vorliegt. Es ist unerheblich, welche chemische Struktur das Toxin hat oder welchen molekularen Typus es aufweist. Egal ob groß, klein, wasserlöslich, fettlöslich, ionisierend, neutral – es spielt keine Rolle.

Der gemeinsame Nenner aller Toxine ist der ansteigende oxidative Stress. Die molekulare Struktur des jeweiligen Toxins bestimmt hingegen seine anderen Eigenschaften.

1. Die Wasser- oder Fettlöslichkeit bestimmt, wo sich das Toxin ansammelt.
2. Die Molekülgröße bestimmt die Erreichbarkeit und den Zugang zu verschiedenen Zellen und Geweben.
3. Die einzigartige Molekularstruktur bestimmt zusammen mit der Ionenladung und der elektrischen Neutralität, wohin das Toxin gelangen kann. Diese Charakteristika haben großen Einfluss darauf, ob sich das Toxin ansammelt oder leichter ausgeschieden wird beziehungsweise Zugang zu exogenen Chelatoren hat, die verabreicht werden.
4. Wirksamere Toxine können größeren oxidativen Stress verursachen, da sie ROS oder freie Radikale generieren, die oxidative Kettenreaktionen auslösen und Molekül für Molekül mehr ROS produzieren.

Daher kann jede klinische Vergiftung oder Toxinbelastung rasch unschädlich gemacht werden, wenn so schnell wie möglich ausreichend Vitamin C (und andere Antioxidantien) in toxinbelastete Regionen befördert wird. Gelingt dies, kann die Gesundheit zumindest kurzfristig immer wieder hergestellt werden.

Schwer erreichbare Toxine beziehungsweise Toxine, die bereits Schaden angerichtet haben, bevor Vitamin C verabreicht wurde, sind am schwierigsten zu behandeln. Auch wenn ein Toxin einen unmittelbaren und starken Einfluss auf die biochemischen Reaktionswege hat und lebensbedrohlich ist (wie zum Beispiel Zyanid), stirbt der Patient, noch bevor ausreichend Vitamin C eingesetzt werden kann. Laut Forschung können bereits ausreichend im Körper vorhandenes Vitamin C sowie andere Antioxidantien vor den tödlichen Folgen von Toxinen wie Zyanid schützen.

Ist die Gesundheit wieder hergestellt, müssen langfristig andere Maßnahmen ergriffen werden, um den Gesundheitszustand zu verbessern. Dies sind etwa Chelatoren oder Maßnahmen, die die Toxinausscheidung fördern. Darüber hinaus müssen Maßnahmen zur Reduktion anderer neuer beziehungsweise bestehender Toxinbelastungen ergriffen werden. Schließlich schwächen alle Toxine die antioxidative Kapazität des Körpers.

Wie sieht es bei Infektionen aus?

Für die Heilung von Infektionen ist ein Mittel nötig, das anhaltenden oxidativen Stress neutralisiert, oxidierte Moleküle repariert und Pathogene abtötet, oder zumindest empfindlicher macht, damit sie von einem gesunden Immunsystem eliminiert werden können. Vitamin C kann all das.

Die Effekte von Vitamin C in Bezug auf die Oxidation wurden im Vorfeld erörtert. Die wissenschaftliche Literatur dokumentiert die immunfördernde Wirkung von Vitamin C erschöpfend (siehe Quelle B). Sie umfasst die erhöhte Interferonproduktion, die erhöhte Aktivität natürlicher Killerzellen und die Stimulation der Produktion von T- und B-Lymphozyten. Was dem Wachstum und zur Vermehrung von Pathogenen dient, trägt auch zu ihrem Niedergang bei.

Fast alle Pathogene benötigen große Mengen an Eisen, um zu gedeihen und um sich zu vermehren. Einige wirksame Antibiotika sind tatsächlich

Eisen-Chelatoren. Sie entfernen leicht zugängliches Eisen aus dem Umfeld der Pathogene, verlangsamen und stoppen deren Wachstum und ermöglichen es dann dem Immunsystem, der Infektion ein Ende zu bereiten.

Aufgrund dieses absoluten Eisenbedarfs tragen Infektionserreger in der Regel relativ hohe Konzentrationen an Eisen mit sich herum. Darüber hinaus befindet sich ein Großteil dieses Eisens im ungebundenen oder reaktiven Zustand. Große Mengen an reaktivem Eisen machen diese Mikroben zur leichten Beute. Und Vitamin C spannt die Pfeile in den Bogen ein, die schließlich direkt ins Schwarze treffen. Wie das Ganze genau funktioniert, erfahren Sie im nächsten Abschnitt.

Warum fördert Eisen nicht nur das Wachstum der Pathogene, sondern auch ihren Tod?

Eisen ist das ultimative zweischneidige Schwert. Es ist lebensnotwendig und kann zugleich den Tod (von Zellen) bedeuten. Ebenso wie Eisen für das Zellwachstum gebraucht wird, ist es auch eine kritische Komponente des programmierten Zelltods.

Selbst im gesündesten Körper oder Organismus müssen einige Zellen bei Bedarf sterben. So ist ein ausgewogenes Gesamtwachstum möglich, und die Gesundheit wird aufrechterhalten. Ansonsten hätte ein Körper keine erkennbare physische Form oder Gestalt. Eine Variation derselben Mechanismen, die den physisch notwendigen Zelltod verursachen, kann auch Pathogene abtöten. Alles ist nur von den Wechselbeziehungen zwischen einigen wichtigen Faktoren abhängig.

Eine fundierte chemische Reaktion ereignet sich, wann immer ausreichend reaktives Eisen und Wasserstoffperoxid in der Zelle (oder in einem Pathogen) aufeinandertreffen. Dies wird Fenton-Reaktion genannt. Diese Reaktion betrifft den Transfer eines Elektrons von Eisenionen ($Fe2^{+}$) zu Wasserstoffperoxid. Dadurch entsteht ein freies Radikal, das Hydroxyl-Radikal genannt wird.

Das Hydroxyl-Radikal reagiert (oxidiert) rasch und irreversibel mit fast jedem Molekül des Körpers. Die Präsenz des Hydroxyl-Radikals erleichtert auch die Freisetzung von mehr reaktivem Eisen innerhalb der Zelle. Dieses reagiert wiederum mit mehr Wasserstoffperoxid. Hierdurch wird eine selbsterhaltende, oxidative Kettenreaktion ausgelöst. Deshalb ist es die giftigste Substanz, die die Wissenschaft kennt. Die Eigenschaft von Wasserstoffperoxid, Bakterien abzutöten, hängt nachweislich direkt von der Menge an Hydroxyl-Radikalen ab, die produziert werden. Kohlenhydrate, RNA, DNA, Lipide und Aminosäuren werden alle vom Hydroxyl-Radikal oxidiert.

Es gibt kein spezifisches Enzym, keine enzymatische Reaktion, die Hydroxyl-Radikale neutralisieren kann. Das bedeutet: Der oxidative Schaden, der durch vitale Biomoleküle aufrechterhalten wird, ist die einzige Möglichkeit, den Elektronen-Hunger zu stillen, wenn Hydroxyl-Radikale produziert wurden.

Wann immer einer Fenton-Reaktion durch die Präsenz von genügend Wasserstoffperoxid und Eisenionen aktiviert wurde, kommt es unweigerlich zum Zelltod (oder Pathogen-Tod). Zumindest ähneln sich hinsichtlich der Fenton-Reaktion die auf Zelltod programmierten Körperzellen und die sich schnell teilenden Pathogene.

Was hat Vitamin C damit zu tun?

Vitamin C regt die Fenton-Reaktion an, da es sich bei dem verfügbaren ungebundenen oder freien Eisen, das normalerweise im Zellinneren oder im Pathogen vorhanden ist, um dreiwertiges Eisen ($Fe3^{+}$) handelt.

Dreiwertiges Eisen hat kein Elektron, das es an das Wasserstoffperoxid abgeben kann. Ein Hydroxyl-Radikal wird nicht produziert, wenn nur diese Eisenform und Wasserstoffperoxid vorhanden sind. Gesellt sich jedoch Vitamin C zu dreiwertigem Eisen, verändert (reduziert) sich das dreiwertige Eisen ($Fe3^{+}$) zu zweiwertigem Eisen ($Fe2^{+}$), wenn es ein Elektron abgibt. Das Elektron wird dann an Wasserstoffperoxid weitergereicht. So entsteht das superoxidierende Hydroxyl-Radikal. Hinweis: Vitamin C spielt hier immer noch eine antioxidative Rolle (Elektronenabgabe), die letzlich in eine stark prooxidative Wirkung mündet. Dies hängt nur vom Ort des Geschehens und der Vitamin-C-Konzentration ab sowie von der Präsenz von genügend dreiwertigen Eisen-Ionen und von Wasserstoffperoxid.

Der einzige Grund für die Behauptung vieler Studien, dass Vitamin C unter bestimmten experimentellen Umständen Biomoleküle »schädigen«

kann, genetische Schäden verursacht oder sogar Krebs fördert, ist die Tatsache, das Vitamin C die Fenton-Reaktion stimuliert.

Kleine Mengen Vitamin C führen bei Anwesenheit von genug dreiwertigem Eisen und Wasserstoffperoxid immer zur Produktion von Hydroxyl-Radikalen und hohem oxidativen Stress. Dennoch werden dank des meisterhaften Konzepts von Mutter Natur hohe Vitamin-C-Dosierungen immer einen antioxidativen und niemals einen prooxidativen Effekt in Geweben haben. Selbst wenn ein kleiner Teil Vitamin C (im Milligrammbereich) die Fenton-Reaktion stimuliert, »fegt« das übrige Vitamin C (im Bereich von Gramm) den oxidativen Stress problemlos hinweg.

Obwohl übermäßiger oxidativer Stress niemals wünschenswert und hochtoxisch ist, sind geringere Mengen davon für die normal funktionierende Zellphysiologie absolut notwendig. Nicht-tödliche Mengen von intrazellulärem oxidativem Stress haben häufig Signalfunktion: Aktivierung und Deaktivierung verschiedener Enzyme und biomolekularer Systeme sowie Genablesung und die Produktion ihrer kodierten Moleküle. Wie üblich, gibt es in der Natur eben nur selten Schwarz oder Weiß und An oder Aus. Die Graustufen machen die Biologie zu dem, was sie ist.

Da sich die Rolle von Vitamin C bei der Fenton-Reaktion auf die Abgabe eines Elektrons an ein dreiwertiges Eisen-Ion beschränkt, sollte es nicht überraschen, dass alles andere, was ein Elektron an ein dreiwertiges Eisen-Ion abgeben kann, bei Anwesenheit von Wasserstoffperoxid ebenfalls diese chemische Reaktion stimuliert.

Das ROS-Superoxid enthält ein Extra-Elektron und kann auch dreiwertiges in zweiwertiges Eisen umwandeln ($Fe3^+$ wird zu $Fe2^+$ reduziert), wenn es ein Elektron abgibt und so die Fenton-Reaktion stimuliert. Diese Elektronenabgabe an das dreiwertige Eisen durch Superoxid, die die Fenton-Reaktion aufrechterhält, ist als Haber-Weiss-Reaktion bekannt.

Wer die im obigen Teil beschriebene chemische Reaktion versteht, kann leichter nachvollziehen, welchen Einfluss eine Reihe von antioxidativen Enzymen auf die Zelle haben. Drei der wichtigsten antioxidativen Enzyme des Körpers sind Superoxiddismutase (SOD), Katalase und Glutathionperoxidase.

SOD wandelt Superoxid in Sauerstoff und Wasserstoffperoxid um. Wenn also ausreichend SOD vorhanden ist, kann die Fenton-Reaktion nicht direkt durch Elektronabgabe durch Superoxid fortgeführt werden, das die Zellstabilität unterstützt.

Zusätzlich enthalten das Blut und fast alle Zellen das wichtige antioxidative Enzym Katalase. Katalase verstoffwechselt oder transformiert Wasserstoffperoxid in Wasser und Sauerstoff. Katalase erfüllt seine Aufgabe außerordentlich effizient, wenn man bedenkt, dass pro Minute nur ein Enzymmolekül Millionen von Wasserstoffperoxid-Molekülen im richtigen Medium transformieren kann.

Durch Glutathionperoxidase wird Wasserstoffperoxid in Wasser umgewandelt, wenn reduziertes Glutathion vorhanden ist. Reduziertes Glutathion ist aufgrund seiner zahlreichen Funktionen sowie seiner sehr hohen intrazellulären Konzentration das wichtigste Antioxidans innerhalb der Zelle.

Normale Werte dieser drei antioxidativen Enzyme aufrechtzuerhalten spielt eine wichtige Rolle, wenn es darum geht, die Fenton-Reaktion im Zellinneren zu blockieren, und hält oxidativen Stress auf geringem Niveau.

SOD verstoffwechselt Superoxid und hält es davon ab, die Fenton-Reaktion direkt mit Elektronen zu versorgen.

Katalase und Glutathionperoxidase tragen zur Aufrechterhaltung niedriger Werte von Wasserstoffperoxid bei. Das ist wahrscheinlich der wichtigste Faktor, der den Fenton-induzierten oxidativen Stress mindert. Ein Übermaß an freien Superoxid-Radikalen und reaktivem Eisen ruft nur sehr wenig oxidativen Stress hervor, wenn nur Spuren von Wasserstoffperoxid vorhanden sind – das gilt selbst dann, wenn Vitamin C anwesend ist.

Zusammenfassend lässt sich sagen, dass fast alle Pathogene große Mengen an Eisen enthalten. Dabei sind signifikante Mengen dieses Eisens ungebunden und reaktiv. Wird infizierten Patienten Vitamin C gegeben, dringt es in die Pathogene ein und transformiert das Eisen (reduziert $Fe3^{+}$ zu $Fe2^{+}$); das zweiwertige Eisen-Ion setzt dann den Abbau von Wasserstoffperoxid in der Zelle fort. Die daraus entstehenden Hydroxyl-Radikale oxidieren das Pathogen zu Tode.

Wie sieht es bei Krebs aus?

Wie Pathogene sind Krebszellen besonders anfällig für die Erzeugung von Hydroxyl-Radikalen und oxidativem Stress. Dies kann mit einer Vitamin-C-stimulierten Fenton-Reaktion mit dem Zelltod enden. Folgende Gründe sorgen unter anderem für die ausgeprägte Empfindlichkeit von Krebs für Vitamin-C-Therapien:

1. Wie Pathogene benötigen wachsende Krebszellen mehr Eisen, um sich zu vermehren. In der Regel weisen sie erhöhte intrazelluläre Eisenkonzentrationen auf.
2. Im Gegensatz zu normalen Zellen, bei denen das meiste Eisen im ungebundenen, reaktiven Zustand vorliegt, ist bei Krebszellen eine große Menge an Eisen innerhalb der Zelle im Zytoplasma im ungebundenen und reaktiven Zustand verfügbar.
3. Krebszellen zeigen oft niedrige bis nicht nachweisbare Katalasewerte. Dies fördert den Anstieg der Wasserstoffperoxid-Konzentrationen im Zytoplasma.
4. Krebszellen weisen häufig niedrige Werte an anderen antioxidativen Enzymen auf, darunter Superoxiddismutase und Glutathionperoxidase. Dies verursacht im Vergleich zu normalen Zellen erhöhten oxidativen Stress im Zellinneren. Außerdem macht sie das anfälliger für den induzierten Zelltod, wenn die Stresswerte weiter ansteigen.
5. Die Unversehrtheit der extrazellulären Matrix, die die Krebszellen umgibt, ist hochgradig von Vitamin C abhängig.
6. Wenn die Krebszellen von Vitamin C attackiert werden, stimuliert und stärkt dies gleichzeitig das Immunsystem.
7. Wenn Krebszellen angegriffen werden, werden normale Zellen (ohne hohe Konzentrationen von reaktivem Eisen und Wasserstoffperoxid) gestärkt und sammeln Vitamin C an, was ihre antioxidative Abwehr unterstützt.

Eine typische Krebszelle weist eine hohe Konzentration von reaktivem Eisen im Zytoplasma auf. Sie hat auch einen erhöhten Pegel an oxidativem Stress, sogar bevor eine Vitamin-C-Therapie begonnen wird. Die meisten Krebszellen haben aufgrund von niedrigen Katalasewerten erhöhte Wasserstoffperoxid-Konzentrationen im Zytoplasma. In typischen Krebszellen kommen insbesondere alle für die Fenton-Reaktion erforderlichen Elemente in großen Mengen vor. Sie warten geradezu darauf, dass durch Vitamin C eine Reduktion von Eisen ($Fe3^+$ wird zu $Fe2^+$ reduziert) vermittelt wird. Anschließend wird das Krebszellen abtötende Hydroxyl-Radikal durch den Abbau von Wasserstoffperoxid produziert.

Normale Zellen weisen die genannten Charakteristika nicht auf. Sie werden durch die Vitamin-C-Zufuhr gestärkt, während die Krebszellen dadurch absterben. Darüber hinaus verfügt Vitamin C über einige immunanregende Mechanismen. Es greift Krebszellen an und verbessert die antioxidative Kapazität von normalen Zellen.

Die extrazelluläre Matrix enthält Zellen des Bindegewebes und umgibt sie zugleich. Sie ermöglicht einen eigenständigen, wichtigen Einfluss von Vitamin C auf die Behandlung von Krebs.

Unter normalen Umständen hat diese Matrix eine dicke, gelartige Konsistenz. Ein wichtiger Faktor für die Umwandlung von normalen Zellen in bösartige Zellen ist mit der Veränderung der Matrix von einer gelartigen zu einer aufgequollenen, schlaffen Konsistenz verbunden.

Diese Veränderung der physischen Konsistenz der extrazellulären Matrix zeigt sich regelmäßig dann, wenn ein ausgeprägter Vitamin-C-Mangel im betroffenen Gewebe vorherrscht. Kollagen und die Proteine des Bindegewebes sind in der Regel im gesunden Zustand länglich und fest miteinander verbunden – wenn die Vitamin-C-Konzentration normal ist. Herrscht Vitamin-C-Mangel, verwandeln sich die länglichen Moleküle in kleine Segmente, und viele Verbindungen gehen verloren. Diese Veränderungen sind der Grund für die Veränderung von der gelartigen zur aufgequollenen Konsistenz.

Verliert eine normale Zelle ihre physische Widerstandskraft, die durch die gelartige Natur der Matrix gewährleistet ist, beginnt die Zelle häufig damit, sich zu teilen und zu vermehren. Sie kann sogar zur bösartigen Zelle mutieren. Werden durch Vitamin-C-Supplementierung normale Werte erreicht, wird der gelartige Zustand der Matrix relativ schnell wieder hergestellt, und der normale Zellverbund wird gestärkt.

Die Wiederherstellung einer normalen extrazellulären Matrix durch Vitamin C ist bei der Rückführung bösartiger Zellen in ihren normalen Zustand sehr wichtig – neben der durch Vitamin C vermittelten Abtötung von Krebszellen durch die oben beschriebenen Mechanismen.

Da Vitamin C nicht toxisch ist, wird das Immunsystem angeregt und die antioxidative Kapazität normaler Zellen unterstützt. Vitamin C sollte deshalb unbedingt Bestandteil jeder Krebstherapie sein und in hoher Dosierung angewendet werden. Selbst wenn ein konservativer Onkologe nicht anerkennen will, dass Vitamin C Krebszellen abtötet, profitieren Patienten von vielen weiteren gesundheitsfördernden Eigenschaften und Wirkungen.

Heute gilt, dass Vitamin C bei einer Chemotherapie nicht gegeben werden darf (Kontraindikation)! Es wird zunehmend davon ausgegangen, dass es die Therapie ungünstig beeinflusst. Da fast alle standardisierten Chemotherapeutika hochtoxisch sind, ist absolut klar, dass Vitamin C diese wie jedes andere Toxin auch neutralisiert. Allerdings ist dies nur dann der Fall, wenn alle Substanzen zur gleichen Zeit und am selben Ort präsent sind. Dieses potenzielle Problem kann man aber leicht umgehen, wenn man die Vitamin-C-Gabe zeitversetzt und mit ausreichendem Abstand zur Chemotherapie einsetzt. Zuerst wird die Chemotherapie (wenn nötig) durchgeführt, und einige Stunden später wird dann Vitamin C eingesetzt. Die Chemotherapie wird die Krebszellen attackieren und schädigen, während das später verabreichte Vitamin C die kollateral geschädigten normalen Zellen wieder repariert. Darüber hinaus löst Vitamin C in den Krebszellen die für sie tödliche Fenton-Reaktion aus und unterstützt zusätzlich so die erwünschte Wirkung der Chemotherapie.

Zusammenfassend lässt sich sagen, dass Vitamin C bei vielen Krebsarten eine perfekte »Chemotherapie« darstellt – auch als Monotherapie. Unabhängig vom therapeutischen Ansatz kann Vitamin C die Therapieergebnisse immer langfristig günstig beeinflussen. Außerdem werden Nebenwirkungen der Chemotherapie durch Vitamin-C-Gabe verringert.

Quelle B: Vitamin C kurbelt das Immunsystem an

Das Kapitel 6 sowie Quelle A beschreiben die außergewöhnliche antioxidative Elektronenspender-Fähigkeit von Vitamin C, die die Substanz zum hochwirksamen Mittel macht. Tatsächlich ist diese Fähigkeit für den Großteil der antimikrobiellen und toxinneutralisierenden Eigenschaften von Vitamin C verantwortlich.

Kein anderes Antioxidans erbringt so viele zusätzliche physiologische und biologische Leistungen wie Vitamin C. Zu behaupten, Vitamin C sei nicht mehr und nicht weniger als ein Antioxidans, ist eine starke Untertreibung. Solche Aussagen berücksichtigen nicht das breite Spektrum günstiger Wirkungen. Vitamin C stimuliert und unterstützt maßgeblich die Immunfunktion. Es fördert und stärkt das Immunsystem unter anderem auf folgende Weise:

1. Vitamin C erhöht die Interferonproduktion.[1–6] Interferone sind ein wichtiger Teil des Immunsystems. Der Körper produziert sie, wenn Pathogene präsent sind – Viren, Bakterien oder Parasiten. Interferone erleichtern den Zellen die Aktivierung der zellulären Abwehr, wenn Angriffe entdeckt werden.

2. Vitamin C erhöht die Phagozytenfunktion.[7–24] Phagozyten gehören zu den weißen Blutkörperchen, die Pathogene und infektiöse Partikel umhüllen. Sobald die Eindringlinge auf diese Weise gefangen wurden, werden sie enzymatisch abgebaut.

3. Vitamin C sammelt sich gezielt in weißen Blutkörperchen an.[25–29] In manchen wichtigen Immunzellen ist die Vitamin-C-Konzentration 80-fach höher als im Plasma. Dies sorgt dafür, dass in infizierten Bereichen Extra-Vitamin-C zur Verfügung steht, wenn weiße Blutkörperchen einwandern.

4. Vitamin C erhöht die zellvermittelte Immunantwort.[30] Der Körper kann auf zwei Arten auf Pathogene reagieren: durch antikörper- und zellvermittelte Immunität. Zellvermittelte Immunität bezieht sich auf die Aktivierung von Makrophagen, auf natürliche Killerzellen und antigenspezifische T-Lymphozyten. Sie attackieren alles, was als fremd und infektiös erkannt wird.

5. Vitamin C erhöht die Zytokinproduktion durch weiße Blutkörperchen.[31] Zytokine sind Proteine und wirken als Botenstoffe. Sie werden von bestimmten weißen Blutkörperchen freigesetzt, die Informationen an andere Zellen weitergeben. Auf diese Weise werden Immunreaktionen angeregt.
6. Vitamin C hemmt verschiedene Formen des Zelltods von T-Lymphozyten.[32] T-Lymphozyten sind weiße Blutkörperchen. Sie sind ein integraler Bestandteil der zellvermittelten Immunabwehr. Vitamin C hilft dabei, diese wichtigen Zellen am Leben zu halten.
7. Vitamin C erhöht die Produktion von Stickstoffmonoxid (NO) durch Phagozyten.[33, 34] Phagozyten sind weiße Blutkörperchen (siehe Punkt 2), die invasive Mikroorganismen verschlingen beziehungsweise einhüllen. In diesen Zellen werden große Mengen Stickstoffmonoxid produziert. NO ist eine der Substanzen, die eingefangene Pathogene abtöten.
8. Vitamin C erhöht die Vermehrung von T-Lymphozyten.[35–37] Wie in Punkt 6 erörtert, sind diese Zellen wichtig für zellvermittelte Immunantworten.
9. Vitamin C erhöht die Vermehrung von B-Lymphozyten.[38] Diese weißen Blutkörperchen sind Teil der antikörpervermittelten Immunantwort. Antikörper werden als Reaktion auf erstmals eingedrungene Pathogene oder Antigene gebildet. Kommt es zur erneuten Belastung mit denselben Pathogenen, kann der Angriff mit spezifischen Antikörpern abgewehrt werden.
10. Vitamin C hemmt die Neuraminidaseproduktion.[39] Einige pathogene Viren sowie Bakterien bilden Neuraminidase. Dieses Enzym schützt sie davor, im Schleim eingefangen zu werden. Schleim ist eine natürliche Verteidigungsstrategie des Körpers. Da Vitamin C die Neuraminidase hemmt, hilft dies dabei, diesen Abwehrmechanismus zu optimieren.
11. Vitamin C erhöht die Antikörperproduktion und ergänzt die Aktivität der Antikörper.[40–50] Eine gute Antikörperfunktion ist für die Abwehr von Infektionen und Toxinen von großer Bedeutung. Das Komplementsystem besteht aus einer komplexen Gruppe von Proteinen. Diese interagieren, um anvisierte Zellen abzutöten, und vermitteln weitere Funktionen des Immunsystems.

12. Vitamin C erhöht die Aktivität von natürlichen Killerzellen.[51] Natürliche Killerzellen sind kleine Lymphozyten. Sie können Zellen, etwa Tumorzellen, direkt angreifen und abtöten.

13. Vitamin C erhöht die Bildung von Prostaglandin.[52–54] Prostaglandine sind hormonähnliche Verbindungen. Sie kontrollieren viele physiologische Prozesse, darunter auch die T-Lymphozyten-Funktion.

14. Vitamin C erhöht die Werte von zyklischem Guaninmonophosphat (GMP) in Lymphozyten.[55, 56] Zyklisches GMP spielt eine zentrale Rolle bei der Regulierung verschiedener physiologischer Reaktionen. Dies umfasst auch die Modulation der Immunantworten. Zyklisches GMP ist für die normale Zellvermehrung (Reproduktion) und die Differenzierung (Spezialisierung für bestimmte Zwecke) von Bedeutung. Zyklisches GMP kontrolliert außerdem die Aktion von Hormonen. Es vermittelt offenbar auch die Entspannung glatter Muskulatur.

15. Vitamin C verbessert die lokale Produktion von Wasserstoffperoxid beziehungsweise die Interaktion mit Wasserstoffperoxid.[57–60] Vitamin C und Wasserstoffperoxid können Mikroorganismen abtöten. Zudem können sie die Schutzhülle von Bakterien, etwa von Pneumokokken, auflösen.[61]

16. Vitamin C neutralisiert Histamin.[62,63] Der Antihistamin-Effekt von Vitamin C ist zur Unterstützung lokaler Immunfaktoren von Bedeutung.

17. Vitamin C neutralisiert oxidativen Stress.[64] Infektionen produzieren lokal freie Radikale, die den Infektionsprozess weiter vorantreiben.

18. Vitamin C verbessert und verstärkt die durch Schutzimpfungen induzierte Immunreaktion.[65–67]

19. Vitamin C verbessert den schleimlösenden Effekt.[68] Diese Eigenschaft hilft dabei, dicke Sekrete zu verflüssigen, was der Abwehr den Zugang zum Infektionsherd erleichtert.

20. Vitamin C macht die Membran von Bakterien durchlässiger für einige Antibiotika.[69]

Quelle C: Die Bedeutung für den Stoffwechsel

Vielfach wird irrtümlich angenommen, Vitamin C sei nur ein Nährstoff und nur in kleinen Mengen zur Vorbeugung von Skorbut notwendig. Tatsächlich bezieht sich die chemische Bezeichnung von Vitamin C (Ascorbat) auf den Namen der Mangelerkrankung Skorbut. Ascorbat bedeutet so viel wie »gegen Skorbut«. Wäre dies die einzige Funktion von Vitamin C, wäre die von der Regierung empfohlene tägliche Dosis von 90 Milligramm für die meisten Menschen ausreichend.

Abgesehen von der Fähigkeit, Skorbut vorzubeugen und zu heilen, kann Vitamin C viel mehr. So kann es zahlreiche Infektionskrankheiten verhindern und heilen, und fast jedes Toxin neutralisieren (siehe Quelle H). Zudem ist Vitamin C ein notwendiger Bestandteil einiger wichtiger Stoffwechselvorgänge. Nachfolgend werden einige bekannte physiologische Funktionen von Vitamin C vorgestellt.

Kollagensynthese

Vitamin C ist essenziell für die Synthese und Erhaltung von Kollagen. Kollagen ist das am häufigsten vorkommende Protein im menschlichen Körper. Es macht etwa 25–35 Prozent der Gesamtmasse aller Proteine aus. Seine kräftigen, verbindenden und länglichen Fibrillen finden sich in der Haut, in Bändern, in Sehnen, im Knorpelgewebe, in Knochen, in Blutgefäßen, in den Eingeweiden und in den Bandscheiben. Kollagen ist auch in der Hornhaut und im Muskelgewebe enthalten. Mindestens 19 Moleküle wurden als Kollagentypen klassifiziert. Mit etwa 90 Prozent der gesamten Kollagenmasse im Körper ist Typ I am häufigsten vertreten. Die wichtigsten Fakten in Bezug auf Kollagen und Vitamin C:

- Vitamin-C-Mangel ist ein unterdiagnostizierter Faktor bei degenerativen Bandscheibenerkrankungen älterer Menschen.[1]
- Vitamin C hat eine günstige Wirkung auf die Haut, weil es die Vermehrung, Migration und Replikation von Fibroblasten zur Reparatur von Hautverletzungen fördert.[2]
- Rezepturen mit Vitamin C schützen vor Falten, die bei vorzeitiger Alterung auftreten.[3]

- Erhöhte Vitamin-C-Zufuhr verbessert in glatter Gefäßmuskulatur die Synthese und Ausreifung von Kollagen Typ 1.[4]
- Vitamin C fördert dosisabhängig die Verbesserung der Kollagen-Typ-I-Depots durch normale humane Fibroblasten. Eine adäquate Vitamin-C-Versorgung trägt zur optimalen Kollagendichte der Haut bei.[5]
- Hohe Vitamin-C-Konzentrationen stimulieren die Synthese von Kollagen Typ IV, das für die Filtrationfunktion der Nieren, für die Blut-Hirn-Schranke und das Arterien-Endothel von Bedeutung ist.[6]

Basal-Membran-Synthese

Die Basal-Membran ist eine dünne, klebrige Schicht, die die Epithel-Zellschicht stützt. Sie verbindet die zarten Kapillaren in den Nieren mit der Bowman-Kapsel, die für die Blutfilterung nötig ist. Sie befestigt auch die Lungenkapillaren in den Lungen an den Lungenbläschen (Alveolen). Zusätzlich fungiert die Basal-Membran als restriktive Barriere, die Krebszellen davon abhält, tiefer in Gewebe einzudringen. Vitamin C steht auf unterschiedliche Weise mit der Basal-Membran in Beziehung:

- Vitamin C erhält die gelartige Konsistenz der Basal-Membran, die eine Tumorinvasion blockiert.[7]
- Vitamin-C-Mangel reduziert die Expression von Komponenten der Basal-Membran (Kollagen Typ IV, Laminin, Elastin) in den Blutgefäßen.[8]
- Vitamin C beschleunigt die Ablagerung anderer wichtiger Basal-Membran-Proteine an der Verbindungsstelle zwischen Dermis und Epidermis.[9]

Förderung der Wundheilung

Damit Hautverletzungen abheilen, müssen sich dermale und epidermale Zellen vermehren, um die Wunde zu verschließen. Dieser Prozess verbraucht viel Vitamin C. Es ist aus nachfolgenden Gründen von Bedeutung:

- Vitamin-C-Behandlungen führen zur besseren Organisation basaler Keratinozyten, zur erhöhten Anzahl von Fibroblasten und zur beschleunigten Bildung von dermal-epidermalen Verbindungszonen.[9]
- Vitamin C reguliert die Lebensfähigkeit von Keratinozyten, die Epidermis-Barriere und die Basal-Membran *(in vitro),* und reduziert Wundkontraktionen nach Hauttransplantationen.[10]

- Vitamin-C-Rezepturen reduzieren signifikant das Wundliegen (Dekubitus) bei Heimbewohnern.[11]

Carnitin-Synthese

Carnitin ist eine Aminosäure, die für den Transport von Fettsäuren in die Mitochondrien von Bedeutung ist. Dort ist sie an der Produktion von ATP via Zitratzyklus (Krebs-Zyklus) beteiligt. Dieser Prozess ist die wichtigste zelluläre Energiequelle. Vitamin C ist ein essenzieller Cofaktor für die Carnitin-Synthese. Hochdosiertes Vitamin C optimiert diese Synthese zusätzlich.[12, 13]

Neurotransmitter-Synthese

Neurotransmitter sind Biomoleküle, die elektrische Signale zwischen Neuronen und Nervenzellen in Körper und Gehirn ermöglichen. Die Fähigkeit des Körpers, auf die Umwelt zu reagieren, und die Fähigkeit des Gehirns, zu denken und Informationen zu speichern, ist von diesen wichtigen Stoffen abhängig. Vitamin C ist direkt in die Synthese von Neurotransmittern involviert.[14]

Förderung der Calciumaufnahme im Knochengewebe

Zur Bildung und Erhaltung der Qualität und der Dichte von Knochen wird Vitamin C benötigt. Es fördert den Einbau von Calcium in den Knochen, schützt die Knochen vor Calciumverlusten und bekämpft oxidativen Stress, der den Calciumeinbau stört und die Calciumresorption begünstigt.[15, 16] Zusätzliche Beziehungen zwischen Vitamin C und dem Knochenstoffwechsel zeigen sich unter anderem an folgenden Tatsachen:

- Vitamin C stimuliert die Bildung von Zellen, die Calcium in das Knochengewebe einbauen (Osteoblasten).[17, 18]
- Vitamin C hemmt die Bildung von Zellen, die Calcium aus dem Knochengewebe lösen (Osteoklasten).[17, 18]
- Vitamin C ist ein potentes Antioxidans, das oxidativen Stress im Knochengewebe bekämpft.[19]
- Vitamin C wird für den Erhalt und die Bildung von Kollagen gebraucht. Da Kollagen für die Bildung einer dichten Matrix benötigt wird, die für

optimale Knochenstärke sorgt, ist eine ausreichende Vitamin-C-Versorgung notwendig.[20, 21]

- Vitamin-C-Mangel kann zu Knochenbrüchigkeit führen.[22]
- Vitamin-C-Supplementierung beugt Knochenschwund vor.[23–28]
- Vitamin-C-Supplementierung bietet einen dosisabhängigen Schutz vor Knochenbrüchen bei älteren Menschen – je höher die Dosierung, desto weniger Frakturen treten auf.[29]
- Ältere Patienten mit Hüftfrakturen haben typischerweise eine niedrige Vitamin-C-Konzentration im Blut.[30]

Natürliches Antihistaminikum

Histamine sind Biomoleküle, die allergische Reaktionen auslösen. Obwohl diese Reaktionen teilweise als Entzündungsmediatoren gegen Antigene notwendig und hilfreich sind, kann die Reaktion bei vielen Individuen verschleppt werden. In der Folge kommt es zu chronisch entzündlichen Reaktionen, die unerwünschte Beschwerden mit sich bringen (juckende Augen, verstopfte Nase u. a.). Darüber hinaus können chronische Erkrankungen wie Arteriosklerose begünstigt werden. Vitamin C hilft nicht nur dabei, aggressive Allergene und Toxine zu eliminieren oder zu neutralisieren, sondern es entschärft auch die toxische Wirkung von Histamin – es ist also ein natürliches Antihistaminikum.[31–34]

Vitamin C und das Immunsystem

Vitamin C ist für die Funktion und den Erhalt des Immunsystems von großer Bedeutung. Nachfolgend werden die Funktionen von Vitamin C aufgelistet. Ausführliche Erklärungen zu den einzelnen Punkten finden Sie in Quelle B.

Vitamin C verbessert die …

- Interferonproduktion
- Phagozytenfunktion
- Zytokinproduktion durch die weißen Blutkörperchen
- zellvermittelte Immunantwort
- Stickstoffmonoxidproduktion durch Phagozyten

- Vermehrung von T-Lymphozyten
- Vermehrung von B-Lymphozyten
- Antikörperproduktion und Komplementaktivität
- Aktivität der natürlichen Killerzellen
- Prostaglandinbildung
- zyklischen GMP-Spiegel in Lymphozyten
- lokale Erzeugung von Wasserstoffperoxid beziehungsweise Interaktion mit Wasserstoffperoxid
- schleimlösenden Effekte
- unspezifischen Effekte der Schutzimpfung

Vitamin C hemmt …

- verschiedene Formen des T-Lymphozyten-Todes
- die Neuraminidaseproduktion

Vitamin C …

- sammelt sich gezielt in weißen Blutkörperchen an
- neutralisiert Histamin
- neutralisiert oxidativen Stress
- macht die Membran von Bakterien für einige Antibiotika durchlässiger

Quelle D: Herz-Kreislauf-Risikofaktoren

Diese Quelle ist ein guter Ausgangspunkt für all jene, die mehr über die Beziehung zwischen Herzgesundheit und Vitamin C erfahren möchten. Die nachfolgenden Erörterungen sind in keiner Weise erschöpfend. Vielmehr handelt es sich nur um eine Auswahl von Risikofaktoren der koronaren Herzerkrankung. Sie wurden exemplarisch aus der Vielzahl von Studien zu diesem Thema herausgegriffen und sollen einen Überblick über dieses Gebiet verschaffen. Eine ausführliche Erörterung dieses Themas findet sich in meinem Buch *Stop America's #1 Killer!* Es befasst sich mit etwa dreißig Risikofaktoren und Vorschlägen zur Behandlung und Vorbeugung von Arterienverstopfungen.

In dieser Quelle stelle ich eine kurze Abhandlung des Themas vor sowie eine Auflistung veröffentlichter Studien zur Rolle von Vitamin C bei jedem der sieben Risikofaktoren. Diese Faktoren sind Bluthochdruck, Cholesterin- und Triglyceridspiegel, Arterienentzündung, Lipoprotein(a)-Werte, Diabetes, Rauchen und die Fibrinogenwerte.

Bluthochdruck

Bluthochdruck allein führt nicht zu Arterienverengung/-verstopfung. Studien belegen, dass Bluthochdruck zusammen mit Vitamin-C-Mangel in den Arterien vorliegen muss, um Schäden anzurichten. Damit die Kollagensättigung in allen drei Blutgefäßschichten optimal bleibt und die Gefäße unversehrt bleiben, muss regelmäßig Vitamin C eingenommen werden.[1–3] Ein fortschreitender Verfall der Arterienwand löst eine kompensatorische Reaktion aus. Sie zielt darauf ab, die Struktur der Arterie durch Bildung atherosklerotischer Plaques zu stabilisieren. Viele Studien stützen diese Schlussfolgerung. Nachfolgend eine Auswahl solcher Studienergebnisse:

- Eine Antioxidantiensupplementierung mit Vitamin C senkt den Blutdruck.[4]
- Die Vitamin-C-Monotherapie senkt den Blutdruck bei Hochdruckpatienten.[5]
- Hohe Vitamin-C-Werte im Blut werden bei Menschen mit niedrigerem Blutdruck beobachtet.[6–9]

- Abgeheilte Wunden bei Tieren mit Vitamin-C-Mangel weisen im Vergleich zu Tieren mit adäquater Vitamin-C-Sättigung eine mangelhafte Festigkeit auf.[10]
- Bei Vitamin-C-Entzug setzt ein Abbau von normal gebildetem Kollagen ein.[11]
- Vitamin C ist essenziell für die normale Wundheilung sowie für die Erhaltung von zuvor gebildetem Narbengewebe.[12]
- Narbengewebe ist anfälliger für Vitamin-C-Mangel als normales Bindegewebe.[13]
- Vitamin-C-Mangel spielt eine zentrale Rolle als Ursache und zur Aufrechterhaltung von Bluthochdruck.[14–16]

Cholesterin- und Triglyceridspiegel

Eine der zahlreichen Funktionen von Cholesterin ist die Neutralisierung von inaktiven Toxinen. Die Cholesterinwerte steigen normalerweise bei erhöhter Toxinbelastung an.[17, 18] Leider kann dieser kompensatorische Mechanismus signifikante Schäden anrichten, wenn er unentdeckt bleibt. Arteriosklerose wird durch das Eindringen von Cholesterin in die Arterienwände begünstigt.

Wie Cholesterin ist Triglycerid ein Lipid (Fett oder fettähnliche Substanz), das mit Herzerkrankungen assoziiert wird. Ein erhöhter Triclyceridspiegel im Blut ist ein unabhängiger Risikofaktor der Herzinfarktsterblichkeit.[19]

Vitamin C reduziert nicht nur die negativen Auswirkungen von Cholesterin und Triglyceriden auf die Entwicklung der Arteriosklerose signifikant, sondern ist sogar vorbeugend wirksam. Einige Studien bestätigen diese Erkenntnisse. Nachfolgend eine Auswahl dieser Studien:

- Cholesterin neutralisiert eine große Zahl unterschiedlicher bakterieller Toxine, die direkten Zellschaden verursachen.[20, 21]
- Ein erhöhter Serum-Cholesterin-Spiegel wird als Marker, wenn nicht gar als direkte Antwort auf eine Vielzahl von toxischen Belastungen eingestuft.[22]
- Zellmembrangebundenes Cholesterin in Arterienwänden bindet bakterielle Toxine, ist eine Zielstruktur der reaktiven Immunaktivität und begünstigt arteriosklerotische Schäden.[23]

- Erhöhte toxische Pestizidbelastungen korrelieren mit erhöhten Cholesterinwerten.[24]
- Bei Tieren mit Blei-Exposition wurde ein auffälliger Anstieg des Cholesterin-Spiegels beobachtet.[25]
- Aflatoxin-Exposition erhöht die Cholesterinwerte bei Hasen. Eine Vitamin-C-Gabe senkt diese Werte signifikant und mildert die Schadwirkungen der Belastung.[26]
- Vitamin-C-Mangel ist ein Faktor für die Entstehung der Atherosklerose. Bei Mangel lagern sich Cholesterin und Triglyceride in den Arterien ab – selbst bei cholesterinarmer Ernährung.[27, 28]
- Injiziertes Vitamin C führte bei Meerschweinchen, die mit Cholesterin gefüttert wurden, zu Schutzwirkungen in Bezug auf die Entstehung von Atherosklerose.[28]
- Eine Vitamin-C-Gabe reduziert das Auftreten und den Schweregrad der Atherosklerose bei Kaninchen, die mit reichlich Cholesterin und gehärteten Fetten gefüttert wurden.[29]
- Um eine Cholesterin-Ablagerung in Gefäßen herbeizuführen, ist eine Verletzung der Blutgefäße erforderlich. Diese Verletzung ist mit lokalem Vitamin-C-Mangel assoziiert.[30, 31]
- Die Präsenz von Vitamin C limitiert das Eindringen von Cholesterin in die Blutgefäße und verbessert die Freisetzung von Cholesterin, das sich bereits im Gefäß befindet.[32]
- Vitamin-C-Supplementierung reduziert die Intima-Verdickung und die Lipid-Infiltration bei Kaninchen, die cholesterinreich ernährt wurden.[33]
- Große Mengen Cholesterin wirken toxisch und führen zur schnellen Verstoffwechselung von Vitamin C – wie bei jedem anderen Toxin.[34–36]
- Vitamin-C-Mangel erhöht die Cholesterinwerte im Blut.[37–39]
- Hohe Vitamin-C-Werte reduzieren die Cholesterin-Konzentration im Serum und in der Leber von Meerschweinchen.[40]
- Vitamin C beugt bei Versuchstieren, die mit Cholesterin gefüttert wurden, dem Anstieg des Cholesterin-Spiegels im Blut vor.[41, 42]
- Niedrige Vitamin-C-Werte reduzieren die metabolische Transformationsrate von Cholesterin in Gallensäure, was zu erhöhten Cholesterinwerten führt.[43, 44]

- Tägliche Vitamin-C-Supplementierung senkt bei Menschen den Cholesterin-Spiegel.[45, 46]
- Vitamin C senkt bei Kaninchen und Ratten mit hohen Cholesterinwerten den Cholesterin- und Triglycerid-Spiegel. Außerdem erhöht es die LPL-Aktivität (Lipoproteinlipase). LPL ist ein Enzym, das der Entfettung des Blutes dient.[47]
- Tägliche Supplementierung mit 2–3 Gramm Vitamin C erhöhte bei fünfzig von sechzig Patienten mit hohen Cholesterinwerten beziehungsweise Herzerkrankungen die LPL-Aktivität um durchschnittlich 100 Prozent. Außerdem wurden die Triglyceridspiegel im Mittel um 50 und 70 Prozent abgesenkt.[47]
- 2 Gramm Vitamin C täglich senkten die Triglycerid- und Cholesterinwerte.[48] Dosierungen von 500 Milligramm erwiesen sich hingegen als unwirksam.[49]
- Mit zunehmender Vitamin-C-Konzentration im Blut fallen die Triglyceridwerte, und die HDL-Cholesterinwerte steigen an.[50–52]

Mehrfach ungesättigtes Lecithin oder mehrfach ungesättigtes Phosphatidylcholin (PPC) kennzeichnen eine Substanz, die den Cholesterin-Stoffwechsel in der Arterienwand direkt beeinflusst.

Die positiven antiatherosklerotischen Interaktionen der Vitamin-C- und Lecithin-Therapie sind signifikant. Vitamin C schützt bekanntermaßen die normale physische Struktur der Basal-Membran und macht sie weniger anfällig fürCholesterin-Ablagerungen aus dem Blut. Die nachfolgenden Wirkungen von Lecithin und PPC sowie die vielen positiven Wirkungen von Vitamin C sind ein weiterer Grund für die Supplementierung mit liposomal verkapseltem Vitamin C. Dies betrifft vor allem Patienten, die ihr Herz schützen möchten.

- Die Gabe von PPC aus Derivaten von Sojabohnen konnte Kaninchen, die cholesterinreich ernährt wurden, vor der Entwicklung einer Atherosklerose schützen.[53]
- Eine sojalecithinreiche Ernährung reduzierte Cholesterin im Plasma bei Affen und Hamstern, ohne das HDL-Cholesterin zu beeinflussen. Die

Anfangsstadien der Atherosklerose wurden bei den Hamstern ebenfalls signifikant reduziert.[54]

- Sojalecithin senkt den Cholesterinwert bei Kaninchen und Ratten. Humane Endothel-Zellen, die mit Sojalecithin behandelt wurden, schieden nachvollziehbar internes Cholesterin aus.[55]
- Sojalecithinreiche Ernährung stimuliert die Aufnahme von HDL-Cholesterin in der Leber von Ratten.[56]
- Sojalecithinreiche Ernährung erhöht bei Kaninchen signifikant die Menge des aus der Leber in die Galle ausgeschiedenen Cholesterins.[57]
- Vitamin C und Lecithin führen zu Synergieeffekten im Hinblick auf die Prävention von arteriellen Läsionen bei Kaninchen, die mit Cholesterin gefüttert wurden. Als Monotherapie verabreicht sind beide Substanzen hilfreich – doch in Kombination miteinander bewirken sie mehr als die Summe ihrer Einzeleffekte.[58]

Arterienentzündung

Entzündungen sind aufgrund mehrerer Mechanismen ein signifikanter Risikofaktor für atherosklerotische Herzerkrankungen. Ein Mechanismus ist die tendenzielle Induktion einer Verengung von Blutgefäßen. Die Forschung zeigt, dass diese durch Entzündung bedingte Gefäßverengung korrigiert werden kann, wenn Vitamin C direkt in die Arterie gespritzt wird.[59]

Ein Vitamin-C-Mangel stimuliert den Entzündungsprozess und führt zum erhöhten Vitamin-C-Bedarf in Mangelgebieten. Wenn entzündete Areale mit Vitamin C versorgt werden, kann eine kompensatorische Reaktion erzielt werden. Bei anhaltendem Vitamin-C-Mangel kommen andere Faktoren ins Spiel, die ebenfalls die Entwicklung von atherosklerotischen Plaques fördern. Zudem öffnet Vitamin-C-Mangel anderen Entzündungs-Mediatoren Tür und Tor – zum Beispiel bakteriellen und viralen Infektionen, Toxinen und potenziellen Autoimmunreaktionen. Nachfolgend einige Studienergebnisse, die diese Aspekte von Vitamin C darlegen:

- In humanen Arterien liegt in der Regel ein Vitamin-C-Mangel vor – selbst bei Individuen, die sich gut ernähren. Lokaler Vitamin-C-Mangel herrscht häufig in Arterienabschnitten, die größerem mechanischen Stress ausgesetzt sind.[60]

- Entzündungen spielen eine wichtige Rolle bei der Entwicklung, dem Fortschreiten und der Destabilisierung von atherosklerotischen Läsionen – was schließlich zum vollständigen Arterienverschluss führen kann.[61–63]
- Für Komplikationen anfällige Plaques (Ablagerungen) – etwa die plötzliche vollständige Verstopfung – enthalten zahlreiche Entzündungszellen, während in stabilen Ablagerungen mit geringerer Komplikationsrate weniger Entzündungsherde gefunden werden.[64–66]
- Niedrige Vitamin-C-Werte sind höchstwahrscheinlich mit Entzündungen und besonders schweren Gefäßerkrankungen assoziiert.[67]
- Chronische Entzündung bei Atherosklerose mit erhöhtem Herzinfarktrisiko durch vollständige Verstopfung einer Herzarterie ist mit chronischer Parodontose (Zahnfleisch und angrenzende Knochen) assoziiert.[68–70]
- Die für zahlreiche Parodontose-Mikroben/-Pathogene spezifische DNA wurde in atherosklerotischen Ablagerungen entdeckt.[71]
- Parodontose wird mit der Entwicklung der Halsschlagader-Atherosklerose assoziiert.[72]
- Lokaler Vitamin-C-Mangel in Arealen sich entwickelnder Atherosklerose fördert die Ausbreitung von Infektionen durch Mikroben in diesen Bereichen. Außerdem erhöht sich die Wahrscheinlichkeit, dass sich diese in den betroffenen Arealen festsetzen.[73]
- Infektionen sind der primäre Grund für eine chronische Entzündung der Arterienwand.[74]
- Verschiedenste Infektionen (darunter die Streptokokkeninfektion) neigen dazu, die Zellvermehrung in der Tunica Intima und der mittleren Tunica Media der Blutgefäße zu stimulieren – wie bei der »traditionellen« Form der Atherosklerose.[75, 76]
- Infektionen können zur Entwicklung der Atherosklerose beitragen, wenn sie Autoimmunreaktionen gegen Komponenten der Blutgefäßwand stimulieren.[77–79]
- Autoimmun-Antikörper greifen Kulturen von Endothel-Zellen an[80] und wurden mit der Atherosklerose der Halsschlagader in Verbindung gebracht.[81]
- Patienten mit Atherosklerose zeigten erhöhte Autoimmun-Antikörper-Konzentrationen.[82]

- Autoimmunerkrankungen erhöhen die Prävalenz von Atherosklerose.[83–86]
- Vitamin C bekämpft wirksam Autoimmunerkrankungen.[87]
- Virusinfektionen sind spezifisch an der Entwicklung von Atherosklerose beteiligt.[88–94]
- Hohe Viruslast bei HIV-Patienten wird mit einer schwächeren Endothel-Funktion assoziiert – der Zustand spielt vermutlich eine wichtige Rolle für die Entwicklung der Atherosklerose.[95]
- Herpes-Viren agieren wahrscheinlich als Blutgerinnungsaktivatoren, die an der Auslösung einer vollständigen Arterienverstopfung beteiligt sind, wie sie häufig im späten Stadium der Atherosklerose zu beobachten ist.[96]
- Hohe Blutwerte von C-reaktivem Protein werden mit höheren Entzündungsgraden und einem erhöhten Atheroskleroserisiko assoziiert.[97–100]
- Depots von C-reaktivem Protein werden häufig in atherosklerotischen Läsionen nachgewiesen.[100]

Lipoprotein(a)-Werte

Lipoproteine sind Fett-Protein-Komplexe, die Fett im Blut transportieren. Beispiele hierfür sind HDL (High-Density-Lipoprotein) und LDL (Low-Density-Lipoprotein), die für ihre Funktion des Cholesterintransports bekannt sind. HDL transportiert Cholesterin zur Metabolisierung und Ausscheidung in die Leber. LDL hingegen transportiert Cholesterin in Gewebe außerhalb der Leber und in Arterienwände. Aufgrund dieser Transportcharakteristika wird HDL-Cholesterin als »gutes« und LDL-Cholesterin als »schlechtes« Cholesterin bezeichnet.

HDL gilt als günstiges Lipoprotein, da hohe Blutkonzentrationen eine erhöhte Transportkapazität von Cholesterin aus den Arterienwänden in die Leber bedeuten, wo es über die Galle und den Darm ausgeschieden wird. Bei LDL ist das Gegenteil der Fall: Es bindet Cholesterin und befördert es in die Arterienwand.

Ein weiterer Fett-Protein-Komplex ist Lipoprotein(a), auch Lp(a). Lp(a) ist ein Meister auf seinem Gebiet. Es fördert die Atherosklerose und hat sich als unabhängiger Risikofaktor für koronare Herzkrankheit (Atherosklerose) erwiesen. Die Kombination aus hohen Lp(a)-Werten im Blut und erhöhten LDL-Cholesterinwerten sowie niedrigen HDL-Cholesterinwerten und Bluthochdruck trägt als gefährliche Mischung zur Entwicklung von Arterienverstopfungen bei.[101] Wahrscheinlich sind Patienten mit instabiler Angina pectoris und erhöhten Lp(a)-Werten für Arterienverstopfung oder einen Herzinfarkt besonders prädestiniert.[102] Nachfolgend zusätzliche Informationen in Sachen Lp(a):

- Die körpereigene Produktion von Lp(a) ist vermutlich ein kompensatorischer Mechanismus, der Vitamin-C-Mangel entgegenwirkt.[103]
- Lp(a) kommt nur bei Tieren vor, die kein Vitamin C synthetisieren.[103]
- Anhaltend erhöhte Lp(a)-Werte führen zu exzessiven Depots in der Arterienwand und begünstigen die Entstehung von Atherosklerose.[104]
- Vitamin-C-Mangel erhöht die Lp(a)- und Fibrinogen-Konzentration im Plasma.[105]
- Lp(a)-Depots in den Arterienwänden korrelieren mit dem Ausmaß der Entwicklung von atherosklerotischen Läsionen in den Herzkranzgefäßen und der Aorta.[106]
- Eine Lp(a)-Ansammlung ist für die Entwicklung von Atherosklerose in koronararteriellen Bypass-Venen-Transplantaten typisch.[107]
- Eine Kur mit Vitamin C und Lysin reduzierte den Brustschmerz bei Angina pectoris in drei Fallstudien drastisch.[108–110]
- Vitamin C kompendierte den gestörten Blutfluss in kleinen Blutgefäßen (Mikrozirkulation) des Herzens, der typischerweise bei Rauchern vorkommt.[111]
- Humane atherosklerotische Läsionen bestehen vorrangig aus Lp(a).[112]
- Die 19-monatige Gabe von Vitamin C, Lysin und Prolin, kombiniert mit Niacin, Guarkernmehl und dem ayurvedischen Kraut *Guggul*, senkte die Lp(a)-Werte deutlich ab, reduzierte eine 75-prozentige Verengung im rechten Herzkranzgefäß auf 40 Prozent und beseitigte andere 50-prozentige Verengungen in einer Herz-Patienten-Fallstudie.[113]

Diabetes

Diabetes mellitus ist eine chronische Erkrankung. Hier ist der Kohlenhydrat-, Protein- und Fettstoffwechsel beeinträchtigt. Grund hierfür ist eine inadäquate Insulinproduktion oder eine Resistenz des Zielgewebes gegenüber der Wirkung von Insulin.

Scheinbar beruhen viele, wenn nicht gar die meisten negativen Auswirkungen von Diabetes auf einem chronischen Vitamin-C-Mangel, der in Geweben und im Blut nachgewiesen wurde. Häufig treten in Verbindung mit Diabetes Bluthochdruck und Fettstoffwechselstörungen auf (zum Beispiel erhöhte Lp(a)-Werte und erhöhter Cholesterin-Spiegel).

Der lokale Vitamin-C-Mangel in der Blutgefäßwand, der durch Diabetes verursacht wird, kann den atherosklerotischen Prozess leicht anstoßen. Nachdem die Blutgefäßwand geschädigt ist, können andere Risikofaktoren wie Entzündungen und erhöhte Blutfettwerte (Cholesterin und Lp(a)) leichter zur Entstehung von Ablagerungen beitragen.

Schließlich liefert der einzigartige Zusammenhang zwischen Insulin und Vitamin C ebenfalls einen starken Hinweis darauf, dass chronischer Diabetes das Resultat eines Vitamin-C-Mangels und ein Grund für anhaltenden signifikanten Vitamin-C-Mangel ist. Betrachten Sie die nachfolgenden Erkenntnisse:

- Diabetes ist ein bekannter Risikofaktor für Atherosklerose und die koronare Herzkrankheit.[114, 115]
- Bei Diabetespatienten führt eine tägliche Vitamin-C-Supplementierung zur ausgeprägten Cholesterinsenkung – bei den meisten Patienten um 40–100 Milligramm pro 100 Milliliter Blut.[116]
- Diabetes induziert ein hohes Maß an oxidativem Stress durch erhöhte Produktion von freien Radikalen und/oder reduzierte antioxidative Aktivität.[117, 118]
- Mit Diabetes assoziierte Komplikationen ergeben sich durch den erhöhten oxidativen Stress.[119–121]
- Diabetiker haben verminderte Vitamin-C-Konzentrationen im Plasma.[122–126]
- Bei Diabetes beobachtete erhöhte Glucosewerte (Hyperglykämie) können einen latenten Skorbut oder einen fortgeschrittenen Vitamin-C-Mangel auslösen.[127]
- Glucose und Vitamin C konkurrieren hinsichtlich der Aufnahme in Zellen oder Mitochondrien.[128–132]

- Insulin begünstigt die zelluläre Aufnahme von Vitamin C sowie die zelluläre Aufnahme von Glucose.[133]
- Insulininjektionen senken die Vitamin-C-Werte im Plasma ab und erhöhen den Vitamin-C-Gehalt in weißen Blutkörperchen (Leukozyten) und in Blutplättchen (Thrombozyten).[134]
- Hyperglykämie reduziert die Fähigkeit der natürlichen Filter in den Nieren, Vitamin C zu reabsorbieren. In der Folge wird mehr Vitamin C über den Urin ausgeschieden, und weniger Vitamin C verbleibt im Blut.[135]
- Hohe Glucosewerte hemmen einige wichtige Funktionen von Vitamin C.[136]
- Hyperglykämie entleert Vitamin C aus den Monozyten sehr effektiv – ein primärer Teil der Immunreaktion.[137]
- Blutplättchen (Thrombozyten) sind die »klebrigen« Elemente im Blut, die sich ansammeln, um ein Blutgerinnsel zu bilden. Sie enthalten bei Diabetespatienten kaum Vitamin C.[138]
- Höhere Mengen Vitamin C in Blutplättchen vermindern deren Neigung zur Verklumpung oder Blutgerinnselbildung direkt.[139]
- Blutgerinnung ist ein integraler Bestandteil der diabetischen Angiopathie. Der Effekt von Vitamin C, die Blutplättchenaggregation zu verhindern, ist bei Diabetikern typischerweise weniger ausgeprägt.[140]
- Die durchschnittlichen Vitamin-C-Werte im Blut sind bei Personen mit neu diagnostiziertem Diabetes »signifikant niedriger« als bei Menschen ohne Diabetes.[141]
- Eine Vitamin-C-Gabe vermittelt einen starken Schutzeffekt gegen abnorme Blutgerinnung.[142]
- Vitamin C spielt scheinbar eine wichtige Rolle für die Insulinfreisetzung aus Inselzellen in der Bauchspeicheldrüse.[143]
- Diabetiker zeigen eine klinische Verbesserung, wenn eine Vitamin-C-Infusion zusammen mit Insulininjektionen gegeben wird.[144]
- Diabetiker leiden eher an fortgeschrittener Parodontose als Nichtdiabetiker.[145, 146]

Rauchen

Rauchen ist ein weiterer bekannter, unabhängiger und wichtiger Risikofaktor für die Entstehung der Atherosklerose und der koronaren Herzkrankheit.[147, 149] Vitamin-C-Mangel ist offenbar ein Cofaktor einiger, wenn nicht gar der meisten Mechanismen, die bei Rauchern atherosklerotisch wirken. Nachfolgend einige Fakten:

- Rauchen verringert die Vitamin-C-Sättigung im Blut. Mischt man humanen Blutproben Nikotin bei, wird die Vitamin-C-Sättigung im Blut signifikant reduziert.[149]
- Die Vitamin-C-Werte im Blut sind bei Rauchern deutlich reduziert.[150–152]
- Selbst bei einer dem Alter und dem Geschlecht angepassten Vitamin-C- und Multivitamin-Einnahme, blieb Tabakexposition im unmittelbaren Umfeld mit niedrigeren Vitamin-C-Werten im Blut bei Kindern, die chronisch Tabakrauch ausgesetzt sind, »signifikant assoziiert«.[153]
- Tabakrauch in der Umgebungsluft produziert selbst bei »minimaler« Exposition eine »äußerst signifikante« Reduzierung der Ascorbatsättigung im Plasma.[154]
- Die Vitamin-C-Werte im Blut von Zigarettenrauchern verhalten sich umgekehrt proportional zur Menge des gerauchten Tabaks.[155, 156]
- Ein einziger Zug an einer Zigarette enthält 1015 verschiedene Prooxidantien.[157]
- Winiwarter-Buerger-Krankheit ist eine schwere Gefäßerkrankung. Sie wird mit Rauchen assoziiert. Typisch sind hier derart schnell voranschreitende Arterienverengungen und Arterienverstopfungen, dass häufig Wundbrand auftritt, wenn die Blutversorgung schwer beeinträchtigt ist. In der Folge kommt es zum Verlust von Fingern oder Zehen.[158]
- Parodontose (gekennzeichnet von zentralem Vitamin-C-Mangel) kommt bei Rauchern häufiger vor als bei Nichtrauchern.[159]
- Zwischen den Vitamin-C-Werten im Blut und dem Grad der Parodontose besteht eine ausgeprägte Korrelation.[160]
- Die Gabe von Vitamin C verbessert den Zustand bei Kindern mit signifikanter Zahnfleischerkrankung.[161]
- Die typische Verringerung der Flussgeschwindigkeit der Mikrozirkulation bei Rauchern kann durch Vitamin-C-Supplementierung maßgeblich

kompensiert werden. Blutflussstörungen können wie Blockaden in größeren Arterien zu anginösem Brustschmerz oder Herzinfarkt führen oder deren Entstehung fördern.[162]

- Vitamin C schützt vor kardiovaskulären und mikrovaskulären Veränderungen, die nach der Inhalation von Zigarettenrauch beobachtet wurden.[163]
- Zigarettenrauch begünstigt Atherosklerose, da die Verklumpung der weißen Blutkörperchen begünstigt wird, die dann an den Gefäßwänden haften.[164, 165] Sobald sie daran haften, können Blutgefäßwände akut oder chronisch geschädigt werden.[166, 167]
- Eine Vitamin-C-Vorbehandlung hat die Verklumpung der weißen Blutkörperchen bei Tabakrauchbelastung und die anschließende Tendenz zur Anheftung an die Blutgefäßwände bei Versuchstieren »beinahe vollständig verhindert«.[168]

Fibrinogenwerte

Fibrinogen ist ein Protein, das an der Blutgerinnung beteiligt ist. Es ist ein Gerinnungsfaktor und beeinflusst die Fließeigenschaft (Viskosität) des Blutes. Fibrinogen kann die Entstehung von Blutgerinnseln begünstigen und beeinflussen. Fibrin ist eine wichtige Komponente von Blutgerinnseln. Es entsteht bei der direkten Umwandlung von Fibrinogen, wenn der Gerinnungsmechanismus im Blut eingesetzt hat.

Fibrinogen ist wahrscheinlich ein Risikofaktor für Herzerkrankungen, der durch Vitamin-C-Mangel aktiviert wird. Zumindest besteht eine direkte Beziehung zwischen erhöhten Fibrinogenwerten und verminderten Vitamin-C-Werten. Es ist außerdem sehr gut möglich, dass Vitamin-C-Mangel direkt zu erhöhten Fibrinogenwerten führt.

Ein erhöhter Fibrinogenspiegel im Blut kann die Ausbildung atherosklerotischer Plaques fördern und die Wahrscheinlichkeit einer plötzlichen vollständigen Verstopfung durch akut gebildete Blutgerinnsel (auf der sich entwickelnden Plaque) erhöhen. Nachfolgend einige Fakten über Fibrinogen:

- Eine erhöhte Fibrinogenkonzentration im Blut ist ein unabhängiger Risikofaktor für kardiovaskuläre Erkrankungen.[169–173]

- Es besteht eine Beziehung zwischen erhöhten Fibrinogenwerten und niedrigen Vitamin-C-Werten.[174]
- Bei Schlaganfallpatienten waren die Fibrinogenwerte im Blut hoch und die Vitamin-C-Werte niedrig.[175]
- Eine Vitamin-C-Supplementierung (1000 Milligramm) verbessert bei gesunden Individuen sowie bei Patienten mit koronarer Herzerkrankung die Auflösung von Blutgerinnseln. Dieser Effekt besteht nur so lange, wie höhere Vitamin-C-Werte im Blut vorliegen.[176]
- Vitamin-C-Supplementierung (1000 Milligramm) schützt Patienten mit chronischer Nephritis vor exzessiver Fibrinolyse (Fibrinspaltung). Dies weist darauf hin, dass Vitamin C für die Balance zwischen Fibrinbildung und Fibrinspaltung von Bedeutung ist.[177]

Quelle E: Risiko Nierensteine?

Mögliche Nierensteinbildung ist häufig ein Grund dafür, dass von hochdosiertem Vitamin C abgeraten wird. Unter bestimmten Umständen kann Vitamin C zum Anstieg der Oxalat-Konzentration im Urin beitragen – wie viele andere Faktoren auch. Da der vorrangige Inhaltsstoff von Nierensteinen Calciumoxalat ist, wurde angenommen, dass Vitamin C Nierensteine verursacht, da es die Oxalat-Konzentration im Urin erhöht. Dieser Mythos wird in Kapitel 7 entlarvt. Obwohl die in diesem Kapitel vorgestellte Forschung zeigt, dass hochdosierte Gaben von Vitamin C das Risiko für Nierensteine eigentlich verringern, sollten Patienten mit Nierenerkrankung (Niereninsuffizienz oder Nierenversagen) vor der Anwendung von hochdosiertem Vitamin C den Rat eines Arztes einholen.

Für die Ausfällung von Calciumoxalat, das normalerweise im Urin gelöst ist und zur Bildung von Steinen führen kann, können viele Faktoren eine Rolle spielen – eine Vitamin-C-Supplementierung ist nur ein Faktor. Man sollte nicht vergessen, dass ein bestimmter Risikofaktor nur dann zu einer bestimmten Erkrankung führen kann, wenn andere Umstände diese Erkrankung ebenfalls begünstigen. Solche Risikofaktoren werden inklusive der zugehörigen Referenzen nachfolgend aufgelistet:

1. Erhöhte Konzentration von Oxalat im Urin[1, 2]
2. Präsenz und Konzentration anderer im Urin gelöster Stoffe[3, 4]
3. Präsenz von Schwermetall-Chelatbildnern wie DMPS, DMSA und EDTA, die eine eigene unabhängige Nierentoxizität aufweisen, durch Belastung der gelösten Stoffe und Toxinschädigung der Nieren[4]
4. Erhöhte Calcium-Konzentration im Urin[5–8]
5. Verminderte Magnesium-Konzentration im Urin[9]
6. Verminderte Citrat-Konzentration im Urin[10–12]
7. Verminderte Kalium-Konzentration im Urin[6]
8. Erhöhte Cystin-Konzentration im Urin[13]
9. Erhöhte Phosphat-Konzentration im Urin[14]
10. Erhöhte Harnsäure-Konzentration im Urin[15, 16]
11. Erhöhte Lipid-Konzentration im Urin[17, 18]
12. Erhöhte Cholesterin-Konzentration im Urin[17, 18]

13. Erhöhtes Lebensalter mit altersbedingt reduzierter glomerulärer Filtrationsrate[19]
14. Aufnahme von hartem Wasser[20]
15. Gesamtzustand der Hydrierung[21, 22]
16. Vermindertes tägliches Urinvolumen und reduzierte Urinbildung[23, 24]
17. ph-Wert des Urins[6, 25–28]
18. Geringe Calciumaufnahme[29]
19. Calcium-Supplementierung[29, 30]
20. Vitamin D-Supplementierung[31–34]
21. Geringe Magnesium- und Vitaminaufnahme[35]
22. Vorliegende Calcium-Ablagerungen, insbesondere im Gefäßsystem
23. Vorliegend Niereninsuffizienz oder Nierenversagen, regelmäßige Hämodialyse[36–38]
24. Verletzungen von Epithelzellen des Harnwegssystems, das anfällig für die Entwicklung von Steinen ist[39]
25. Konsum von Nahrungsmitteln, die die Bildung von Oxalatsteinen fördern oder Oxalat enthalten[1, 40, 41]
    a.) Früchte: Rhabarber, Brombeeren, Blaubeeren, Himbeeren, Erdbeeren, Johannisbeeren, Kiwi, Trauben, Feigen, Mandarinen, Zitronenschale, Limettenschale, Pflaumen
    b.) Gemüse: grüne Bohnen, Rote Bete, Spinat, Endivie, Okra, Petersilie, Kermesbeere, Süßkartoffeln, Mangold, Zuckerrüben, Kohl, Lauch
    c.) Fleisch: Leber
    d.) Getreide: Weizenkleie, Weizenkeime, Hirse, Maisgrütze, Quinoa
    e.) Nüsse: Erdnüsse, Pekannüsse, Mandeln, Cashewkerne, Sojabohnen
    f.) Sonstiges: Schokolade, Pfeffer
26. Getränke, die die Bildung von Oxalatsteinen fördern oder Oxalat enthalten[42, 43] (Schwarzer Tee, Kakao, Kaffee)
27. Nahrungsergänzungsmittel und Medikamente, die die Bildung von Oxalatsteinen fördern oder Oxalat enthalten[44–55]
28. Oxalatstein-fördernde Toxine[1, 56, 57]
29. Ausschließliche Nährstoffzufuhr via Infusion[58, 59]
30. Thiaminmangel (Vitamin B_1)[64, 66]

31. Pyridoxin-Mangel (Vitamin B_6)[60-65]
32. Intestinaler Bypass oder eine Darmresektion oder Dünndarm-Malabsorption, unabhängig von der Ursache[67–70]
33. Harnwegsinfektion oder bakterieller Befall[71–76]
34. Erhöhter oxidativer Stress im Harntrakt[77, 78]
35. Primäre Hyperoxalurie, eine erbliche Störung[79]
36. Hyperparathyreoidismus[80, 81]
37. Harnstauung oder unvollständige Entleerung[82, 83]
38. Obstruktive Harnwegserkrankung[76]
39. Polyzystische Nieren[84, 85]
40. Zirrhose[1]
41. Diabetes[1]
42. Herzdekompensation[1]
43. Morbus Crohn[86-88]
44. Zystische Fibrose[89–90]
45. Renale tubuläre Azidose[1]
46. Sarkoidose[91, 92]
47. Klinefelter-Syndrom[1]
48. Parasitäre Erkrankungen, darunter Amöbenruhr, Schistosomiasis, Giardiasis und Ascariasis[1]
49. Antibiotikatherapie[93]
50. Erhöhte Fluorideinnahme[94]
51. Bettlägerigkeit[95]
52. Nierentransplantation[96]
53. Hypertonie[97, 98]
54. Erhöhter Alkoholkonsum[99]
55. Erhöhte Glucose-Einnahme[100, 101]
56. Schwangerschaft[102, 103]
57. Methoxyfluran-Anästhesie[104–106]
58. Ketogene Diät[107]
59. Raumfahrt[108, 109]
60. Erhöhte Vitamin-C-Supplementierung[110, 112]
61. Calciumascorbat als supplementierte Vitamin-C-Form[113, 114]

Quelle F: Toxinauswirkungen minimieren

Zwei grundsätzliche Aspekte der Toxinbelastung müssen angegangen werden:

1. Tägliche Belastung durch neue Toxine.
2. Neue Toxine sammeln sich eher im Körpergewebe an, anstatt neutralisiert und ausgeschieden zu werden.

Ein Schwermetall wie Quecksilber ist ein gutes Beispiel für ein Toxin, dass seine maximale Toxizität entfaltet, nachdem es sich infolge chronischer Exposition im Zielgewebe angesammelt hat. Andere Gifte wie Alkohol werden nach ihrer Aufnahme leichter ausgeschieden. Langfristige Akkumulation ist hier kein Thema.

Ob sich ein Individuum einem leichten, mittelgradigen oder aggressiven Entgiftungsprogramm unterziehen sollte, muss im Gespräch mit einem Arzt oder einer anderen qualifizierten Person entschieden werden. Der konsultierte medizinische Experte sollte sich mit möglichen Maßnahmen auskennen, die zur Mobilisierung und Ausscheidung von Toxinen infrage kommen.

Ein gutes Supplementierungsprogramm regt in der Regel zumindest den Entgiftungsprozess an. Ob eine intensivere Entgiftung nötig ist, sollte wissenschaftlich bestimmt werden. Der klinische Status, standardisierte Laboruntersuchungen und spezifische Tests zur Ermittlung der Ausmaße der Toxinakkumulationen sollten berücksichtigt werden. Manchmal leidet ein Individuum an einer Krankheit, die sich erst dann bessert, wenn ein Großteil der akkumulierten Toxine mobilisiert und ausgeschieden wurde.

Mangelhafte Zahngesundheit: Eine wichtige Quelle für Toxinbelastung

Wenn es im Einzelfall unmöglich ist, die antioxidative Kapazität durch qualitative Supplementierung zu erhöhen, liegt mit wenigen Ausnahmen eine signifikante Zahntoxizität vor. Sie ist häufig sowohl infektiös als auch toxisch. Das ist doppelt ungünstig, da der Verbrauch von antioxidativen Ressourcen entsprechend erhöht ist. Da die Infektionen und Toxine innerhalb des Körpers erzeugt werden, werden 100 Prozent dieser Toxine durch

Inhalation aufgenommen, geschluckt, von der Schleimhaut absorbiert oder gelangen direkt in den Blutkreislauf. Toxine, deren Quelle sich außerhalb des Körpers befindet, werden niemals so effektiv absorbiert und aufgenommen.

Aus diesem Grund ist die Wurzelbehandlung ein besonders wichtiger Einzelfaktor für chronische degenerative Erkrankungen – insbesondere für Krebs und die koronare Herzerkrankung. Die enorme Toxizität, die direkt in die Blutbahn gelangt, hält die antioxidative Sättigung in Geweben immer auf einem niedrigen Niveau. Hierdurch können sich zahlreiche Krankheiten einnisten und ausbreiten.

Der erste Schritt zur Optimierung der antioxidativen Kapazität besteht darin, der dentalen Toxizität den Garaus zu machen. Dies beinhaltet Folgendes:

1. Man finde einen Zahnarzt, der das Vorhaben unterstützt und entsprechende Maßnahmen durchführt.
2. Ordnungsgemäße Entfernung aller wurzelbehandelten Zähne.
3. Ordnungsgemäße Entfernung aller infizierten oder abszedierenden Zähne.
4. Gründliche Reinigung/Revision von Kieferknochen-Kavitationen.
5. Sachgerechte Behandlung der Parodontose (Parodontose-Spülung: 1 Tasse warmes Wasser, mehrere Messkappen 3-prozentiges Wasserstoffperoxid, Anwendung mit spezifischem Spülgerät. Dies beseitigt die Parodontose selbst bei fortgeschrittenem Zahnfleischrückgang und Knochenresorption.
6. Ersatz von Quecksilber-Amalgam-Füllungen durch biokompatible Füllungen.
7. Ersatz von Kronen und anderen zahntechnischen Leistungen durch biokompatible Materialien.
8. Gegebenenfalls Entfernung von Zahnimplantaten – je nachdem wie sich der klinische Zustand des Patienten durch die anderen dentalen Eingriffe bessert.

Die Maßnahmen 1–3 sind am wichtigsten. Man sollte sie unbedingt angehen. Das Verbleiben wurzelbehandelter Zähne sowie von infizierten

Zähnen im Mundraum beeinträchtigt den Weg zur Gesundheit maßgeblich.

In *The Roots of Disease* von Dr. Robert Kulacz und mir wird die Toxizität von wurzelbehandelten Zähnen ausführlich erörtert. Ich lege es jenen ans Herz, die sich näher über dieses Thema informieren möchten.

Schlechte Verdauung: eine potente Toxinquelle

Eine weitere Quelle täglich relevanter Toxinbelastungen ist ein schwach funktionierender Magen-Darm-Trakt. Eine gute Verdauung ist von überragender Bedeutung. Viele der Toxine, die in wurzelbehandelten Zähnen nachweisbar sind, werden in erheblicher Menge im trägen und verstopften Darm produziert.

Tägliche Darmentleerung, am besten zweimal täglich, ist der beste Beweis dafür, dass Ihre Darmfunktion normal oder fast normal ist. Nachfolgend eine kurze Auflistung wichtiger Empfehlungen zur Förderung der Darmfunktion (dieses Thema wird ausführlich in meinem Buch *Optimal Nutrition for Optimal Health* diskutiert):

1. Kombinieren Sie Lebensmittel richtig.
2. Vermeiden Sie Nahrungsmittel mit hohem glykämischen Index (bevorzugen Sie komplexe Kohlenhydrate).
3. Kauen Sie gründlich!!!
4. Minimieren Sie die Wasser- und Flüssigkeitszufuhr während der Mahlzeiten.
5. Nehmen Sie vor oder nach den Mahlzeiten Verdauungsenzyme ein.
6. Essen Sie mehrere kleine Mahlzeiten anstatt zwei große Mahlzeiten täglich.
7. Reduzieren Sie den Konsum von Milchprodukten und vermeiden Sie pasteurisierte Milch als Getränk.
8. Nehmen Sie nicht mehr als 30–60 Gramm Proteine aus Fleisch zu sich.
9. Reduzieren Sie Ihren Meeresfrüchteverzehr.
10. Bevorzugen Sie Bio-Produkte.

Reaktives Eisen minimieren

Die Reduzierung von reaktivem Eisen ist der Schlüssel für eine optimale antioxidative Kapazität. Aus diesem Grund wird dem Thema ein eigenes Kapitel gewidmet. Freies oder reaktives Eisen muss im Körper auf ein Minimum reduziert werden. Solches Eisen ist ein hochreaktiver oxidativer Katalysator. Es ist vermutlich der primäre Faktor für oxidativen Stress, wo auch immer sich dieser exzessiv vollzieht.

Der Ferritinwert ist derzeit der beste Indikator, um überschüssige Eisenreserven aufzudecken, die mit übermäßigen Konzentrationen von freiem Eisen korrespondieren. Derzeit betrachten einige Labore Ferritinkonzentrationen von bis zu 400 ng/ml als normal. Solche Werte sind auf keinen Fall normal. Man sollte dann nichts unversucht lassen, um die Ferritinwerte zu verringern. So lange der Hämoglobinwert normal ist, verfügt der Körper über ausreichend Eisen. Liegt eine Borderline-Anämie vor, können Maßnahmen gegen den Eisenverlust ergriffen werden. Die besten Maßnahmen zur Senkung der Eisenwerte sind:

1. Aderlass: Die jährliche Abgabe von sechs Einheiten Blut ist ein gutes Ziel. Aderlass senkt die Ferritinkonzentration wirksam.

2. Exzessives Schwitzen: (zum Beispiel Saunagänge) Magnesium und andere Elektrolyte können dabei ebenfalls verloren gehen. Aus diesem Grund sollten die entsprechenden Werte beobachtet und bei Bedarf eine Supplementierung durchgeführt werden.

3. Inositol-Hexaphosphat (auch IP6, Phytat oder Phytinsäure genannt): 2–3 Gramm täglich auf leeren Magen (am besten nimmt man es abends ein, oder gleich nach dem Aufstehen). IP6 bindet Eisen und Calcium aus der Nahrung.

4. Eisen-Chelatbildner: Die Anwendung sollte nur erfolgen, wenn sich Probleme bei der Stabilisierung eines akuten klinischen Zustands ergeben, der sich wahrscheinlich aufgrund des Eisenüberschusses verschlimmern kann – Beispiele sind eine fortgeschrittene koronare Herzerkrankung mit angiografisch gesicherten Arterienverengungen – wenn das Ergebnis anderer Maßnahmen nicht adäquat ausfällt.

Quelle G: Andere Nahrungsergänzungsmittel

Obwohl Vitamin C wahrscheinlich das primäre Supplement ist, erweist sich die zusätzliche Supplementierung mit anderen Nährstoffen, die diätetisch nicht in ausreichendem Maß aufgenommen werden, als günstig. Allerdings gibt es hierfür keine einheitlichen Richtlinien. Die optimale Kombination ist bei jeder Person individuell unterschiedlich und von vielen Faktoren abhängig. Diese Faktoren betreffen die tägliche Belastung durch neue Toxine, den Typ und die Menge der bereits angehäuften Toxine sowie vorbestehende Erkrankungen.

Aufgrund dieser Faktoren ist der Bedarf an Vitaminen und Mineralstoffen individuell variabel. Bei manchen Beschwerden und Erkrankungen werden bestimmte Nährstoffe bevorzugt verbraucht. Die nachfolgenden Nahrungsergänzungsmittel sind wichtig. Allerdings sind die angegebenen Dosierungen allgemein gehalten. Sie werden am besten im Laufe der Zeit von einem erfahrenen Arzt oder Heilpraktiker auf der Basis von Testergebnissen angepasst.

L-Lysin: 3000–6000 Milligramm täglich (besonders bei vorliegender koronarer Herzerkrankung)

Magnesium-Chelat (zum Beispiel Glycinat): 200–1000 Milligramm täglich (wichtig für den Erhalt eines normalen Calciumstoffwechsels und zur Mobilisierung von abnormen Calciumablagerungen)

Vitamin K_2: 1–3 Milligramm täglich (wie Magnesium entscheidend für eine optimale Calciumbalance)

Vitamin D_3 (Cholecalciferol): 5000–10 000 IE täglich (Dosierung wird je nach Blutwerten angehoben oder nach unten korrigiert, in der Regel werden Blutwerte von 25(OH)D von 60–80 ng/ml empfohlen)

Vitamin E (Kombination aus Tocopherolen und Tocotrienolen): 200–1000 IE täglich

Betacarotin (Vitamin-A-Quelle): 25 000 IE täglich

Vitamin-B-Komplex: 1 Kapsel täglich oder eine Portion Gemüse-/Fruchtpulvermischung (einzelne B-Vitamine können je nach Bedarf in größeren Mengen eingenommen werden)

Multimineralstoffe: 1 Kapsel täglich oder eine Portion Gemüse-/Fruchtpulvermischung (einzelne Mineralstoffe können je nach Bedarf in größeren Mengen eingenommen werden; vermeiden Sie Kupfer oder Eisen, sofern kein eindeutiger Mangel vorliegt)
Omega-3-Fettsäuren (Krillöl): 300–600 Milligramm täglich
Verdauungsenzyme: vor oder nach den Mahlzeiten
Wahlweise eine oder mehrere hochwertige Antioxidantien und andere Nahrungsergänzungsmittel (nicht ausschließlich), etwa

- Alphaliponsäure
- Aminosäuren
- Coenzym Q10
- Katalase
- Lecithin
- Molkeneiweißpulver
- MSM
- N-Acetylcystein
- Nattokinase
- Polyphenole
- Quercetin
- Resveratrol
- Rutin
- Silymarin
- Superoxiddismutase
- Weizenkeime

Ein Arzt oder Heilpraktiker sollte die Calciumwerte in den Herzkranzgefäßen regelmäßig kontrollieren, nach 6 Monaten oder einmal pro Jahr. Wenn es trotz Ihrer »Kur« zum Anstieg der koronaren Calciumwerte kommt, müssen mehr Evaluationen erfolgen und ein besseres Programm eingeführt werden. Umgekehrt ist ein Rückgang der Calciumwerte ein exzellenter Indikator für die richtige Behandlung, von dem der gesamte Organismus profitiert, darunter auch die Herzkranzgefäße.

Quelle H: Studien zur Anwendung von Vitamin C

Die Liste der hier aufgeführten Studien, die die Anwendung von Vitamin C zur Behandlung von Infektionskrankheiten und Toxinbelastungen belegen, ist nicht vollständig. Der zeitliche Aufwand und das Platzangebot sind dafür zu begrenzt. Zudem erscheinen täglich neue Studien. Ich hoffe, die hier präsentierten Informationen können zur größeren Anerkennung dessen beitragen, was Forscher bislang zweifelsfrei nachgewiesen haben.

Die überwiegende Mehrheit der angeführten Studien ist über die Datenbank-Webseite *PubMed* zugänglich. Für diejenigen, die die Abstracts (kurze Zusammenfassungen) bestimmter Studien selbst prüfen möchten – hier eine Kurzanleitung:

1. Gehen Sie auf die Webseite von PubMed: *http://www.ncbi.nlm.nih.gov/pubmed*
2. Tippen Sie den Nachnamen des ersten genannten Autors ein, gefolgt von Jahr, Jahrgang, der Heftnummer und der ersten Seite dieser Quelle (beispielsweise die unterstrichenen Textabschnitte, getrennt durch einfache Leerzeichen, wie in der nachfolgend dargestellten Muster-Quellenangabe: Riordan NH, Riordan HD, Jackson JA: Intravenous ascorbate as a tumor cytotoxic chemo-therapeutic agent. Med Hypoth, 1995; 44(3):207–213. Sie tippen ein: *Riordan 1995 44(3) 207.*
3. Sie klicken auf Search (suchen).

In der Regel bekommen Sie dann ein Abstract der Studie angezeigt. In manchen Fällen ist die gesamte Studie kostenlos verfügbar. Bei den verbleibenden Studien, kann man den kompletten Text gegen Gebühr einsehen.

Denken Sie daran, dass alle Studien kritisch gelesen werden sollten. Dieses Buch setzt sich für die seriöse evidenzbasierte Forschung zur medizinischen Anwendung von »hochdosiertem« Vitamin C ein. Die Arbeiten von Pionieren wie Dr. Klenner, Linus Pauling, Dr. Cathcart, Dr. Riordan und anderen sind eine ausreichende Basis und geben die Richtung für die weitere Erforschung der Anwendungen des Superheilmittels Vitamin C vor.

In Bezug auf die Definition von »Hochdosis« sollte man ganz besondere Vorsicht walten lassen. Solche Definitionen unterscheiden sich ganz gewaltig! Diejenigen, die dem Mantra der empfohlenen Tagesdosis von 90 Milligramm anhängen, betrachten 500 Milligramm als »hochdosiert«. Die oben genannten Pioniere definieren hingegen eine tägliche »Hochdosis« im Bereich von 10 000–150 000 Milligramm (oder mehr). Es ist für die Leser und zukünftigen Forscher von größter Bedeutung, zu akzeptieren, dass für die von Dr. Klenner (und anderen) erzielten Ergebnisse »Klenner-Dosierungen« erforderlich sind. Immer wieder haben Studien gezeigt, dass erfolgreiche klinische Wirkungen von Vitamin C extrem dosisabhängig sind. Klenner selbst betonte diesen wichtigen Aspekt mehrfach.

In sehr wenigen der nachfolgend gelisteten Studien wurde korrekt »hochdosiertes« Vitamin C verabreicht. Und trotz dieses großen Handicaps erzielte man dennoch mit deutlich suboptimalen Dosierungen positive Resultate. Wesentlich bessere Ergebnisse erwarten diejenigen, die bereit sind, diese Niedrigdosis-»Barriere« zu durchbrechen. Dann winken Heilungen und gute Gesundheit zu geringen Kosten. Es gibt definitiv keinen vernünftigen Grund, länger zu zögern. Gehen wir die Sache an!

Aflatoxinvergiftung

Beschreibung: Als Aflatoxine bezeichnet man Giftstoffe, die von bestimmten Pilzarten (Schimmelpilze) der Gattung Gießkannenschimmel (Aspergillus) produziert werden. Diese Toxine zählen zu den am stärksten krebserregend wirkenden Substanzen, die wir kennen. Die anhaltende Toxinbelastung erhöht das Risiko für Leberkrebs (hepatozelluläres Karzinom) signifikant und gilt als dritthäufigste Ursache für Krebstodesfälle weltweit.[1] Typische Aflatoxinquellen sind verdorbene Pflanzen, Nüsse, Gewürze und Getreide – wenn beispielsweise Hirse, Reis, Weizen, Erdnüsse, Sojabohnen, Sonnenblumensamen, Chilischoten, schwarzer Pfeffer, Ingwer, Mandeln, Pistazien, Walnüsse, Kokosnüsse und Paranüsse kontaminiert sind.[2]

Übliche Vorgehensweise: Eine spezifische Behandlung der Aflatoxinvergiftung vor der Diagnose von Leberkrebs (hepatozelluläres Karzinom) wird in *Cecil Medicine* nicht genannt.

Studien belegen:

- Vitamin C schützt Meerschweinchen vor akuter Aflatoxinvergiftung.[3]
- Ungünstige Aflatoxinwirkungen auf das Fortpflanzungssystem von Kaninchen werden durch Vitamin C deutlich reduziert.[4]
- Vitamin C vermittelt in vitro einen signifikant wirksamen Schutz vor Aflatoxin-bedingter Zerstörung roter Blutkörperchen.[5]
- Durch Aflatoxin verursachte, abnorme Veränderungen von Knochenmarkzellen bei Mäusen werden durch Vitamin C reduziert.[6]
- Bestimmte Bakterien sind durch Vitamin C besser vor Aflatoxin-bedingten Mutationen geschützt.[7, 8]

AIDS/HIV-Infektion

Beschreibung: Das erworbene Immundefektsyndrom (AIDS, *Acquired immunodeficiency syndrome*) wird durch die fortgeschrittene HIV *(human immunodeficiency virus)*-Infektion verursacht. Dieses Virus attackiert das Immunsystem und reduziert T-Lymphozyten nachhaltig (zellvermittelte Immunantwort). Diese Lymphozyten starten und kontrollieren viele lebenswichtige Immunreaktionen. Da das Virus CD4+-Lymphozyten zerstört, wird die Fähigkeit des Körpers, sich gegen zahlreiche opportunistische Infektionskeime zu wehren, geschwächt oder ganz eliminiert.[1]

Übliche Vorgehensweise: Es gibt drei Möglichkeiten, HIV/AIDS zu behandeln: 1. antiretrovirale Therapien, 2. Behandlung/Vorbeugung opportunistischer Infektionen und 3. die Behandlung HIV-bedingter Komplikationen. Es geht nur darum, das weitere Fortschreiten der Erkrankung bei geringst möglichen Belastungen für den Lebensstil des Betroffenen zu verlangsamen.[2]

Studien belegen:

- AIDS und HIV-Infektion können verhindert oder rückgängig gemacht werden, wenn eine aggressive Vitamin-C-Therapie lange genug durchgeführt wird.[3]
- Die klinische Verbesserung ist von der Höhe der Vitamin-C-Dosierung abhängig – wird ausreichend Vitamin C verabreicht, kann der Patient eine Remission erreichen.[4]

- Bei AIDS-Patienten, die an Komplikationen durch Toxizität im zentralen Nervensystem starben, hat man signifikant reduzierte Vitamin-C-Spiegel in den am meisten betroffenen Hirnregionen gefunden.[5]
- Sogar kleine Dosierungen von oralem Vitamin C führten bei HIV-infizierten Patienten zu einer nachweislich geringeren Belastung durch oxidativen Stress und reduzierten tatsächlich die Viruslast.[6, 7]
- Wird Vitamin C optimal dosiert eingesetzt, kann der CD4-Schwund verlangsamt, gestoppt und sogar einige Jahre rückgängig gemacht werden.[8]
- Vitamin C hemmt die Replikationsfähigkeit von HIV in infizierten T-Lymphozyten. Dieser Hemmmechanismus unterscheidet sich von üblichen antioxidativen Wirkungen.[9]
- Vitamin-C-Konzentrationen, die nicht direkt tödlich für HIV-infizierte Zellen sind, können dennoch die intrazelluläre Virusproduktion hemmen.[10]
- Bei HIV-infizierten Patienten erhöhte die 6-tägige Supplementierung mit Vitamin C und Acetylcystein (ACC) die CD4-T-Lymphozytenzahl, den Glutathiongehalt betroffener Zellen und verringerte die Plasmaspiegel HIV-bezogener RNA.[11]
- Die hochdosierte Einnahme von Vitamin C, Nicotinsäure und Vitamin B_1 verlangsamte bei HIV-infizierten Patienten die Entwicklung von AIDS (nach Bereinigung von Störgrößen).[12]
- Im Vergleich zu HIV-freien Kontrollen haben HIV-Infizierte niedrigere Vitamin-C-Plasmaspiegel.[13]
- AIDS-Patienten mit Schädigung des Rückenmarks (Myelopathie) sprechen gut auf eine Vitamin-C-Therapie an.[14, 15]
- »Abnorm hohe« (supranutritionale) Dosierungen von Vitamin C und Vitamin E schützen vor AZT-(Azidothymidin)-bedingten oxidativen Muskelschäden – sowohl bei AIDS-Patienten als auch bei Mäusen.[16]

Alkohol (Ethanol)-Vergiftung

Beschreibung: Hauptursache der Giftigkeit von Alkohol ist die Verstoffwechselung von Ethanol zu Acetaldehyd. Ab einem bestimmten Punkt wirkt Acetaldehyd tödlich. Vitamin C hemmt nicht nur die Produktion von Acetaldehyd, sondern kann offenbar auch die Begleiterscheinungen nach akutem Alkoholgenuss (Wahrnehmungsverlust und motorische Funktionsdefizite) günstig beeinflussen.

Studien belegen:

- Vitamin C schwächt die Bewegungsstörungen von Mäusen nach Aufnahme des Alkoholderivats Methanol ab.[1]
- Eine placebokontrollierte Studie ergab, dass Männer, die vor dem Alkoholkonsum 2 Wochen Vitamin C verabreicht bekamen, in Bezug auf die motorische Koordination und Farbunterscheidung signifikant besser abschnitten. Auch die Alkoholentgiftung im Blut verbesserte sich durch Vitamin C.[2]
- Bei Labortieren mit Alkoholvergiftung führt eine Vitamin-C-Dosierung, die 4400 Milligramm pro Tag bei einer 75 Kilogramm schweren Person entspricht, zu keiner merklichen Verbesserung der motorischen Koordination. Die Vitamin-C-Hochdosis-Anwendung (entsprechend 35000 Milligramm bei 75 Kilogramm Körpergewicht) verhinderte den motorischen Koordinationsverlust vollständig.[3]
- 40 Gramm Vitamin C zusammen mit Vitamin B_1 neutralisieren toxische Alkoholwirkungen.[4]
- Vtamin C reduziert die Belastung durch abnormen oxidativen Stress bei Patienten mit chronischer, alkoholbedingter Lebererkrankung.[5]
- Bei Alkoholikern findet man deutlich niedrigere Blutspiegel von antioxidativen Enzymen und Antioxidantien, inklusive Vitamin C.[6]
- Alkoholiker verstoffwechseln und eliminieren Vitamin C rascher – ein Hinweis auf den erhöhten Vitamin-C-Bedarf.[7]
- Die Blutspiegel von Vitamin C verringern sich bei »mäßigem« Alkoholkonsum um 12–15 Prozent.[8]
- Bereits die Zufuhr von nur 1000 Milligramm Vitamin C 3 Tage vor akutem Alkoholkonsum ist mit einer reduzierten Acetaldehyd-vermittelten Vergiftung assoziiert.[9]
- Es gibt einen direkten Zusammenhang zwischen dem Vitamin-C-Gehalt weißer Blutzellen und dem beschleunigten Abbau von Ethanol im Blut.[10]
- Die Gabe von Vitamin C 90 Minuten vor einer sonst tödlichen Acetaldehydinjektion verringerte die Sterblichkeit von Mäusen signifikant.[11, 12]

- Vitamin C, kombiniert mit Glucose und Cystein, schützt Mäuse vor tödlichen Acetaldehyddosierungen.[13]
- Eine Vorbehandlung mit Vitamin C verringert alkoholbedingten oxidativen Stress und hemmt die ansonsten unvermeidliche DNA-Schädigung.[14]
- Hochdosiertes Vitamin C (entsprechend 140 Gramm bei 75 Kilogramm Körpergewicht) reduziert eindeutig Alkoholvergiftungen bei Ratten.[15]
- Meerschweinchen, die 5 Wochen mit hohen Vitamin-C-Dosierungen vorbehandelt sind, können Alkoholgaben sehr viel rascher verstoffwechseln als Tiere, die nur niedrige Dosierungen bekommen.[16]
- Die Anwendung von »großen Mengen« Vitamin C beschleunigt die Verstoffwechselung sowohl von Ethanol als auch von Acetaldehyd – und schützt gleichzeitig vor deren gesundheitsschädlichen Wirkungen.[17]
- Bei Meerschweinchen fällt der alkoholbedingte Anstieg der Blutfettwerte durch die Gabe von Vitamin C signifikant schwächer aus.[18]
- Dieselbe Alkoholdosis, die das Leberenzym SGOT bei Versuchstieren mit Vitamin-C-Werten unter 16 Milligramm/100 Gramm Lebergewicht 12-fach ansteigen lässt, wurde Tieren mit höheren Vitamin-C-Werten verabreicht: Die Forscher beobachteten um 60 Prozent reduzierte SGOT-Werte.[19]
- Eine strenge Prüfung der Fachliteratur ergibt, dass angemessen dosiertes Vitamin C der beste Weg zur Alkoholentgiftung ist, vor künftigen alkoholbedingten Schäden schützt und bereits vorliegende Alkoholschäden beheben kann.[20]

Aluminiumvergiftung

Beschreibung: Aluminium verursacht im Blut oxidative Schäden durch Lipidperoxidation (LPO), die schließlich zu Schäden an Zellmembranen und der zellulären DNA führen. Aluminiumtoxizität kann das zentrale Nervensystem schädigen und das Sprachvermögen, die kognitive Leistung, das Gedächtnis und die Muskelkoordination schwer beeinträchtigen. Lagert sich Aluminium vermehrt in den Knochen ein, verhindert es den Einbau von Calcium. Hohe Aluminiumbelastungen erhöhen das Risiko, an Lungen- und Blasenkrebs zu erkranken.[1]

Übliche Vorgehensweise: Aluminium kann durch Blutwäsche (Hämodialyse) und Hämofiltration aus dem Blut entfernt werden. Man benutzt den Chelatbildner Deferoxamin, um Aluminium im Blut und in Körpergeweben unschädlich zu machen, wenn die Serumspiegel von Aluminium auf über 100 µg/l ansteigen.[1]

Studien belegen:

- Ein antioxidatives Therapiekonzept inklusive Vitamin C blockiert weitgehend die LPO-erhöhende Wirkung von Aluminium.[2]
- Vitamin C schützt *in vitro* vor LPO-bedingten Schäden durch Aluminium.[3]
- Vitamin-C-Supplementierung verbessert bei Kaninchen die Ausscheidung (Chelatbildung) von Aluminium, das sich in Knochengewebe angesammelt hat.[4]
- Vitamin C schützt vor aluminiuminduzierten Chromosomenschäden durch LPO in Knochenmarkzellen bei Mäusen.[5, 6]

Alzheimer-Demenz

Beschreibung: Alzheimer-Demenz ist eine Erkrankung, die kognitive Fähigkeiten beeinträchtigt und Störungen im Alltag der Patienten verursacht, die bis zum vollständigen Verlust der persönlichen Eigenständigkeit führen. Die Erkrankungshäufigkeit nimmt altersabhängig zu.[1] Es ist allgemein anerkannt, dass vor allem oxidativer Stress durch freie Sauerstoffradikale die Entstehung und das Fortschreiten von Demenz-Erkrankungen verursachen.[2]

Übliche Vorgehensweise: Wirksame vorbeugende Therapien gibt es nicht. Zwei Arten von Medikamenten sind zugelassen und werden zur Behandlung eingesetzt: Cholinesterasehemmer und Memantin.[3]

Studien belegen:

- Vitamin C spielt eine wichtige Rolle bei der Vorbeugung und Verringerung von oxidativem Stress in Tiermodellen neurodegenerativer Erkrankungen.[4–6]

- Eine Kombination von Vitamin C, Vitamin E und nicht-steroidalen Entzündungshemmern (NSAID) verlangsamt den kognitiven Verfall bei Alzheimer-Erkrankung.[7]
- Eine randomisierte placebokontrollierte Doppelblindstudie kommt zu dem Ergebnis, dass Alzheimer-Patienten, die mit einer Vitamin-C-haltigen Rezeptur behandelt werden, von signifikant verbesserten Werten in kognitiven Tests profitieren.[8]

Amöbenruhr (Dysenterie)

Beschreibung: Ein Protozoon, die Amöbe *Entamoeba histolytica*, verursacht eine Infektion, die häufig mit Bauchkrämpfen, Bauchschmerzen, blutigem Durchfall, schmerzhaften Verspannungen bei Darmbewegungen und mit Fieber verbunden ist. An der Darmwand können sich Läsionen entwickeln, die manchmal in den Darm durchbrechen, was häufig tödlich endet. Die Infektion wird durch unsauberes Trinkwasser und durch verseuchte Nahrungsmittel übertragen.[1]

Übliche Vorgehensweise: Am wichtigsten ist die Prävention. Infektionen werden mit verschiedenen antimikrobiellen Medikamenten behandelt.[1]

Studien belegen:

- Meerschweinchen mit Vitamin-C-Mangel sind für eine Amöbeninfektion besonders anfällig – sogar dann, wenn die Tiere mit einer sehr geringen Anzahl von Mikroben beimpft wurden.[2]
- Meerschweinchen mit Vitamin-C-Mangel infizierten sich leichter mit Amöben, hatten schwerere klinische Verläufe und starben. Wenn dieselben Tiere zusätzlich mit Vitamin C gefüttert wurden, bewältigten sie häufiger schwere Infektionen, und eine signifikante Anzahl der Tiere überlebte.[3]
- 106 Patienten mit Amöbenruhr bekamen nur 150 Milligramm Vitamin C täglich und profitierten von einer Linderung der Beschwerden.[4]
- Patienten mit Amöbenruhr wurden mit 500 Milligramm Vitamin C pro Tag behandelt. Die Erkrankung verlief kürzer, und die Symptome verschwanden rascher als bei Patienten ohne Vitamin-C-Gabe.[5]

Amphetaminvergiftung

Beschreibung: Eine akute Überdosis Amphetamin kann Krämpfe, Herzrasen (Tachykardie), Überhitzung (Hyperthermie), Halluzinationen, Schlaganfall und Bluthochdruck verursachen und sogar zum Tod führen. Toxische Amphetaminbelastung führt zur Schädigung oder Zerstörung von Nervenzellen und auch zu Herzmuskelschäden.[1]

Übliche Vorgehensweise: Die Behandlungsmaßnahmen umfassen Beruhigung (Sedierung), kühlende Eispackungen sowie die Anwendung von Benzodiazepinen und Haloperidol.[1]

Studien belegen:

- Ein 17-jähriger Mann wurde nach einem epileptischen Anfall aufgrund einer Überdosis Ecstasy in ein Krankenhaus aufgenommen. Nach Einleitung einer intravenösen Vitamin-C-Therapie erwachte er aus dem Koma und war bereits 50 Minuten später wieder ansprechbar.[2]
- In Tierversuchen milderte die Vorbehandlung mit Vitamin C neurotoxische Wirkungen von Methamphetamin ab.[3, 4]
- Bei Ratten konnte der durch Methamphetamin verursachte anhaltende Dopaminmangel im Gehirn durch Vorbehandlung mit Vitamin C verringert werden.[5]
- Die Anti-Amphetamin-Wirkungen von Haloperidol werden durch eine Vitamin-C-Gabe deutlich verstärkt.[6]
- Vitamin C verbessert amphetaminbedingte, abnorme Verhaltensveränderungen bei Ratten.[7]

Arsenvergiftung

Beschreibung: Eine Arsenvergiftung wird in der Regel durch eine chronische Belastung mit der dreiwertigen Form dieses Elements (Arsenit) verursacht. Anzeichen und Symptome der Vergiftung sind etwa ein Schwächegefühl, die Verfärbung der Zunge und der Mundschleimhaut, eine Lungenerkrankung, die Erkrankung des Nervensystems, eine Lebervergiftung und brüchige Nägel.[1]

Übliche Vorgehensweise: Wenn der Blutspiegel auf über 50 µg/l ansteigt, wird der Chelatbildner Dimercaptopropansulfonsäure (DMPS) eingesetzt.[2]

Studien belegen:

- In den 1940er-Jahren behandelten Ärzte die Syphilis mit Arsen. Vitamin C galt als das »sicherste Mittel«, um die Patienten vor den toxischen Wirkungen der Arsenkur zu schützen.[3]
- Vitamin C schützt Labortiere vor den toxischen Effekten von Natriumarsenit in Bezug auf Eierstock- und Hirnfunktionen.[4]
- Vitamin C verbessert die Wirksamkeit von Arsentrioxid zur Abtötung von Krebszellen bei Leukämie und Multiplem Myelom (einer bösartigen Krebserkrankung von Knochen und Knochenmark).[5–7]

Arthritis

Beschreibung: Entzündliche Gelenkerkrankungen (Arthritis, Polyarthritis, Arthrose und rheumatoide Arthritis) entstehen durch degenerative »Abnutzung« von Gelenkgewebe. Oxidativer Stress gilt als Ursache für Knorpelschwund, für die Instabilität von Telomeren der Knorpelzellen (Chondrozyten) und für die Verschlechterung der Chondrozytenfunktion bei Arthritis.[1] Man geht davon aus, dass für die Entwicklung der Arthritis auch ein geschwächtes antioxidatives Abwehrsystem von Bedeutung ist.[2]

Übliche Vorgehensweise: Die Arthrose wird im *Cecil-Medicine*-Handbuch, einem Standardnachschlagewerk für medizinische Therapien, nicht erwähnt. Mit der Therapie der rheumatoiden Arthritis versucht man, die Erkrankung einzudämmen und den Schmerz zu bekämpfen. Hierbei werden nichtsteroidale Entzündungshemmer (NSAID), Kortikosteroide und antirheumatische Biologika (DMARD) eingesetzt.[3] Zur Behandlung der Polyarthritis kommen NSAIDs, Kortikosteroide, Sulfasalazin und Methotrexat zum Einsatz.[4]

Studien belegen:

- Im Vergleich zu gesunden Menschen haben Arthrosepatienten signifikant niedrigere Vitamin-C-Speicherwerte.[5]

- Skorbut-Patienten zeigen Arthritissymptome.[6, 7]
- In der Gelenkflüssigkeit arthritischer Gelenke findet man niedrige Vitamin-C- und GSH-Spiegel (GSH ist ein intrazelluläres Antioxidans), die mit Knorpelschäden in Verbindung gebracht werden.[8]
- Geringe Vitamin-C-Aufnahme ist mit der Entstehung von Polyarthritis assoziiert.[9, 10]
- Die erhöhte Aufnahme von Vitamin C reduziert Knochenmarkschäden, die Kniearthrosen begünstigen.[11]
- Hochdosiertes Vitamin C bessert eine Gliedmaßenarthritis sowie damit verbundene, entzündungsbedingte Ödeme und die Einwanderung von Entzündungszellen in das Synovialgewebe (die Gelenkinnenhaut) bei arthritischen Ratten.[12]

Bakterienruhr (Dysenterie/Shigellose)

Beschreibung: Bakterienruhr wird durch vier pathogene Spezies von *Shigella*-Bakterien verursacht. Die Infektion verursacht eine schwere Darmreizung, die zu Durchfall, blutigem Stuhl, Bauchkrämpfen und Fieber führt. Diese extrem ansteckende Infektion kann nach der Aufnahme von bereits 10–100 Mikroorganismen auftreten – im Gegensatz zu anderen Darmkeimen, die in der Größenordnung 1000–10 000 Mikroorganismen vorliegen müssen, um eine Infektion auszulösen. *Shigella*-Bakterien werden zunehmend antibiotikaresistent. Vormals Betroffene bleiben nach der Genesung bis zu 6 Wochen nach dem Verschwinden der Symptome ansteckend.[1]

Übliche Vorgehensweise: Flüssigkeits- und Elektrolytersatz ist erforderlich. In der Regel dauert die Erkrankung 4–8 Tage. In schweren Fällen können die Symptome bis zu 6 Wochen lang andauern – sogar dann, wenn Antibiotika eingesetzt wurden.[2]

Studien belegen:

- Patienten, die 500–1000 Milligramm Vitamin C intramuskulär injiziert bekamen, waren umgehend von der Dysenterie geheilt. Kinder, die »zehn- bis fünfzehnmal pro Tag blutigen Stuhlgang« hatten, genasen in 48 Stunden.[3]

- Der Vitamin-C-Spiegel in den Nebennieren von wilden Affen, die sich in ihrer natürlichen Umgebung infiziert hatten und starben, war um 60 Prozent reduziert – ein deutliches Zeichen für den infektionsbedingten Vitamin-C-Verbrauch.[4]
- Eine Vitamin-C-Gabe schützte durch Shigelleninjektion infizierte Tiere 100-prozentig vor der Bakterienruhr.[5]
- Wenn sich Affen, die kein Vitamin C produzieren, mit Shigellen infizieren, können sie anschließend schweren Skorbut entwickeln.[6]

Barbiturat-Überdosis

Beschreibung: Barbiturate werden in Antikonvulsiva, Beruhigungsmitteln und Sedativa eingesetzt. Phenobarbital ist der bekannteste Vertreter dieser Medikamentenklasse und nach wie vor das weltweit am häufigsten benutzte Mittel, um Krämpfe zu behandeln. Die Symptome der Barbituratvergiftung reichen von Trägheit bis zum lebensbedrohlichen Koma.[1]

Übliche Vorgehensweise: Nach der Intubation (Einsetzen einer Röhre zur Beatmung) und dem Beginn der Infusionstherapie bekommt der Patient häufig Medikamente wie Noradrenalin oder Dopamin, um den Blutdruck anzuheben. Dann gibt man Aktivkohle – in der Hoffung, dass dadurch Barbituratreste im Magen-Darm-Trakt absorbiert werden.[2]

Studien belegen:

- Ein komatöser Patient mit Barbiturat-Überdosierung und einem Blutdruck von 60/0 mmHg erwachte prompt und erholte sich vollständig, nachdem er innerhalb von 12 Stunden 125 000 Milligramm Vitamin C verabreicht bekommen hatte.[3]
- In fünfzehn Fällen von Barbiturat-Überdosierung kam es innerhalb von Stunden nach der kombinierten Anwendung von intravenösem und oralem Vitamin C zur kompletten Genesung (Vitamin-C-Gesamtdosis: 100 000 Milligramm oder mehr).[3]
- Bei Hunden und Mäusen mit Barbiturat-Überdosierung machte die Injektion von hochdosiertem Vitamin C den Blutdruckabfall und die zentralnervöse Hemmung rückgängig.[4]

Benzanthronvergiftung

Beschreibung: Benzanthron ist ein aromatisches Kohlenwasserstoffderivat, das als Lösungsmittel bei der industriellen Farbstoffproduktion und zur Herstellung von Feuerwerkskörpern benutzt wird.[1] Eine anhaltende Belastung kann zu schweren Hautreizungen, zu Appetitverlust, Müdigkeit und Erschöpfung führen. Auch eine gestörte Leberfunktion und Gastritis können verursacht werden. Wenn diese toxische Substanz geschluckt wird, kann es zu Verätzungen der Speiseröhre und des Magen-Darm-Trakts kommen.[2]

Übliche Vorgehensweise: Ist die Haut betroffen, entfernt man das Gift und setzt an den betreffenden Stellen Cremes ein. Nach oraler Aufnahme wird der Magen ausgepumpt und gespült. Anschließend wird Aktivkohle eingesetzt, um die Absorption von restlichem Benzanthron zu verhindern.[2]

Studien belegen:

- Benzanthronbelastungen verbrauchen Vitamin C und Glutathion.[3]
- Bei Versuchstieren verringert Vitamin C (Äquivalenzdosis: 1750 Milligramm bei 75 Kilogramm Körpergewicht) die Benzanthron-bedingte Sterblichkeit um 40 Prozent.[4]
- Niedrige Vitamin-C-Dosierungen führen bei Benzanthron-exponierten Versuchstieren zu signifikanten Verbesserungen des Erscheinungsbildes sowie zu biochemischen Veränderungen in der Leber, in den Hoden, in den Nieren und in der Harnblase.[5]
- Die orale und lokal begrenzte Therapie mit Vitamin C führt zum wirksamen Schutz vor toxischen Benzanthroneffekten auf der Haut und in der Leber.[6]
- Vorbeugende Behandlung mit Vitamin C erhöht die Ausscheidung von Benzanthron und verringert die Organbelastung durch Benzanthron erheblich.[7, 8]

Benzolvergiftung

Beschreibung: Benzol ist ein klarer, flüssiger und aromatischer Kohlenwasserstoff, der meist als Lösungsmittel verwendet wird. Zur Belastung kommt es durch Hautkontakt, Einatmen der Dämpfe oder orale Aufnahme. Vergiftungssymptome sind unter anderem verschwommenes Sehen, Nasen-Rachen-Reizung, Appetitverlust, Übelkeit, Erbrechen, irregulärer oder schneller Puls, Hyperventilation, Schwindel, Benommenheit, Nervosität, Krämpfe, Kopfschmerzen, Atemnot, Bewusstlosigkeit und Schwächegefühl.[1]

Übliche Vorgehensweise: »Ein Gegenmittel bei akuter Benzolvergiftung gibt es nicht.«[2] Wer Benzol ausgesetzt ist, muss sofort aus dem Gefahrenbereich entfernt werden. Der Herz-Kreislauf-Status muss kontrolliert und gegebenenfalls behandelt werden. Wurden erhebliche Mengen geschluckt, wird der Magen ausgepumpt.[2]

Studien belegen:
- Schwere Benzolvergiftung führte zu Symptomen wie bei Skorbut. Die Anwendung von hochdosiertem Vitamin C beschleunigte die Benzolausscheidung im Urin.[3]
- Ein benzolbedingter skorbutartiger Zustand wurde erfolgreich mit hochdosiertem Vitamin C behandelt.[4]
- Zur Vorbeugung von Benzolvergiftungen wird Vitamin C als Nahrungsergänzungsmittel empfohlen.[5]
- Vitamin C vermittelt dosisabhängig Schutzwirkungen vor toxischen Brombenzoleffekten in tierischen Zellpräparaten.[6]
- Eine erhöhte Vtamin-C-Zufuhr verringerte die Symptome und die Sterblichkeit bei Meerschweinchen um 57 Prozent.[7]

Bleivergiftung

Beschreibung: Schon geringe Bleimengen können schwere Gesundheitsstörungen auslösen. Bei hohen Bleispiegeln im Blut kann eine Bleivergiftung tödlich sein. Zu den Symptomen gehören Reizbarkeit, Appetitverlust, Konzentrationsstörungen, Gewichtsverlust, Muskelschwäche, Ermüdung, Bauchschmerzen, Erbrechen, Verstopfung, Kopfschmerz, hoher Blutdruck, reduzierte Spermienproduktion, abnormes Sperma, Fehlgeburt und Frühgeburt.[1]

Übliche Vorgehensweise: Vorbeugung weiterer Exposition und die Anwendung von Chelatbildnern werden empfohlen. Dazu gehören etwa Ethylendiamintetraessigsäure (EDTA) und Dimercaprol sowie auch Succimer (Dimercaptobernsteinsäure).[2]

Studien belegen:

- Siebzehn Arbeiter mit chronischer Bleivergiftung wurden mit nur 100 Milligramm Vitamin C täglich behandelt. Innerhalb von Wochen oder sogar noch schneller verschwanden die schlimmsten Beschwerden.[3]
- Eine Tagesdosis von 250 Milligramm Vitamin C senkt die Bleispiegel im Blut signifikant ab und beseitigt die durch Bleivergiftung bedingte Enzymhemmung.[4]
- Bei schwangeren Frauen mit Bleibelastung verringert eine Kombination von Vitamin C und Calciumphosphat den Bleigehalt der Muttermilch um 15 Prozent und den Bleigehalt der Placenta um 90 Prozent im Vergleich zu unbehandelten Müttern.[5]
- Vitamin C verstärkt die Chelatbildung von bereits absorbiertem Blei im Verdauungstrakt und verbessert die Bleientgiftung der Nieren bei Ratten.[6–11]
- Große Populationsstudien zeigten, dass hohe Spiegel von Vitamin-C-Serum unabhängig mit der reduzierten Häufigkeit erhöhter Bleispiegel in der breiten Bevölkerung assoziiert sind.[12, 13]
- Ein geringes Vitamin-C-Angebot in der Nahrung begünstigt ansteigende Bleispiegel im Blut.[14]
- Vitamin C schützt Probanden vor Bleianhäufung im Körper.[15]
- Eine Vorbehandlung mit Vitamin C senkt die Bleikonzentrationen im Oberschenkelknochen (Femur), in den Nieren, der Leber und im Blutplasma bei Ratten.[16]
- Die Bleiwerte im Blut von 75 erwachsenen Rauchern, die nur eine Woche lang mit 1000 Milligramm Vitamin C pro Tag behandelt wurden, verringerten sich um 81 Prozent.[17]

Bluthochdruck (Hypertonie)

Beschreibung: Der Blutdruck ist ein Messwert der Kräfte, die auf die Arterienwand einwirken, wenn das Herz Blut in die Adern pumpt. Der systolische Blutdruck ist der Messwert, der der Herzkontraktion (Zusammenziehung) entspricht, und der diastolische Blutdruck kennzeichnet die Erschlaffungsphase der Herzbewegung. Systolische Werte über 140 mmHg und diastolische Werte über 90 mmHg gelten als erhöht. Übergewicht, Diabetes, verengte Arterien, Hormonstörungen, Stress, Rauchen und zahlreiche weitere Faktoren können Hypertonie verursachen. Unbehandelter Bluthochdruck erhöht das Risiko, sich eine Arteriosklerose, einen Herzinfarkt, einen Schlaganfall und eine Nierenerkrankung zuzuziehen.[1]

Übliche Vorgehensweise: Empfohlen wird eine Änderung des Lebensstils. Dazu gehören gesunde Ernährung, mehr Bewegung und Nikotin-Abstinenz. Bleiben die Ergebnisse unzureichend, können mehr als hundert Antihypertensiva verordnet werden[2], Medikamente, die der Patient häufig lebenslang einnehmen muss.

Studien belegen:

- Vitamin-C-Mangel spielt eine fundamentale Rolle bei der Verursachung und Aufrechterhaltung von Bluthochdruck.[3–5]
- Höhere Vitamin-C-Spiegel sind beim Menschen mit niedrigeren Blutdruckwerten assoziiert.[6–9]
- Vitamin C, kombiniert mit anderen Antioxidantien, senkt den Blutdruck.[10]
- Eine placebokontrollierte Doppelblindstudie ergab, dass Vitamin C allein den Blutdruck von Hypertonikern wirksam senken kann.[11]

Brucellose

Beschreibung: Brucellen sind von Tieren übertragene Bakterien, die Menschen infizieren können, insbesondere durch Kontakt oder den Genuss kontaminierter Milchprodukte. Symptome der Erkrankung sind unter anderem Gelenkschmerzen, eine Vergrößerung der Milz beziehungsweise Leber sowie angeschwollene Lymphknoten. Schwere Fälle können zur Herzschädigung und zum Tod führen.[1]

Übliche Vorgehensweise: Wird die Erkrankung frühzeitig entdeckt und breit mit Antibiotika behandelt, ist sie manchmal heilbar. Im späteren Leben können Rückfälle sogar dann auftreten, wenn die Infektion frühzeitig aggressiv behandelt wurde. Chronische Brucellose gilt als unheilbar.[1]

Studien belegen:

- Bei Patienten mit chronischer Brucellose werden signifikant niedrige Vitamin-C-Spiegel beobachtet.[2]
- Eine 15-tägige Nahrungsergänzung mit Vitamin C normalisiert bestimmte Parameter der Immunfunktion von Monozyten, die zur Bekämpfung der Brucellose nötig sind.[2]
- Eine Fallstudie zeigte, dass eine 35-jährige Frau, die seit 15 Jahren an Brucellosebeschwerden litt, nach 15 Monaten Vitamin-C-Supplementierung mit 3000 Milligramm pro Tag von ihren wiederkehrenden Symptomen befreit wurde.[3]
- Die tägliche Zufuhr von 3000 Milligramm Vitamin C beseitigte chronische Beschwerden und ermöglichte einem Patienten, der seit 6 Jahren an Brucellose litt, wieder zu arbeiten. Er nahm 35 Kilogramm zu, die er krankheitsbedingt verloren hatte.[3]
- In elf von zwölf Brucellosefällen kommt es nach der Anwendung von täglich 3000–4000 Milligramm Vitamin C zur deutlichen Verbesserung. Ein Therapieversagen war bei einem einzigen Patienten zu beobachten, der die gelegentliche Vitamin-C-Injektion zur Unterstützung der oralen Vitamin-C-Therapie abgelehnt hatte.[3]

Cadmiumvergiftung

Beschreibung: Die akute Belastung durch Cadmiumdämpfe kann zu grippeartigen Beschwerden führen. Schwere Exposition verursacht Tracheobronchitis, Pneumonitis und Lungenödem. Die Inhalation kann die Atemwege schädigen und Nierenversagen auslösen. Die orale Aufnahme verursacht unmittelbar Leber- und Nierenschäden. Chronische Exposition wird mit Calciumverlusten in den Knochen in Verbindung gebracht.[1]

Übliche Vorgehensweise: »Das klinische Bild der chronischen Cadmiumvergiftung wird von der irreversiblen Nierentoxizität bestimmt ... Die Behandlung toxischer Cadmiumwirkungen ist symptomatisch und supportiv. Es gibt kein anerkanntes Mittel, um die Cadmiumbelastung des Körpers zu verringern.« [2] [... Das heißt, es gibt keine wirksame Therapie.]

Studien belegen:

- Bei Meerschweinchen vermittelte hochdosiertes Vitamin C einen nachhaltig besseren Schutz vor Cadmiumvergiftung als niedrig dosiertes Vitamin C.[3–5]
- Vitamin C blockiert die Anhäufung von Cadmium im Gehirn, im Herzen und in den Hoden von Versuchstieren.[6]
- 93 Prozent der mit Vitamin C vorbehandelten Versuchstiere überlebten eine für nicht behandelte Tiere tödliche Cadmiumdosis.[7]
- Vitamin C schützt kultivierte Mauszellen signifikant vor Chromosomenschäden durch Cadmiumchlorid.[8]
- Vitamin-C-Zugabe im Futter verringert die Cadmiumanhäufung in der Niere und der Leber von Tieren um bis zu 40 Prozent.[9, 10]

Cholesterin (erhöhte LDL-Cholesterinwerte)

Beschreibung: Cholesterin wird im Körper selbst hergestellt und auch über Nahrungsmittel zugeführt. Es kann verschiedene Giftstoffe neutralisieren und ist ein natürlicher antientzündlicher Stoff. Anders als das Lipoprotein hoher Dichte (HDL-Cholesterin), das zur Leber transportiert und dann ausgeschieden werden kann, wird Cholesterin niedriger Dichte (LDL-Cholesterin) in Arterienwände transportiert, wenn in den Herzkranzgefäßen (Koronar-Arterien) Vitamin-C-Mangel herrscht, was die Plaquebildung begünstigt.

Übliche Vorgehensweise: Statine gelten als »Therapie der ersten Wahl, um bei Diabetikern LDL-Cholesterin zu senken«, aber auch bei anderen Patienten mit hohen LDL-Cholesterin-Spiegeln.[1] [Eine 2011 publizierte Meta-Analyse von Statinstudien kam zu dem Ergebnis, dass es keine klare Evidenz für die Primärprävention mit Statinen gibt. Die Autoren warnten davor, diese Mittel Menschen mit niedrigem kardiovaskulärem Risiko zur Primärprävention zu verordnen.[2]]

Studien belegen:

- Bei Vitamin-C-Mangel steigen die Cholesterinwerte im Serum an.[3–9]
- Bei Cholesterinüberschuss wird Vitamin C verbraucht.[10–16]
- Vitamin-C-Supplementierung senkt die Cholesterinwerte im Serum ab.[18]
- Hochdosiertes Vitamin C fördert die Umwandlung von Cholesterin in Galle.[19]
- Vitamin C schützt Arterien vor Plaquebildung, sogar bei hohen Cholesterinwerten.[20, 21]

Chromvergiftung

Beschreibung: Es gibt mehrere Formen von Chrom, aber sechswertiges Chrom ist am giftigsten. Eine öftlich begrenzte Exposition mit diesem Metall kann schwere Hautentzündungen verursachen. Die Inhalation von sechswertigem Chrom kann Atemwegsprobleme (wie bei Asthmaanfällen) und sogar Lungenkrebs auslösen. Die orale Aufnahme von sechswertigem Chrom kann Magenprobleme, Geschwüre, Krämpfe, Nieren- und Leberschäden, sogar den Tod verursachen.[1]

Übliche Vorgehensweise: »Die Behandlung der Chromvergiftung ist symptomatisch und supportiv.«[2] [… Das heißt, es gibt keine wirksame Therapie.]

Studien belegen:

- Vitamin C ist ein wirksames Gegengift bei Chromvergiftung im Tierversuch, sowohl bei innerlicher als auch bei äußerlicher Exposition.[3]
- Lokal begrenzt verfügbares Vitamin C verkürzt die Dauer der Abheilung von chrominduzierten Hautgeschwüren bei Meerschweinchen.[4]
- Vitamin-C-imprägnierte Filter schützen vor der Toxizität inhalierter Chromsäuredämpfe.[5]
- Vitamin C gilt als »echtes Gegenmittel« bei Vergiftung mit sechswertigem Chrom.[6]

- Chromatbedingte Nierentoxizität wird durch Vitamin C merklich reduziert.[7]
- Vitamin C schützt Meerschweinchen hochwirksam sowohl vor toxischen als auch vor mutagenen Chromeffekten.[8]
- Vitamin C entfernt als wirksamer Chelatbildner Chrom aus den Geweben von Labortieren.[9]

Diphtherie

Beschreibung: Der Mikroorganismus Corynebacterium diphtheriae infiziert bevorzugt die Atemwege, was zur Entzündung der Rachenmandeln, des Rachens und des Kehlkopfs führt. Zudem werden Giftstoffe (Exotoxine) produziert, die manchmal das Herz und das Nervensystem schädigen. Die Erkrankung ist hochansteckend, 5 bis 10 Prozent der Fälle in den USA verlaufen tödlich.[1]

Übliche Vorgehensweise: Die Patienten werden rasch isoliert (Quarantäne) und mit hohen Dosierungen Antitoxin, das von Pferden stammt, behandelt. Da die Produktion von US-Herstellern gestoppt wurde, ist in den USA kein Antitoxin verfügbar. Um die Infektion zu bekämpfen und die Exotoxinproduktion zu verringern, werden auch Antibiotika eingesetzt. Aus den genannten Gründen geht es bei dieser Erkrankung vor allem um die Vorbeugung durch eine Schutzimpfung.[1]

Studien belegen:

- Tödliche Dosierungen von Diphtherietoxin, gemischt mit Vitamin C, erwiesen sich bei Meerschweinchen als nicht tödlich – ohne Vitamin-C-Beigabe starben die Meerschweinchen innerhalb von 4–8 Tagen.[2]
- Vitamin C verbessert die Resistenz gegenüber Diphtherietoxin bei Meerschweinchen.[3]
- Vitamin C inaktiviert Diphtherietoxin in vitro und schützt Meerschweinchen vor tödlichen Diphtherietoxindosierungen.[4]
- An Skorbut und Diphtherie erkrankte Meerschweinchen sterben doppelt so häufig wie erkrankte Tiere ohne Skorbut.[5]

- Kleine intramuskuläre Vitamin-C-Injektionen retteten das Leben von 50 Prozent der Tauben, die tödliche Injektionen von Diphtherietoxin bekommen hatten.[6]
- Kleine, orale Vitamin-C-Gaben (1000–2000 Milligramm) beeinflussen die Diphtherie kaum. Häufige, hochdosierte Vitamin-C-Gaben (intramuskulär oder intravenös) heilen in der Regel die Infektionskrankheit.[7]
- Drei Kinder mit nasaler Diphtherie bekamen Antitoxininjektionen – ein Kind erhielt alle 8 Stunden drei Injektionen mit 10 000 Milligramm Vitamin C als Injektion und anschließend alle 12 Stunden zwei weitere Injektionen, gefolgt von oralem Vitamin C. Nur das Kind, das Vitamin C bekommen hatte, überlebte.[8]

Enzephalitis (Hirnentzündung)

Beschreibung: Enzephalitis ist eine Entzündung des Gehirns, die eine gefährliche Schwellung verursachen kann. Sie kommt oftmals als Komplikation einer Virusinfektion vor. Viren, die Enzephalitis verursachen können, sind etwa Herpes simplex, Masern, Mumps, Windpocken und das West-Nil-Virus. Auch allergische Reaktionen auf eine Impfung, Autoimmunerkrankungen und bestimmte bakterielle Infektionen können Enzephalitis auslösen. Die Symptome umfassen sehr hohes Fieber, Kopfschmerz, Verwirrtheit, Benommenheit, Hals- und Rückensteifigkeit, Erbrechen, Muskelschwäche/-lähmung, Gedächtnisschwund, Krämpfe und sogar Koma.[1]

Übliche Vorgehensweise: Zunächst muss eine ursächliche Behandlung versucht werden. Das Fieber kann mit Paracetamol, Eis und kühlenden Umschlägen behandelt werden. »Intensive Betreuung und die Vermeidung von Komplikationen sind von größter Bedeutung.«[2]

Studien belegen:

- Ein lethargischer, apathischer, 8-jähriger Junge, der seit 4 Tagen an einer Virus-Enzephalitis infolge von Mumps litt, wurde mit 2000 Milligramm Vitamin C intravenös behandelt. 2 Stunden nach der Injektion kamen Appetit und Energie zurück. 6 Stunden später traten erneut Symptome auf. Mehr Vitamin C wurde sowohl durch Injektion als auch oral eingesetzt. Das Kind wurde vollständig geheilt.[3]

- Bei einer 28-jährigen Frau entwickelte sich eine Virus-Pneumonie zu einer Enzephalitis weiter. Nach 14 Tagen und der Behandlung mit drei verschiedenen Antibiotika hatte sich ihr Zustand weiter verschlechtert. Die Achseltemperatur betrug 41,5 °C, und sie befand sich in komatösem Zustand. Alle 2–3 Stunden wurden ihr 4000 Milligramm Vitamin C injiziert. 72 Stunden später waren die klinischen Symptome verschwunden.[4]
- Viele Patienten erholen sich von komatösen Enzephalitis-Zuständen unter einer konsequenten intravenösen Vitamin-C-Therapie.[5–9]

Erkältung

Beschreibung: Erkältung wird auch als Infektion der oberen Atemwege bezeichnet und durch ein Virus verursacht, das von Mensch zu Mensch übetragen wird. Die bekannten Symptome sind Reizung und Schwellung der Nasen- und Nebenhöhlen, Kratzen im Hals und Husten. Obwohl die Erkältung als unheilbar gilt, verläuft sie selbstbegrenzend, das heißt sie verschwindet von selbst. Sekundär-Infektionen kommen häufig vor und können für sehr junge und ältere Menschen schwer bis lebensbedrohlich verlaufen.[1]

Übliche Vorgehensweise: »Da Erkältungen selbstbegrenzend sind, sollte jede Behandlung in jedem Fall unschädlich sein … Da die subjektiven Symptome der Erkältung auch ohne Intervention innerhalb von 7 Tagen verschwinden, war zu beobachten, dass sich zahlreiche unwirksame Behandlungen, etwa Vitamin C und Zinkgluconat, dennoch als wirksam erwiesen – das Ergebnis ungenügender Blendung von Placebopatienten. Sehr häufig werden pflanzliche Mittel benutzt, ohne dass eine Evidenz für irgendeinen Vorteil zu erkennen ist.« [1]

Studien belegen:

- Vitamin C verkürzt die Krankheitsdauer.[2]
- Zur Behandlung der Erkältung ist sehr viel mehr Vitamin C erforderlich, als man bislang glaubte – bei leichter Erkältung 30 000–60 000 Milligramm, bei schwerer Erkältung 60 000–100 000 Milligramm Vitamin C.[3]

- Die frühzeitige Aufsättigung mit Vitamin C bei den ersten Anzeichen einer Erkältung verringert Erkältungs- und Grippesymptome um 85 Prozent.[4]
- Vitamin C lindert den Schweregrad und verkürzt die Erkältung.[5, 6]
- Vitamin C lindert erkältungsartige Beschwerden, verzögert das Einsetzen der Erkrankung und verringert die Wahrscheinlichkeit, an einer Infektion zu sterben.[7]

Fluoridvergiftung

Beschreibung: Zu viel Fluorid stört die Zahn- und Knochenentwicklung (Fluorose), da Calcium und Phosphor aus den Knochen gezogen werden. Fluorid kann auch die Nieren schädigen, Gendefekte verursachen und die Schilddrüsenfunktion beeinträchtigen. Fluorose am Knochenskelett entwickelt sich durch anhaltende jahrelange Fluoridexposition (Wasser, Nahrungsmittel und Zahnpflegeprodukte), da nur etwa 50 Prozent dieses Stoffs aus dem Blut über die Nieren entfernt werden. Der Rest häuft sich mit der Zeit an und verursacht viel Schaden. Fehleinschätzungen früherer Forscher überschätzten die unbedenkliche tägliche Fluoridmenge maßlos. Schließlich führte man eine Korrektur durch und stellte fest, dass viele Menschen regelmäßig bedenkliche Fluoridmengen aufnehmen. Da die meisten Ärzte nicht an eine skelettale Fluorose denken, wird sie häufig als Osteoporose oder Arthritis fehldiagnostiziert.[1]

Übliche Vorgehensweise: In der 23. Auflage von *Cecil Medicine* (2008) werden keine Empfehlungen für die Behandlung der dentalen oder skelettalen Fluorose genannt.

Studien belegen:

- Zahnfluorose (vielfach als irreversibler Zustand betrachtet) kann mit Vitamin C, Vitamin D und Calcium wirksam behandelt werden.[2]
- Mit einem Vitamin-C-Therapiekonzept gelang die wirksame Absenkung der Fluoridspiegel im Blut, im Serum und im Urin.[2]
- Die skelettale Fluorose kann mit Vitamin C rückgängig gemacht werden.[3]
- Natriumfluorid verursacht Schäden an tierischen Spermazellen, und Vitamin C ermöglicht eine signifikante Abheilung.[4]

Gürtelrose (Herpes zoster)

Beschreibung: Nach einer Windpockenerkrankung kann das Virus (Herpes zoster) in Nerven der betroffenen Person inaktiv verbleiben. Wird das Virus erneut aktiviert (aufgrund zahlloser Ursachen), kommt es zu einem schmerzhaften, blasigen Hautausschlag. Wenn die Bläschen aufbrechen, bilden sich kleine Geschwüre, die austrocknen und verkrusten. Diese Verkrustungen fallen nach 2–3 Wochen ab. Zusätzlich können Symptome wie Drüsenschwellungen, Gelenkschmerzen, Schüttelfrost, Fieber, Genital-Läsionen, Kopfschmerz, Schwerhörigkeit und Bauchschmerzen auftreten.[1]

Übliche Vorgehensweise: Die hochdosierte Behandlung mit einem antiviralen Medikament kann den Verlauf der Erkrankung abkürzen. Alle anderen Therapien lindern nur die Symptome.[2]

Studien belegen:

- Vierzehn Zosterfälle wurden mit Vitamin-C-Injektionen erfolgreich behandelt.[3]
- Acht erwachsene Zoster-Patienten wurden mit Vitamin-C-Injektionen (2000–3000 Milligramm alle 12 Stunden) sowie 1000 Milligramm oral alle 2 Stunden erfolgreich behandelt. Bei sieben von acht Patienten war der mit den Haut-Läsionen verbundene (oft wochenlang anhaltende) schwere Schmerzzustand innerhalb von 2 Stunden nach der ersten Vitamin-C-Injektion komplett verschwunden.[4–6]
- 327 von 327 Zosterfällen wurden erfolgreich mit Vitamin C behandelt. Bei allen Patienten kam es 72 Stunden nach der ersten Injektion zur vollständigen Abheilung der Erkrankung.[7]

Hepatitis (akut viral)

Beschreibung: Die akute Virus-Hepatitis ist eine Infektionskrankheit der Leber mit einem hochgradig unterschiedlichen klinischen Bild, das von leichten Beschwerden bis zur schweren Erkrankung reicht. Häufig verschwindet die Erkrankung innerhalb von Monaten. Sie kann aber auch in den Zustand einer chronischen Infektion übergehen. Man kennt fünf Viren (mit A bis E gekennzeichnet), die akute Hepatitis verursachen können:[1]

1. Hepatitis A ist hochinfektiös und wird hauptsächlich über den fäkal-oralen Weg übertragen.
2. Hepatitis B und D verbreiten sich bevorzugt über die gemeinsame Nutzung kontaminierter Injektionsnadeln oder über Sexualkontakte.
3. Hepatitis C wird überwiegend über den Gebrauch von Injektionsnadeln und nur selten durch Sexualkontakt übertragen.
4. Hepatitis E verbreitet sich über den fäkal-oralen Weg, kommt in den USA selten vor und ist nicht so ansteckend wie Hepatitis A.

Übliche Vorgehensweise:
1. Hepatitis A: Empfohlene Behandlungen, die den Krankheitsverlauf verkürzen oder verbessern, sind nicht bekannt.[1]
2. Hepatitis B: Abgesehen von einer (umstrittenen) antiviralen Therapie gibt es keine empfohlene Behandlung.[1]
3. Hepatitis C: Peginterferon alfa und Ribavirin erwiesen sich als einigermaßen wirksam.[1] [Seit 2016 sind in Deutschland zwei neue, sehr effektive Medikamente zugelassen, die erstmals erfolgreich bei den Hepatitis-C-Genotypen eingesetzt werden, die bisher als unheilbar galten. Anmerkung der Redaktion.]
4. Hepatitis D: Eine spezifische Therapie ist nicht verfügbar.[1]
5. Hepatitis E: »Es gibt keine bekannten Mittel zur Prävention oder Behandlung …«[1]

Studien belegen:

- Ein Patient mit akuter Hepatitis wurde 24 Tage mit 5000 Milligramm Vitamin C pro Tag behandelt. Die Anämie verschwand, die Leukozyten- und Blutwerte normalisierten sich, er bekam wieder Appetit, legte an Gewicht zu und verlor die gesamte Bauchflüssigkeit, die sich während seines Leberversagens angesammelt hatte. Am erstaunlichsten war, dass alle entzündlichen Veränderungen der Leber komplett verschwunden waren. Dies ließ sich durch Leberbiopsien nachweisen.[2]
- Ein Arzt, der oft Hepatitis mit Vitamin C intravenös behandelt hatte, berichtete, dass es niemals einen Fall von Therapieversagen gegeben hatte, wenn die Therapie richtig dosiert war – und dass er niemals einen Fall

beobachtet hatte, in dem sich eine chronische Erkrankung entwickelte, wenn die akute C-Hepatitis mit Vitamin C behandelt worden war.[3]

- Die Anwendung von nur 300–400 Milligramm Vitamin C zusammen mit anderen Vitaminen (B_3, B_6, B_{12}) führte bei Patienten mit Virus-Hepatitis zu signifikanten Verbesserungen der Immunglobulinspiegel im Blut und der Immunzellenfunktionen.[4]
- Klinische Patienten bekamen unterschiedliche Vitamin-C-Dosierungen nach Bluttransfusionen. Von 170 Patienten, die wenig oder kein Vitamin C bekommen hatten, entwickelte sich bei zwölf eine Hepatitis. Von 1367 Patienten, die 2000 Milligramm Vitamin C oder mehr pro Tag erhalten hatten, kam es nur in drei Fällen zu einer Hepatitis. Dies entspricht einer dramatisch reduzierten Neuerkrankungsrate an Posttransfusionshepatitis.[5]
- Unter 10 000 Milligramm Vitamin C pro Tag war ein beschleunigtes Verschwinden von Symptomen der akuten Hepatitis zu beobachten.[6]
- Bei 245 Kindern mit akuter Hepatitis, die täglich 10 000 Milligramm Vitamin C bekommen hatten, stellte man ein hervorragendes Ansprechen auf die Behandlung und klinische Heilung fest.[7]
- Bei einem 24-jährigen Patienten, der 6 Tage mit Injektionen von 2000 Milligramm Vitamin C täglich behandelt worden war, beobachtete man eine merkliche Abheilung der akuten Hepatitis. Der Patient berichtete, dass er sich bereits nach der zweiten Injektion »total wohlfühlte«.[8]
- Ein Zahnarzt mit akuter Hepatitis behandelte sich selbst 5 Tage lang mit täglich 25 000 Milligramm Vitamin C intravenös sowie mit 20 000 Milligramm oral. Die zuvor extrem erhöhten Leberenzyme (SGOT, SGPT und LDH) normalisierten sich. Er setzte die Vitamin-C-Therapie 5 weitere Tage fort und kehrte dann wieder an seinen Arbeitsplatz zurück.[9]

Herpesinfektionen

Beschreibung: Zu den Herpes-Viren gehören Herpes-simplex-Virus 1 (Lippen-Herpes), Herpes-simplex-Virus 2 (Genital-Herpes), erpes zoster (Windpocken, Gürtelrose), das Epstein-Barr-Virus (Mono-Nukleose) und das Cytomegalie-Virus. Herpes-Viren verursachen oft latente (ruhende) Infektionen. Aus noch nicht ganz geklärten Gründen können sie Wochen, Monate und sogar Jahre im inaktiven Zustand verbleiben. Während der

Menstruation, bei Stresszuständen, durch UV-Licht-Exposition oder aufgrund anderer unerklärlicher Ursachen werden sie dann reaktiviert.[1, 2]

Übliche Vorgehensweise: Herpes-simplex-Viren können mit antiviralen Medikamenten behandelt werden, am häufigsten mit Aciclovir. In schweren Fällen verabreicht man das Mittel durch intravenöse Injektion. In anderen Fällen wird eine orale antivirale Anwendung durchgeführt.[2] Derzeit gibt es keine anerkannten Therapiekonzepte bei Infektionen durch Epstein-Barr- und Cytomegalie-Viren.

Studien belegen:

- Mit oralem Vitamin C erreicht man eine deutliche Remission der Beschwerden bei rezidivierendem Lippenherpes.[3]
- Vitamin C plus ionisiertes Kupfer inaktiviert zahlreiche Viren, unter anderem das Cytomegalie-Virus sowie die Herpes-simplex-Viren 1 und 2.[4, 5]
- Eine placebokontrollierte Doppelblindstudie ergab, dass eine Vitamin-C-haltige Lösung bei Herpesläsionen auf Schleimhäuten signifikant klinisch und antiviral wirksam ist.[6]

Keuchhusten (Pertussis)

Beschreibung: Keuchhusten ist eine hochansteckende bakterielle Infektion, die unkontrollierbaren, heftigen Husten verursacht, der einen Monat oder länger anhält. Der Name der Erkrankung verweist auf den verzweifelten Versuch der Betroffenen, zwischen den Hustenattacken Atem zu schöpfen.[1]

Übliche Vorgehensweise: Durch Antibiotika verschwinden die Symptome rascher, wenn sie früh genug verordnet werden. »Leider wird bei den meisten Patienten die Diagnose so spät gestellt, dass Antibiotika dann nicht mehr gut wirksam sind.«[1]

Studien belegen:

- Eine Kombination von injiziertem und oral verabreichtem Vitamin C dämpft den Husten, bringt den Appetit zurück und stoppt Erbrechen – was besonders wohltuend für Säuglinge ist.[2]

- Vitamin C »verkürzt definitiv« die schwersten Keuchhustenbeschwerden, vor allem dann, wenn relativ »hohe« Dosierungen unmittelbar nach dem Beginn der ersten Symptome eingesetzt werden.[3]
- Die orale Einnahme von Vitamin C erwies sich als »bemerkenswert« wirksam, um die Intensität, Häufigkeit und Dauer der typischen Keuchhustensymptome zu mindern.[4]
- Sehr niedrig dosierte Vitamin-C-Injektionen (50–200 Milligramm, ein- bis zweimal täglich, maximal 12 Injektionen) bei 81 Kindern mit Keuchhusten führten zu folgenden Ergebnissen:[5]
  - Bei 34 Kindern verbesserten sich die Symptome deutlich, oder es kam zur »kompletten Genesung«.
  - Bei 32 Kindern beobachtete man eine geringer ausgeprägte symptomatische Verbesserung.
  - Bei 15 Kindern war das Ergebnis »unklar«.
- Tägliche Vitamin-C-Injektionen (100–500 Milligramm) linderten Hustenattacken und beschleunigten die Heilung von Keuchhusten.[6]
- Die Behandlung von 26 Kindern mit Keuchhusten mit geringen oralen Vitamin-C-Dosierungen erwies sich als »überraschend gut wirksam«, um die Beschwerden von 24 Kindern zu lindern.[7]

Kinderlähmung (Polio)

Beschreibung: Polio (Poliomyelitis) ist eine Viruserkrankung, die in den USA während der 1940er- und 1950er-Jahre epidemisch auftrat. Kinderlähmung kann komplette oder teilweise Lähmungen verursachen. Das Virus vermehrt sich im Rachen und im Darm, nachdem es über den Mund oder die Nase eingedrungen ist. Anschließend verbreitet es sich durch das Blut und die Lymphe im ganzen Körper. Symptome entwickeln sich gewöhnlich innerhalb von 7–14 Tagen nach der Ansteckung.[1]

Übliche Vorgehensweise: Die Behandlung beschränkt sich auf eine Bekämpfung der Symptome und eine unterstützende Versorgung. Nach der Ansteckung lässt man die Infektion ablaufen und interveniert nur zur Linderung von Beschwerden oder zur Unterstützung der Atemtätigkeit. Bei dieser Erkrankung kommt es auf die Vorbeugung durch Schutzimpfung an.[1]

Studien belegen:

- Vitamin C inaktiviert in vitro das Polio-Virus komplett und macht es nicht-infektiös – sogar dann, wenn es anschließend direkt in das Gehirn von Affen injiziert wird.[2]
- Geringe Dosierungen von Vitamin C führen zur signifikanten Reduktion von neu auftretenden Lähmungen bei Affen, die Polio-Virus-Injektionen ins Gehirn bekamen.[3]
- Vitamin C tötet Polio-Viren bei infizierten Affen ab.[4]
- Sechzig von sechzig Poliofällen waren innerhalb von 72 Stunden nach hochdosierten Injektionen mit Vitamin C (6000–20 000 Milligramm pro Tag) ohne bleibende Schäden abgeheilt.[5]
- Vitamin C (10 000–20 000 Milligramm pro Tag) verkürzt Schweregrad und Dauer des Fiebers sowie die Erkrankungsdauer bei Polio-Patienten.[6]
- Orales Vitamin C (10 000 Milligramm pro Dosis) alle 3 Stunden führte bei fünf Polio-Patienten zu ausgezeichneten klinischen Ergebnissen.[7]
- Vitamin C plus Wasserstoffperoxid inaktiviert Polio-Viren.[8]
- Vitamin C führte bei einem 5-jährgen Mädchen mit nachgewiesener und weit fortgeschrittener Polio-Erkrankung zur Heilung:[9]
  - Beide unteren Extremitäten waren 4 Tage lang gelähmt.
  - Das rechte Bein war komplett schlaff.
  - Das linke Bein war zu 85 Prozent erschlafft.
  - Vor allem die Knie- und Lendenregion verursachte Schmerzen.
  - Am 19. Behandlungstag beobachtete man »die komplette Wiederherstellung der sensorischen und motorischen Funktionen«. Eine Langzeitbehinderung blieb aus.

Krebs

Beschreibung: Krebs umfasst eine Gruppe von Erkrankungen. Diese sind durch unkontrolliertes Wachstum von Zellverbänden gekennzeichnet, die sich in Nachbargewebe ausbreiten und es manchmal zerstören. Im fortgeschrittenen Stadium metastasiert das Krebsgeschwür häufig oder befällt andere Körperregionen durch die Lymphe oder das Blut. Diese drei Eigenschaften von bösartigem Krebs unterscheiden sich von gutartigen Tumoren, die langsamer wachsen, nicht invasiv sind und nicht metastasieren.[1]

Übliche Vorgehensweise: In der Regel benutzt man eine der folgenden Behandlungen allein oder in Kombination miteinander: Chirurgie, Bestrahlung und Chemotherapie. Die beiden letztgenannten Mittel sollen deshalb wirksam sein, weil schnell wachsende Tumorzellen im Vergleich zu normalen Zellen toxische Angriffe weniger gut abwehren können. Bestrahlung und fast alle Chemotherapeutika sind selbst krebserregend, da nicht nur die Krebszellen, sondern alle behandelten Zellen erhöhtem oxidativem Stress ausgesetzt sind.[2]

Studien belegen:

- Unterschiedliche Krebserkrankungen konnten in Fallstudien durch hochdosiertes Vitamin C erfolgreich behandelt und sogar vollständig geheilt werden.[3–12]
- Die Vitamin-C-Hochdosistherapie bei Patienten mit fortgeschrittener Krebserkrankung zeigte, verglichen mit konventioneller Therapie, in einer Institution über einen Zeitraum von 3 Jahren folgende Ergebnisse:[13]
  - um 75 Prozent erhöhte Überlebensraten bei Brustkrebs,
  - um 867 Prozent erhöhte Überlebensraten bei Lungenkrebs,
  - um 107 Prozent erhöhte Überlebensraten bei Darmkrebs.
  - Fand die Erstbehandlung von Brustkrebs in dieser Institution statt, war das Überleben im Dreijahreszeitraum um 134 Prozent verbessert.
- Hochdosiertes Vitamin C verstärkt die Wirksamkeit üblicher Chemotherapien.[14–16]
- Vitamin C hat selbst die Eigenschaft, Krebszellen abtöten zu können, und verbessert die zytotoxische Wirksamkeit von Doxorubicin. – Sogar dann, wenn Vitramin C in nicht zytotoxischer Dosierung gegeben wird, verbessert es die zytotoxische Effektivität von Doxorubicin.[17]

Lepra

Beschreibung: Lepra wird durch das Bakterium *Mycobacterium leprae* verursacht. Es ist nicht besonders ansteckend. Zwei gängige Formen der Erkrankung sind die tuberkuloide und die lepromatöse Lepra. Beide Formen verursachen Haut-Läsionen. Die lepromatöse Form ist allerdings schwerer ausgeprägt und verursacht große, entstellende Gewebemassen und Missbildungen. Schließlich führen alle Lepraformen zu Nervenschäden in den Armen und Beinen, was die Empfindungsfähigkeit der Haut vermindert und Muskelschwäche verursacht. Oft verlieren Patienten Teile ihrer Hände und Füße wegen wiederholter Verletzungen aufgrund der Empfindungslosigkeit.[1]

Übliche Vorgehensweise: Abhängig vom Lepratyp werden zahlreiche antimikrobielle Medikamente 12–24 Monate eingesetzt. Die Abheilung der Hautschäden zieht sich häufig noch 1–2 Jahre nach dem Ende der Therapie hin. Manchmal regeneriert sich auch die Nervenfunktion.[2]

Studien belegen:

- Bei Leprapatienten sind signifikant niedrige Vitamin-C-Spiegel im Blut zu beobachten.[3]
- Mehr als die Hälfte von zwanzig Leprapatienten profitierte von intramuskulären Injektionen mit 50–100 Milligramm Vitamin C.[4]
- Niedrig dosierte tägliche Vitamin-C-Injektionen führten bei Lepra-Patienten zu einem höheren Wohlbefinden, regten den Appetit an, erhöhten das Körpergewicht, verringerten das Nasenbluten und verbesserten die Verträglichkeit der verordneten Anti-Lepra-Medikamente.[5, 6]
- Vitamin C hemmte »statistisch signifikant« die Vermehrung von Leprabakterien bei Mäusen.[7]

Lungenentzündung (Pneumonie)

Beschreibung: Pneumonie ist eine Lungeninfektion, die durch Bakterien, Viren, Pilze oder durch aspirierte Substanzen verursacht werden kann. Bei Erwachsenen wird Pneumonie am häufigsten durch Streptokokken (Bakterien) ausgelöst. Symptome sind unter anderem stechender Brustschmerz, der sich bei vertiefter Einatmung oder Husten verstärkt, Fieber, Schüttelfrost, Verwirrtheitszustände und exzessives Schwitzen.[1]

Übliche Vorgehensweise: Am häufigsten werden Antibiotika eingesetzt – ohne zu wissen, ob es sich um ein Bakterium oder ein Virus handelt. Man benutzt oft Aspirin oder Paracetamol, um das Fieber zu senken. Der Patient wird aufgefordert, große Mengen Flüssigkeit zu trinken, um das Abhusten von Schleim und Sekreten zu erleichtern. In unkomplizierten Fällen verbessert sich das Befinden durch die Behandlung innerhalb von 2 Wochen.[1]

Studien belegen:

- Streptokokkenpneumonie
  - Bei Kaninchen führte die Injektion von Vitamin C etwa 10 Minuten vor der Injektion von Pneumokokken-Bakterien zur »nachhaltig« verstärkten Eliminierung der Bakterien aus dem Blut.[2]
  - Vitamin C hemmt wirksam virulente, hämolytische Streptokokken und Pneumokokken.[3]
  - Die ausreichende Aufnahme von Vitamin C beugt der Pneumonie bei Affen vor, die einen Vitamin-C-Mangel haben.[4]
  - Vitamin C erweist sich vorteilhaft zur Behandlung der Pneumonie. Insbesondere verkürzt sich der klinische Verlauf der Erkrankung.[5–11]
  - Wehrpflichtige mit Virusgrippe, die eine Vitamin-C-Supplementierung bekommen hatten, entwickelten signifikant seltener eine Pneumoniekomplikation.[12]
  - Vitamin C führte zu »spektakulären Ergebnissen« bei einem älteren Patienten, der postoperativ an Pneumonie erkrankt war.[13]
  - Lämmer, die intramuskuläre Injektionen von Vitamin C bekommen hatten, bekamen um 83 Prozent seltener eine Pneumonie im Vergleich zu Kontrolltieren.[14]
  - Die Neuerkrankungsrate einer Streptokokkeninfektion der Rachenmandeln bei Kindern steht im umgekehrten Verhältnis zum Vitamin-C-Blutspiegel – je höher der Vitamin-C-Spiegel, desto niedriger die Zahl der Mandel-infektionen.[3]
  - Vitamin C (200 Milligramm pro Kilo Körpergewicht und Tag) erhöhte bei Mäusen die Eliminationsrate von Pneumokokkenbakterien aus den Lungen innerhalb von 24 Stunden nach absichtlicher Infektion.[15]
  - Eine randomisierte, placebokontrollierte Doppelblindstudie mit 674 Marinesoldaten zeigte, dass nur 2000 Milligramm Vitamin C pro Tag die Pneumonie-Neuerkrankungs-Rate signifikant reduzieren können.[16]

- Viruspneumonie
  - Vitamin C sorgte für »exzellente« Ergebnisse in drei Fällen von Viruspneumonie, einer davon mit »generalisierter Virämie«.[17]
  - Vitamin C wurde bei 42 Fällen von Viruspneumonie eingesetzt und führte zur kompletten »klinischen und radiologischen Genesung« nach nur drei bis sieben Vitamin-C-Injektionen.[18]
  - Die Zyanose (Blausucht) eines Patienten mit Viruspneumonie wurde alle 6 Stunden mit intramuskulären Injektionen von Vitamin C behandelt. Der Patient hatte sich nach 36 Stunden komplett erholt.[19]

Malaria

Beschreibung: Malaria ist eine immer wiederkehrende Infektion, die durch Protozoen der Gattung Plasmodium verursacht wird. Infizierte Moskitos übertragen den Erreger auf den Menschen. Dann wandern die Parasiten in die Leber ein, reifen dort aus und setzen eine andere Parasitenform (Merozoiten) frei, die die roten Blutkörperchen befallen. In den Blutzellen vermehren sie sich innerhalb von 48–72 Stunden, bis die Zellen platzen und erneut infektiöse Merozoiten ins Blut gelangen. Malariabeschwerden treten in der Regel dann auf, wenn rote Blutzellen massenhaft platzen. Dies führt zur Freisetzung von Hämoglobin und zur Blutarmut (Anämie). Die Symptome umfassen Schüttelfrost, Fieber, Kopfschmerz, Gelbsucht, Muskelschmerzen, Übelkeit/Erbrechen und blutigen Stuhl. Meist treten die Beschwerden 10–28 Tage nach der Infektion auf, können aber auch um bis zu 12 Monate verzögert auftreten. Die Symptomatik macht sich dann zyklisch alle 48–72 Stunden bemerkbar.[1]

Übliche Vorgehensweise: Es gibt mehrere Malariamedikamente, die einzeln oder kombiniert eingesetzt werden, abhängig davon, wo und wann der Betroffene infiziert wurde. Manchmal sind ein Klinikaufenthalt und eine aggressive medizinische Versorgung inklusive Flüssigkeitszufuhr nötig.[1]

Studien belegen:

- Kleine intravenöse Dosierungen (1000 Milligramm) Vitamin C beugen Schüttelfrost vor, senken das Fieber und verbessern das Wohlbefinden von Malariapatienten. Die Hämoglobinspiegel und Erythrozytenzahlen werden von der Behandlung nicht beeinflusst.[2]

- Vitamin-C-Injektionen senken die Parasitenzahl im Blut um 38 Prozent und erhöhen die Überlebenszeit malariainfizierter Mäuse um 67 Prozent. Bei höherer Dosierung steigt die Überlebenszeit um 133 Prozent.[3]
- Vitamin C blockiert bei Anwesenheit von Kupfer das Wachstum von *Plasmodium falciparum*, einem Mikroorganismus, der eine besonders aggressive Form von Malaria beim Menschen verursacht.[4]
- Malariainfizierte rote Blutzellen konzentrieren 2,5-fach mehr Vitamin C als nicht infizierte rote Blutzellen. In infizierten Zellen entfaltet Vitamin C gezielt zerstörerische prooxidative Wirkungen, im Gegensatz zu schützenden antioxidativen Wirkungen in gesunden Zellen.[5]
- Eisensupplementierung plus geringe Vitamin-C-Dosierungen beschleunigen die Rückbildung einer Anämie, die durch Malaria ausgelöst wird, und erhöhen die Retikulozytenzahl (also die Zahl der jungen, noch unreifen roten Blutkörperchen).[6]
- In einem Fall von akuter Erblindung nach intravenöser Chinintherapie, gelang mit Vitamin C, Vitamin B_{12} und Kortikosteroiden eine vollständige Genesung.[7]
- Vitamin C verstärkt die Wirkung eines Anti-Malaria-Medikaments (Exifone), das gegen multiresistente Stämme von *Plasmodium falciparum* eingesetzt wird.[8]

Masern

Beschreibung: Masern sind eine hochansteckende Krankheit, die durch das Masernvirus verursacht wird. Anzeichen und Symptome umfassen einen typischen Hautausschlag, Husten, Schnupfen, Augenentzündung und Fieber. Komplikationen sind unter anderem Ohrinfektion, Pneumonie, Krämpfe und Enzephalitis. 10 Prozent der masernbedingten Enzephalitisfälle enden tödlich.[1]

Übliche Vorgehensweise: »Es gibt keine spezifische antivirale Therapie, die bei Masern nachweislich wirksam ist, obwohl in manchen Fällen Ribavirin eingesetzt wurde.«[2]

Studien belegen:

- Vitamin C beschleunigt die Normalisierung bestimmter Lymphozyten-Untergruppen, die durch die Masernerkrankung in Mitleidenschaft gezogen wurden.[3]
- Ein 10 Monate altes Baby mit geröteten Augen, Halsentzündung, hohem Fieber, Husten, Schnupfen und Koplik-Flecken bekam alle 4 Stunden eine intramuskuläre Injektion mit 1000 Milligramm Vitamin C – Koplik-Flecken sind typische Veränderungen der Mundschleimhaut, die vor dem Hautausschlag auftreten. Nach 12 Stunden hörte der Husten auf, die Augen- und Rachenrötung verschwand, und die Körpertemperatur normalisierte sich. Ein Hautausschlag entwickelte sich nicht, und das Baby erholte sich rasch und vollständig.[4]
- Intravenös verabreichtes Vitamin C (1000 Milligramm, alle 6 Stunden) schützt definitiv vor einer Ansteckung während einer Masern-Epidemie – oral eingenommenes Vitamin C (1000 Milligramm im Fruchtsaft, alle 2 Stunden) konnte keinen verlässlichen Komplettschutz bewirken.[5]
- Die Masern können mit Vitamin C erfolgreich behandelt werden.[6]

Medikamententoxizität

Beschreibung: Fast alle derzeit verfügbaren Medikamente haben toxische Nebenwirkungen. Nachfolgend sind gängige Medikamente mit bekannter Toxizität aufgelistet, die sowohl durch Vitamin C allein als auch in Kombination mit anderen Substanzen neutralisiert werden kann. Jedes genannte Medikament in dieser Liste wird kurz beschrieben.

Studien belegen:

- Acetanilid, Anilin und Phenazon: Vitamin-C-Supplementierung reduziert die Halbwertszeit von Acetanilid, Anilin und Phenazon bei Meerschweinchen mit Vitamin-C-Mangel nachhaltig, da sich nach Auffüllung der Vitamin-C-Speicher die Hydroxylierungsraten dieser chemischen Substanzen beschleunigen.[5]
- Arsphenamin: Dieses Medikament enthält organisches Arsen und war das erste moderne Mittel der Chemotherapie (1910er-Jahre). Man benutzte es, um die Syphilis und Infektionen durch Trypanosomen zu be-

handeln. Wegen der schweren Nebenwirkungen und der Toxizität wurden arsenhaltige Mittel in den 1940er-Jahren durch Penicillin verdrängt.[6]

  - Vitamin-C-reiche Ernährung hemmt bei Meerschweinchen toxische Reaktionen auf ein Arsphenamin-haltiges Mittel (Neoarsphenamin).[7]
  - Intravenös verabreichtes Vitamin C verkürzte die Genesungszeit bei drei Patienten mit entzündlichen Hautveränderungen nach Arsphenamin-Anwendung.[8]

- Chloroform: Das Mittel wurde im 19. Jahrhundert zur Narkose verwendet, da es das zentrale Nervensystem ausschaltet. Später wurde es durch Äther ersetzt, da es toxisch auf das Herz wirkt und tödliche Herzrhythmusstörungen auslösen kann. Heute wird Chloroform für die Produktion von Antihaftstoffen (Teflon) benutzt.[9]
  - Vitamin C neutralisiert die Chloroformtoxizität bei Mäusen, die eine in 50 Prozent der Fälle tödliche Chloroformdosis bekommen hatten:[10]
  - 400 Milligramm Vitamin C pro Kilogramm Körpergewicht verringerten die Sterberate um 40 Prozent.
  - 600 Milligramm Vitamin C pro Kilogramm Körpergewicht senkten die Sterberate auf zehn Prozent ab.
  - Bei 1000 Milligramm Vitamin C pro Kilogramm betrug die Überlebensrate 100 Prozent.
- Ciclosporin: Das Medikament wird zur Immunsuppression eingesetzt, etwa bei Patienten nach Organtransplantation, bei Patienten mit rheumatoider Arthritis und bei Schuppenflechte (Psoriasis). Es weist ein breites Spektrum von Nebenwirkungen auf.[28]
  - Vitamin C und Vitamin E schützen Kaninchen, die mit Ciclosporin behandelt wurden, vor Nierenschäden und erhöhtem oxidativen Stress.[29]
  - Vitamin C und Acetylcystein hemmen das durch Ciclosporin ausgelöste Absterben von Zellen in menschlichen Lymphozytenkulturen.[30]
  - Vitamin C (entsprechend 100 000 Milligramm pro Tag bei einem Mann mit 100 Kilogramm Körpergewicht) und Vitamin E verlängern

das Überleben transplantierter Herzen bei Ratten, die mit Ciclosporin behandelt wurden.[31, 32]

- Cisplatin: Das Medikament wird zur Chemotherapie bei unterschiedlichen Krebserkrankungen eingesetzt. Es kann Chromosomenschäden bei Immunzellen sowie schwere Nierenschäden verursachen.[11]
  - Vitamin C schützt menschliche Lymphozytenkulturen vor Chromosomenschäden durch Cisplatin.[12]
  - Vitamin C schützt Knochenmarkzellen der Maus vor Chromosomenschäden durch Cisplatin.[13]
  - Vitamin C schützt Rattennieren dosisabhängig vor toxischen Cisplatinwirkungen.[14]
  - Vitamin C und Vitamin E kombiniert, vervielfachen den Schutz der Rattenniere vor toxischen Cisplatineffekten.[15]
  - Antioxidative Behandlung (Vitamin C inklusive) mindert Hörverluste bei Ratten durch oxidativen Stress, verursacht durch Cisplatin.[16, 17]
  - Vitamin C hemmt die Cisplatin-induzierte Lipooxygenaseaktivität und verbessert Parameter für oxidativen Stress in Blutplättchen.[18]
- Cyclophosphamid: Das Medikament (zum Beispiel Endoxan) wird zur Chemotherapie bei zahlreichen Krebserkrankungen eingesetzt. Es kann als Tablette oder intravenöse Infusion verabreicht werden.[19] Wie andere Chemotherapeutika kann auch Cyclophosphamid zahlreiche schwere Nebenwirkungen verursachen und toxisch wirken.
  - Mit Vitamin C plus Theophyllin überleben Patienten eine akute Cyclophosphamidvergiftung.[20]
  - Vitamin-C-Supplementierung normalisiert erhöhte Leberenzymspiegel (SGOT und SGPT), die durch Cyclophosphamid verursacht werden.[21]
  - Werden Vitamin C und Cyclophosphamid zusammen verabreicht, normalisieren sich abnorm veränderte Blutfettwerte wie erhöhte Gesamtcholesterin-/Triglyceridwerte und verminderte HDL-Cholesterinwerte bei Ratten signifikant.[22]
  - Vitamin C verringert mikroskopisch nachweisbare Chromosomenschäden bei Ratten, die Cyclophosphamid bekommen hatten.[23]

- Vitamin C erwies sich als »signifikant antimutagen wirksam« in Bezug auf die Cyclophosphamidtoxizität bei Ratten. Höhere Vitamin-C-Dosierungen führen zu bemerkenswerten antitoxischen Effekten.[24]
- Vitamin C (800 Milligramm/Kilogramm Körpergewicht) reduzierte abnorme Chromosomenveränderungen durch Cyclophosphamid bei trächtigen Mäusen signifikant.[25]
- Vitamin C (bis zu 1600 Milligramm/Kilogramm Körpergewicht) reduzierte abnorme Chromosomenveränderungen durch Cyclophosphamid bei trächtigen Mäusen.[26]
- Vitamin C (3340 Milligramm/Kilogramm Körpergewicht) erwies sich als gut verträglich und führte zu »Schutzeffekten in Bezug auf die toxischen Auswirkungen von Cyclophosphamid« bei trächtigen Mäusen und zu morphologisch normalem Nachwuchs.[27]

► Digoxin: Das Medikament (zum Beispiel Lanicor) wird bei Herzrhythmusstörungen und zur Verbesserung der Herzfunktion eingesetzt. Eine Digoxinvergiftung kann tödlich wirken.[33] Vitamin C blockiert die Auswirkungen einer Digoxinvergiftung in Ziegenlebergewebe signifikant.[34]

► Doxorubicin: Das Medikament (auch als Adriamycin bekannt) wird zur Chemotherapie bei unterschiedlichen Krebserkrankungen eingesetzt und intravenös verabreicht. Es kann nach Ende der Anwendung noch Jahre später zu schweren Herzschäden kommen. Das Mittel ist außerordentlich gut wirksam, aber auch außergewöhnlich toxisch.[35]

- Vitamin C und Vitamin E verringern den Grad der Lipidperoxidation, die durch Doxorubicin bei Ratten ausgelöst wird.[36]
- Vitamin C verlängert signifikant die Lebensspanne von Mäusen und Meerschweinchen, die mit Doxorubicin behandelt werden, wobei der tumorhemmende Effekt des Medikaments erhalten bleibt.[37]
- Vitamin C verbessert die Krebszellen abtötende Wirkung von Doxorubicin bei kultivierten menschlichen Brustkrebszellen.[38]
- Das Vitamin-C-Derivat Benzyliden-Ascorbat normalisiert sehr wirksam die mit Doxorubicin verbundene Toxizität und die erhöhten Herzenzyme bei Mäusen.[39]
- Im Tierversuch verlängerte Vitamin C signifikant das Leben und

verringerte die kardiale Toxizität von Doxorubicin, ohne dessen krebshemmende Wirkung abzuschwächen.[40]

- Wird Doxorubicin in Kombination mit Vitamin C bei Schweinen unter die Haut gespritzt, verringert sich die Geschwürsbildung von 87 auf 27 Prozent.[41]
- Vitamin C »verringert signifikant die Häufigkeit« von Doxorubicin-induzierten Chromosomenschäden von Ratten-Knochenmarkzellen.[42]
- Vitamin C schützt »abhängig von der eingesetzten Dosis« Knochenmarkzellen von Ratten vor Chromosomenschäden durch Doxorubicin.[43]

▶ Iproniazid: Das Medikament wurde in den späten 1950er-Jahren als Antidepressivum eingesetzt und wirkt leberschädlich. Heute wird es nicht mehr verwendet.[44]

- Vitamin C hemmt den durch Iproniazid bedingten Anstieg freier Radikale bei Ratten signifikant.[45]
- Die Anwendung von Vitamin C reduziert das durch Iproniazid bedingte Absterben von Leberzellen bei Ratten »deutlich« – »sowohl quantitativ als auch qualitativ.«[46]

▶ Isoprenalin: Das Medikament weist eine ähnliche Struktur wie Adrenalin auf. Der b-Adrenozeptor-Agonist wird zur Behandlung des Herzblocks und der Bradykardie (des verlangsamten Herzschlags) benutzt. Als hochwirksames Herzstimulans kann es auch Herzstillstand verursachen.[47]

- In Rattenherz-Zellkulturen reduzierte Vitamin C Isoprenalin-bedingte Schäden.[48–51]
- Toxisches Isoprenalin führt zur Anhäufung von Calcium in Rattenherz-Zellen. Vitamin C hemmt diesen Effekt merklich.[52]
- Das Vitamin-C-Mineralsalz Magnesiumascorbat schützt Rattenherzen wirksam vor toxischen Isoprenalinwirkungen.[53]

▶ Neosalvarsan: Das arsenhaltige Medikament wurde von 1912 bis 1940 zur Behandlung der Syphilis eingesetzt. Später ersetzte man das Mittel wegen schwerer Nebenwirkungen durch Penicillin.[54]

- Meerschweinchen, die Vitamin-C-arm ernährt werden, reagieren äußerst empfindlich auf toxische Neosalvarsanwirkungen. Wenn die

Tiere größere Mengen Vitamin C bekommen, sind sie vor solchen toxischen Effekten geschützt.[55]

- Vitamin C reduziert Neosalvarsantoxizität bei Ratten signifikant.[56]
- Hohe Vitamin-C-Konzentrationen im Blut wirken entgiftend auf zirkulierendes Neosalvarsan.[57]
- Wird Vitamin C auf ein Testpflaster gegeben, das allergische Reaktionen der Haut auf Neosalvarsan prüft, kommt es zu keiner Hautreaktion – sogar dann nicht, wenn bekannt ist, dass die Patienten hochempfindlich auf Neosalvarsan reagieren. Die Autoren der Studie gehen davon aus, dass durch ausreichend Vitamin C plus Neosalvarsan zur Behandlung von Syphilispatienten die toxischen Nebenwirkungen drastisch reduziert oder ganz verhindert werden können.[58]
- Bei zehn von vierzehn Patienten, die seit 8 Monaten und bis zu 20 Jahre an Syphilis erkrankt waren und mit Neosalvarsan behandelt wurden, brachte zusätzliches Vitamin C die Infektion zum Verschwinden.[59]

► Paracetamol: Das schmerzlindernde und fiebersenkende Medikament ist unter zahlreichen Bezeichnungen verfügbar (etwa ben-u-ron, Contac). Die Überdosierung verursacht häufig Leberversagen und kann tödlich wirken. Sogar bei der empfohlenen maximalen Tagesdosis für Erwachsene (4000 Milligramm) wurden selten akute Leberschädigungen beobachtet.[2]
  - Vitamin C (1000 Milligramm/Kilogramm Körpergewicht), eine Stunde vor oder eine Stunde nach einer Leberzellen abtötenden Paracetamoldosis gegeben, zeigte starke Schutzwirkungen bei Mäusen.[3]
  - Vitamin C, Acetylcystein und Methionin führten zur klinischen Genesung einer »moribunden und zyanotischen« Katze, die 14 Stunden zuvor eine tödliche Paracetamoldosis gefressen hatte.[4]

► Sulfonamide: Medikamente dieser Klasse enthalten eine Sulfonamidgruppe. Sulfonamide wurden als Antibiotika, Diuretika, Antikonvulsiva und als Dermatologika benutzt. Solche Medikamente haben zahlreiche, auch lebensbedrohliche Nebenwirkungen.[60]
  - Bei einem 5-jährigen Jungen führte eine winzige Dosis Vitamin C zu »erstaunlichen« Ergebnissen in Bezug auf Nebenwirkungen von Sulfapyridin.[61]

 - Bei einer Frau mittleren Alters, die nach Anwendung einer Sulfanilamid-haltigen Lotion auf der Hand einen Hautausschlag am ganzen Körper bekam, führte Vitamin C »zur raschen und unkomplizierten Abheilung«.[62]
 - Vitamin C schützt Hühnerembryonen vor Sulfanilamid-induzierten Missbildungen.[63]
- Tetracyclin: Das Medikament ist ein gängiges Antibiotikum, das bei Atemwegsinfektionen, Akne, Harnwegsinfektionen und zur Vernichtung des Magenkeims Helicobacter pylori eingesetzt wird.[64] Eine Vitamin-C-Injektion schützte Ratten und Hunde, die Tetracyclin intravenös bekommen hatten, vor Nierenschäden.[65]
- Valproinsäure: Das Medikament wird bei Migränekopfschmerz, bipolarer Störung und bei bestimmten Arten von Krämpfen eingesetzt. Es kann schwere lebensbedrohliche Schäden der Leber und der Bauchspeicheldrüse verursachen.[66] Vitamin C und Vitamin E zeigten Schutzwirkungen vor Zellschäden durch Valproinsäure bei Rattenleberzellen.[67]

Mumps

Beschreibung: Mumps ist eine ansteckende Viruserkrankung, die durch Kontakt mit kontaminiertem Speichel übertragen wird. Das Hauptkennzeichen der Erkrankung ist die schmerzhafte Schwellung der Speicheldrüsen. Die Erkrankung kann allerdings das zentrale Nervensystem, die Bauchspeicheldrüse und die Hoden befallen. Die Symptome sind unter anderem Schwellung der Speicheldrüsen, Gesichtsschmerz, Rachenentzündung, Kopfschmerz, Fieber, Hodenschmerz und Hodenschwellung.[1]

Übliche Vorgehensweise: »Es gibt keine spezifische Therapie für Mumps. Eis- oder Wärmepackungen im Nacken und Paracetamol können den Schmerz lindern.«[1]

Studien belegen:

- Eine hochdosierte Vitamin-C-Therapie brachte 33 von 33 Mumpsfällen, also 100 Prozent, zur raschen Abheilung. Das Fieber war nach 24 Stunden verschwunden, der Schmerz verklang nach 36 Stunden, und die Anschwellung der Speicheldrüsen hatten sich nach 48–72 Stunden wieder zurückgebildet.[2]

- Die Beschreibung der verschiedenen klinischen Verläufe von Mumps bei drei Cousins, die unterschiedlich behandelt worden waren:[2]
  - Fall 1: Der 7-jährige Junge wurde mit »routinemäßig üblicher Bettruhe, Aspirin und warmen Kampferölanwendungen« behandelt – eine Woche lang »harte Zeiten«. Dann wurden alle 2–4 Stunden intramuskuläre Injektionen mit 1000 Milligramm Vitamin C durchgeführt.
  - Fall 2: Der 11-jährige Junge wurde zunächst ohne Therapie dem natürlichen Verlauf der Mumpserkrankung bis zum »Punkt maximaler Schwellung« überlassen – Wohlbefinden nach 48 Stunden.
  - Fall 3: Das 9-jährige Mädchen bekam alle 4 Stunden 1000 Milligramm Vitamin C intravenös verabreicht, als die Speicheldrüsen auf 60 Prozent der erwarteten maximalen Vergrößerung angeschwollen waren – vollständiges Wohlbefinden nach 72 Stunden.

Nickelvergiftung

Beschreibung: Am häufigsten treten Nickelvergiftungen nach fortgesetztem Hautkontakt mit nickelhaltigen Produkten auf. Bis zu 30 Prozent der Bevölkerung reagieren bei Hautkontakt allergisch auf Nickel. Exposition mit Nickelstaub/-dämpfen im industriellen Umfeld wurde mit Nasen-, Kehlkopf- und Lungenkrebs in Verbindung gebracht. Die US-Umweltbehörde stuft Nickelstaub und Nickel-Subsulfide als humane Karzinogene der Klasse A ein.[1] Die Inhalation von Nickel-Carbonyl kann Vergiftungssymptome wie Kopfschmerz, Reizbarkeit, Übelkeit, Schwindel, Erbrechen und Schlafstörungen verursachen. Schwere Vergiftungen führen zu pneumonieartigen Beschwerden inklusive Brustschmerz, trockenem Husten, Schwitzen, Schwächegefühl und Herzrasen. Wenn solche Vergiftungssymptome vorliegen, besteht Lebensgefahr.[2]

Übliche Vorgehensweise: »Eine spezifische Therapie bei nickelbedingten Hautreaktionen ist nicht bekannt.«[1] Die innere Nickelbelastung kann mit Chelatbildnern (Natriumdiethylthiocarbamat) und unterstützenden

Maßnahmen wie Sauerstoff, Kortikosteroiden und Bettruhe behandelt werden.[2]

Studien belegen:

- Vitamin C reduziert die Aktivierung der Lipidperoxidation (LPO) bei menschlichen Blutplättchen, die mit Nickelchlorid belastet sind.[3]
- Vitamin C schützt menschliche Blutplättchen vor nickelbedingter Toxizität, verbessert die erwünschte Plättchenverklumpung, verringert die LPO-Spiegel und erhöht den Vitamin E- und Glutathion-Gehalt.[3]
- Vitamin C verringert die LPO-Aktivität in menschlichem Plazentagewebe, das mit Nickel belastet ist.[4]
- Vitamin C schützt kultivierte menschliche Lymphozyten vor nickelbedingten DNA-Schäden.[5]
- Die Vorbehandlung mit Vitamin C erhöht die Überlebensfähigkeit (gemessen in Prozent) von menschlichen Lymphozyten, die mit Nickelsulfat belastet sind.[6]
- Vitamin-C-Supplementierung (1000 Milligramm täglich) schützt beruflich nickelexponierte Arbeiter offenbar vor Chromosomenschäden.[7]
- Vitamin C normalisiert das Wachstum von Ratten, das durch toxische Nickeldosierungen beeinträchtigt war.[8]
- Vitamin C normalisierte die Aktivität zahlreicher Leber- und Nierenenzyme bei Ratten, die mit Nickel belastet waren.[8]
- Vitamin C schützt Ratten vor oxidativem Stress (LPO) durch Nickel, vor Lebertoxizität und reduzierten Antioxidativaspiegel in der Leber.[9]
- Vitamin C reduziert die LPO-Aktivität bei Ratten, die Nickel-Chlorid bekommen hatten.[10]
- Bei Mäusen, die Vitamin C und Glutathion bekommen hatten, verringerten sich die nickelinduzierte LPO und die Nickelanhäufung in der Leber.[11]
- Eine 20-prozentige, lokal begrenzt eingesetzte Vitamin-C-Zubereitung linderte die Hautentzündung (Dermatitis) bei nickelempfindlichen Personen. Die üblicherweise eingesetzte 1-prozentige Hydrocortison-Zubereitung zeigte hingegen keine signifikante Wirkung.[12]

Nitrat-/Nitrittoxizität

Beschreibung: Nitrate/Nitrite werden als Farbstabilisatoren und Konservierungsmittel verwendet, vor allem bei verarbeiteten Fleischprodukten, und erhöhen die Nitrat-/Nitrit-Belastung im Nahrungsangebot. Peroxinitrit produziert hochreaktive freie Radikale, die aus einer Kombination von Hyperoxid und Stickstoffmonoxid entstehen. Nitrosamine, die aus Nitraten und Nitriten unter Magensäureeinwirkung gebildet werden, können krebserregend wirken.

Übliche Vorgehensweise: Da Nitrate und Nitrit in Lebensmitteln von der US-Gesundheitsbehörde zugelassen sind, gibt es diesbezüglich kein anerkanntes Gesundheitsrisiko. Folgerichtig gibt es auch keinen Anlass dafür, die Toxizität zu verringern oder ganz zu vermeiden.

Studien belegen:

- Vitamin C schützt vor einigen toxischen Peroxinitrit-Wirkungen.[1]
- Vitamin C verringert das Absterben von Zellen unter Peroxinitrit sowohl bei menschlichen als auch bei Maus-Zellkulturen.[2]
- Zellen werden durch Vitamin C kombiniert mit anderen Antioxidantien (Vitamin E, Beta-Carotin) sehr wirksam vor toxischem Peroxinitrit geschützt.[3]
- Vitamin C vermittelt wahrscheinlich einen »Entgiftungsweg« für Peroxinitrit.[4]
- Vitamin C ist ein hochwirksames Gegengift gegen mehrere unterschiedliche Oxidationsreaktionen unter Peroxinitrit-Einfluss.[5]
- Nach einer Bypass-Operation am Herzen kommt es häufig zu Vorhof-Flimmern aufgrund vermehrter Peroxinitrit-Bildung. Bei 43 Patienten, die 5 Tage vor und nach der Operation mit Vitamin C behandelt worden waren, wurde das Auftreten von Vorhof-Flimmern um mehr als die Hälfte verringert.[6]
- Tägliche Vitamin-C-Zufuhr führt offenbar zu Schutzeffekten vor toxischen Nitrat-/Nitrit-Wirkungen in der Leber von Ratten.[7]
- Vitamin C hemmt die Umwandlung von Nitraten/Nitriten in Nitrosamine und andere krebserregende Nitrosaminkomponenten im Magen.[9–12]

- Vitamin-C-Supplementierung verringert bei Menschen die Nitrosaminausscheidung im Urin.[13, 14]
- Vitamin C verbessert die Hemmung der mutagenen Nitrosamin-Bildung bei Mäusen, die mit hochdosiertem Nitrat gefüttert wurden.[15]

Ochratoxintoxizität

Beschreibung: Ochratoxine sind Giftstoffe, die von einigen Pilz-/Schimmelpilzarten produziert werden (zum Beispiel *Aspergillus ochraceus* oder *Penicillium viridicatum*). Ochratoxin A ist das am häufigsten vorkommende Ochratoxin. Man findet es in kontaminiertem Getreide, Kaffee, in Trockenfrüchten, Rotwein, Fleisch und Fleischprodukten. Die tägliche Ochratoxin A-Belastung kann die Nieren schädigen und krebserregend wirken.[1]

Übliche Vorgehensweise: Für eine Ochratoxinvergiftung gibt es keine spezifische Therapie.

Studien belegen:

- Vitamin C reduziert Ochratoxin-induzierte Nieren- und Lebertumoren bei Ratten.[2]
- Vitamin C ist bei Mäusenieren krebshemmend wirksam.[3]
- Vitamin C verringert die Toxizität von Ochratoxin bei Legehennen.[4]
- Relativ geringe Vitamin-C-Dosierungen reduzieren die abnorme Spermabildung durch Ochratoxin bei Mäusen.[5]

Osteoporose

Beschreibung: Im gesunden Körper wird ständig alte Knochensubstanz durch neue ersetzt. Bleibt der Knochenersatz hinter dem Knochenabbau zurück, kommt es zur Osteoporose. Knochen werden dünner, und die Knochendichte nimmt ab. Mit fortschreitendem Alter werden Calcium und Phosphat aus den Knochen zurück in den Körper geschleust. Dadurch werden die Knochen noch bruchanfälliger, sogar ohne Verletzung oder Trauma. Häufig bemerken dies die Betroffenen so lange nicht, bis es zum Knochenbruch kommt. Zu diesem Zeitpunkt sind die Osteoporose und die daraus resultierenden Knochenschäden bereits weit fortgeschritten.[1]

Übliche Vorgehensweise: Nach der Diagnose werden meist umfangreiche Therapiemaßnahmen eingeleitet, die darauf abzielen, das Knochenbruchrisiko um 50 Prozent zu senken. Östrogenersatz, Bisphosphonate, Calcitonin und Strontiumranelat sind Therapieoptionen. Zudem empfiehlt man häufig Vitamin D und Calcium.[2] [Vitamin C wird nicht erwähnt.]

Studien belegen:

- Vitamin C verbessert den Einbau von Calcium in Knochengewebe, hemmt die Calciumabsorption aus dem Knochen ins Blut und reduziert oxidativen Stress in Knochengeweben.[3, 4]
- Vitamin C stimuliert Knochenvorläuferzellen, sich in Osteoblasten zu verwandeln, und hemmt die Osteoklastenbildung.[5, 6]
- Oxidativer Stress ist eine Hauptursache der Osteoporose.[7]
- Vitamin C ist für die Kollagen-Bildung von größter Bedeutung, damit die Knochen maximal belastbar bleiben.[8]
- Vitamin-C-Supplementierung schützt offenbar vor Knochenverlust bei Osteoporose.[9–14]
- Das mit der Nahrung aufgenommene Vitamin C allein bietet keinen signifikanten Schutz vor Knochenbrüchen. Die Vitamin-C-Supplementierung senkt hingegen das Knochenbruchrisiko signifikant – je höher die Dosis, desto niedriger ist das Knochenbruchrisiko.[15]
- Ältere Patienten mit Hüftfrakturen hatten »signifikant niedrigere« Vitamin-C-Spiegel im Blut im Vergleich zu älteren Patienten, die keine solche Fraktur erlitten hatten.[16]
- Schwerer chronischer Vitamin-C-Mangel (Skorbut) verursacht offenbar eine Verringerung der Knochendichte. Zudem werden gelegentlich erhöhte Mengen an Calcium ausgeschieden oder in Geweben abgelagert, wie etwa bei Arteriosklerose.[17]
- Frauen nach den Wechseljahren, die Vitamin C zusätzlich einnahmen, hatten höhere Knochendichtewerte.[18]
- Frauen im Alter von 55–64 Jahren, die 10 Jahre oder länger Vitamin C als Nahrungsergänzungsmittel eingenommen hatten und keine Östrogene einnahmen, hatten höhere Knochendichtewerte als Frauen ohne Vitamin-C-Supplementierung.[19]

Ozontoxizität

Beschreibung: Ozon (O_3) gilt in der Regel als Luftschadstoff. Als instabile Sauerstoffform verursacht O_3, dort, wo es vorkommt, direkten oxidativen Stress. Bei mittelschwerer Exposition führt das Gas zu einer Reizung der Augen und kann Atemwegsentzündungen hervorrufen.

Übliche Vorgehensweise: Da sich Ozon außerhalb des Körpers in Sauerstoff verwandelt, sollte vorbeugend jede zusätzliche O_3-Belastung vermieden werden. Man sollte auch an expositionsbedingte Verletzungen denken.

Studien belegen:

- Vitamin C schützt Meerschweinchen vor ozonbedingter Hyperreaktivität der Bronchien.[1]
- Vitamin C beugt ozoninduzierten oxidativen Schäden bei kultivierten menschlichen Hautzellen vor.[2]
- Die regelmäßige Vitamin-C- und Vitamin-E-Supplementierung erscheint besonders wichtig, um die Lungenentwicklung bei Kindern zu schützen.[3]

Paraquatvergiftung

Beschreibung: Paraquat ist ein hochtoxisches Unkrautvernichtungsmittel. Die Inhalation des Herbizids kann die Lungen schädigen. Eine Paraquatbelastung kann die Mundschleimhaut, den Magen, die Speiseröhre oder den Darm schwer schädigen. Auch die Leber und die Nieren werden von diesem Gift angegriffen. Ein Verschlucken der Substanz kann zum raschen Tod führen. Die Symptome umfassen unter anderem Atemnot, Nasenbluten, Magenschmerzen, Erbrechen, Krämpfe und Schock. Die chronische Exposition kann zur Lungenfibrose führen.[1]

Übliche Vorgehensweise: »Für die Paraquatvergiftung gibt es keine spezifische Therapie. Maßnahmen zielen auf die Linderung von Beschwerden und die Behandlung von Komplikationen ab (supportive Versorgung).«[1]

Studien belegen:

- Vitamin C erhöht die Überlebensrate bei Paraquat-exponierten Mäusen.[2]

- Vitamin C hat offensichtlich zur Erhaltung eines ausreichend hohen Antioxidans-Status im Blut Paraquat-vergifteter Patienten allergrößte Bedeutung, um ihre Genesung wirksam voranzutreiben.[3]
- Vitamin C und Acetylcystein reduzieren Paraquat-bedingtes Absterben kultivierter menschlicher Lungenzellen.[4]
- Unter Vitamin C wurde die Giftwirkung von Paraquat durch giftbedingte oxidative Schäden bei Froschembryos »dramatisch reduziert«.[5]
- Unter Anwendung von Vitamin C beobachtete man eine dosisabhängige Hemmung der Paraquatanhäufung in Kaninchen-Nieren-Präparaten.[6]

PCB-Toxizität

Beschreibung: Polychlorierte Biphenyle (PCB) sind organische Stoffe, die sich als extrem giftig erwiesen haben. Bereits 1979 wurde die PCB-Produktion in den USA verboten. PCB verursachen Krebs bei Tieren und wahrscheinlich auch bei Menschen. Zudem können PCB Geburtsmissbildungen und Entwicklungsstörungen auslösen. Darüber hinaus beeinflussen sie auch endokrine Drüsenfunktionen und die Leber ungünstig. Das Expositionsrisiko erhöht sich durch den Verzehr von kontaminiertem Fisch.[1, 2]

Übliche Vorgehensweise: Die Behandlung beschränkt sich auf die Beseitigung oder die Prävention der PCB-Belastung.

Studien belegen:
- Die erhöhte Vitamin-C-Zufuhr neutralisiert PCB-Toxizität.[3, 4]
- Vitamin C wird zur allgemeinen Unterstützung und zur maximalen Aktivierung einiger Leberenzyme gebraucht, die PCB und andere Toxine entgiften.[5–7]
- Vitamin-C-Supplementierung vermittelt einen »definitiven Schutz« vor giftbedingten Veränderungen des mikroskopischen Erscheinungsbildes von Rattenleber-Zellen.[8]

Pestizid-/Herbizidvergiftung

Beschreibung: Zahlreiche Substanzen wurden und werden nach wie vor zur Ausrottung von Pflanzen und Schädlingen eingesetzt. Die günstige

Wirkung von Vitamin C auf die Giftigkeit dieser Substanzen wurde bei folgenden Chemikalien untersucht:

- Diquat – mäßig toxisch; wenn das Kontaktherbizid geschluckt, inhaliert oder über die Haut in ausreichender Menge aufgenommen wird, kann es tödlich wirken.[1]
- Endosulfan – hochneurotoxisch; das Insektizid ist heute in mehr als achtzig Ländern verboten.[2]
- Phosphamidon – hochtoxisch; das Insektizid wirkt als Cholinesterase-Hemmer.[3]
- Mancozeb – sehr gering akut toxisch; ein Antipilzmittel (Fungizid).
- Dimethoat – mäßig toxisch; ein Insektengift.
- Malathion – relativ gering toxisch; das Insektizid wurde mit einem erhöhten Risiko in Verbindung gebracht, eine Aufmerksamkeitsdefizit-Hyperaktivitäts-Störung (ADHS) zu verursachen.[6]
- Parathion – hochtoxisch; das Pestizid ist zur Anwendung bei zahlreichen Pflanzenspezies verboten.[7]
- Lindan – hochtoxisch; die Anwendung des Insektizids in der Landwirtschaft ist in den USA verboten.[8]

Studien belegen:

- Die Behandlung von Jungen, die die in starkem Maße Pestiziden ausgesetzt waren, die von Flugzeugen versprüht wurden, zeigte folgende Ergebnisse:[9]
  - Ein Kind bekam 10 000 Milligramm Vitamin C als Injektion alle 8 Stunden; am zweiten Tag wurde es aus der Klinik entlassen.
  - Ein zweites Kind bekam kein Vitamin C, sondern nur »unterstützende Behandlung« – es kam zur Verätzung und Dermatitis. Das Kind starb am fünften Tag in der Klinik.
- So lange in den Zellen normale Vitamin-C-Konzentrationen vorliegen, wirken ansonsten tödliche Diquatbelastungen nicht tödlich.[10]
- Niedrig dosiertes Vitamin C mindert Giftwirkungen von Endosulfan, Phosphamidon und Mancozeb bei Mäusesperma.[11]
- Niedrig dosiertes Vitamin C schützt vor Chromosomenschäden durch Endosulfan, Phosphamidon und Mancozeb bei Mäusen.[12]

- Vitamin C schützt Knochenmark-Erythrozyten von Mäusen wirksam vor Chromosomenschäden durch Dimethoat.[13]
- Vitamin C mindert Chromosomenschäden durch Malathion und Dimethoat bei Mäusen und tödliche Mutationen bei Drosophila-Fliegen signifikant.[14, 15]
- Vitamin C »verhindert sehr wirksam Wachstumsstörungen« und toxische Leber- und Nierenwirkungen bei Ratten mit Parathion- und Malathionbelastung.[16]
- Vitamin C verhindert die Hemmung der Zellteilungsrate von Mausspermazellen durch Dimethoat.[17]
- Vitamin-C-Supplementierung »neutralisierte die Wachstumsverzögerung und führte zur Normalisierung« aller untersuchten Leberenzyme bei Ratten mit Lindanexposition.[18]
- Relativ geringe Vitamin-C-Dosierungen verringerten bei Ratten die Toxizität von Lindan und DDT in Bezug auf oxidativen Stress und die Immun-Suppression in roten Blutzellen deutlich.[19]

Pfeiffersches Drüsenfieber (Mononukleose)

Beschreibung: Mononukleose (Pfeiffersches Drüsenfieber) ist eine Virusinfektion, die in der Regel von Mensch zu Mensch über den Speichel übertragen wird. Fieber, Rachenentzündung und geschwollene Lymphknoten sind die klassischen Kennzeichen der infektiösen Mononukleose. Weitere typische Symptome sind Kopfschmerz, Krankheitsgefühl und Appetitverlust. Eine Vergrößerung der Milz beziehungsweise Leber kann vorkommen. In der Regel dauert das Fieber etwa 10 Tage. Die geschwollene Milz und die Schwellung der Lymphknoten bilden sich innerhalb von etwa 4 Wochen zurück. Ein Erschöpfungsgefühl kann bis zu 3 Monate andauern.[1]

Übliche Vorgehensweise: »Ziel der Behandlung ist die Linderung der Symptome. Medikamente wie Kortikosteroide (Prednison) und Antivirenmittel (wie Aciclovir) haben geringen oder keinen Nutzen.«[1] [… Das heißt, es gibt keine wirksame Therapie.]

Studien belegen:

- Hochdosiertes Vitamin C (20 000–30 000 Milligramm täglich) bringt die Mononukleose innerhalb von Wochen statt Monaten zur Abheilung.[2]
- Nach einer Woche mit täglich drei Vitamin-C-Injektionen waren die Mononukleosesymptome vollständig verschwunden.[3]
- Hochdosiertes intravenös verabreichtes Vitamin C hat eine »verblüffende« Wirkung auf den normalerweise verlängerten Verlauf der infektiösen Mononukleose.[4]

Phencyclidin (Angel Dust)-Vergiftung

Beschreibung: Phencyclidin (PCP) ist eine halluzinogene toxische Substanz, die fast ausschließlich als Freizeitdroge benutzt wird. Abhängig von der Menge und der Art der Anwendung kann PCP eine Art Rauschzustand wie bei Alkohl bis hin zu psychotischem Verhalten und Krämpfen verursachen.[1]

Übliche Vorgehensweise: »Die Behandlung der Phencyclidinvergiftung ist in der Regel supportiv – Kontrolle der Atmung, der Kreislauffunktionen und der Körpertemperatur –, und im Frühstadium werden die psychiatrischen Symptome behandelt.«[1]

Studien belegen:

- Die intravenöse Injektion von Vitamin C (2000 Milligramm) alle 6 Stunden beschleunigte bei einem komatösen Patienten mit PCP-Vergiftung die Urinausscheidung.[2]
- Vitamin C ist Bestandteil eines erfolgreichen Therapiekonzepts bei geringer, mittelgradiger oder hochgradiger PCP-Überdosierung. Nach der Einnahme von größeren PCP-Mengen wird die intravenöse Vitamin-C-Gabe empfohlen.[3]
- Vitamin C ist antipsychotisch wirksam, wenn es Männern mit PCP-Vergiftung verabreicht wird – Haloperidol plus Vitamin C ist noch besser antipsychotisch wirksam als jedes Mittel allein.[4]
- Ein 11 Tage altes Baby mit PCP-Vergiftung wurde unter anderem mit 250 Milligramm Vitamin C alle 6 Stunden erfolgreich behandelt.[5]

Phenolvergiftung

Beschreibung: Phenol (Hydroxybenzen) ist eine hochgiftige Chemikalie. Schon die Aufnahme geringer Mengen (tödliche Dosis 3–30 Gramm; aber bereits ein Gramm kann tödlich wirken) phenolhaltiger Chemikalien kann Schleimhäute verätzen sowie Erschöpfung, Blässe, eine Flüssigkeitsansammlung in den Lungen und Krämpfe auslösen. Größere Mengen Phenol können zu Lungen-, Kreislauf-, Herz- und Nierenversagen führen. Auf der Haut kommt es zu Dermatitis oder gar drittgradigen Verbrennungen beziehungsweise Verätzungen. Phenolinhalation kann Reizungen der Atemwege und Pneumonie auslösen.[1, 2]

Übliche Vorgehensweise: Die Behandlung der Phenolvergiftung umfasst die Schocktherapie mit Flüssigkeitsersatz und Dopamin sowie die antiarrhythmische Behandlung mit Lidocain und die antikonvulsive Therapie mit Diazepam. Bei Atemnot können die Sauerstoffanwendung und eine assistierte Beatmung nötig sein. Bei oraler Phenolvergiftung benutzt man Aktivkohle.[2] [… Das heißt, es gibt keine spezifisch wirksame Therapie.]

Studien belegen:

- Vitamin C kombiniert mit Thiamin und Calciumpantothenat normalisierte abnorme Laborwertveränderungen bei Ratten.[3]
- Die Vorbehandlung mit Vitamin C verringert die Toxizität von 2-amino-5-Chlorophenol bei Nierengewebepräparaten von Ratten.[4]
- Vitamin C »bewirkte die vollständige Prävention« gegenüber einigen Parametern der toxischen Wirkungen von 4-amino-2,6-Dichlorphenol in der Rattenniere.[5]
- Vitamin C verhindert die Blockade der Aktivität wichtiger Entgiftungsenzyme der Leber bei Meerschweinchen, die mit 2,4-Dichlorphenol vergiftet sind.[6]
- Vitamin C neutralisiert Eugenol in Lösungen vollständig und reduziert die Eugenoltoxizität in Zellkulturen.[7]
- Vitamin C schützt Mäuse vor toxischem P-Aminophenol.[8]
- Vitamin C in einer Suspension von Kaninchen-Nierenzellen »blockierte das Absterben von Zellen« durch 4-Aminophenol komplett.«[9]

Pilzvergiftung

Beschreibung: Man kennt etwa hundert Pilzarten, die für den Menschen giftig sind. Fünfzehn bis zwanzig Spezies wirken in der Regel tödlich, wenn sie verzehrt werden.[1] Die Symptome der Pilzvergiftung variieren stark, abhängig von den darin enthaltenen Toxinen. Alles ist möglich, von der Magenverstimmung bis zum lebensbedrohlichen oder tödlichen Organversagen. Die Symptome zeigen sich nicht immer unmittelbar nach dem Pilzverzehr. Sie können auch verzögert nach Tagen und sogar Wochen auftreten.[2]

Übliche Vorgehensweise: »Wenn nicht bekannt ist, um welchen Pilz genau es sich handelt, muss jeder Pilzverzehr als bedrohlich und möglicherweise lebensgefährdend betrachtet werden. Steht die Diagnose fest, ist die Behandlung der Pilzvergiftung weitgehend supportiv.«[3] [... Das heißt, es gibt keine wirksame Therapie.]

Studien belegen:

- Ein gewisser Dr. Bastien entwickelte ein Konzept zur Behandlung der Pilzvergiftung – inklusive tägliche Vitamin-C-Injektionen (3000 Milligramm) und kombiniert mit zwei Antibiotika (Pentofuryl und Dihydrostreptomycin).[3]
- Dr. Bastien verzehrte zweimal öffentlich normalerweise tödliche Mengen von Giftpilzen (etwa 70 Gramm) und benutzte sein eigenes Therapiekonzept, um diese Selbstvergiftung erfolgreich zu behandeln.[3]
- Fündzehn Opfer einer Pilzvergiftung wurden mit Dr. Bastiens Therapie erfolgreich behandelt.[3]
- Dr. Bastiens Therapiekonzept wurde als Behandlung der ersten Wahl von zahlreichen französischen Kliniken übernommen.[3]

Pseudomonasinfektionen

Beschreibung: *Pseudomonas* ist eine gramnegative Bakterienspezies, die besonders resistent gegen Antibiotika ist. Sie kommt überall vor, bevorzugt in feuchter Umgebung. Zahlreiche nosokomiale (das heißt, in einer medizinischen Einrichtung erworbene) Infektionen werden von *Pseudomonas* verursacht. Der Keim ist häufig auch bei Blutvergiftung nachweisbar (eine generalisierte fortgeschrittene, lebensbedrohliche Infektion).[1] »Berichte über *Pseudomonas*-Stämme, die gegen derzeit benutzte Antibiotika besonders resistent sind, sind besorgniserregend.«[2]

Übliche Vorgehensweise: Je nach Lokalisation der Infektion werden unterschiedliche Antibiotika eingesetzt.[2]

Studien belegen:

- Vitamin C hemmt in Verbindung mit Nitrit die Vermehrung von *Pseudomonas aeruginosa* im menschlichen Urin.[3]
- Die kombinierte Anwendung von oralem und intravenösem Vitamin C heilt Pseudomonasinfektionen, die bei schweren Verbrennungen vorkommen.[4]
- Die lokal begrenzt eingesetzte Anwendung von Vitamin C in Verbindung mit Antibiotika verhindert die Infektion mit *Pseudomonas aeruginosa* bei Wundliegen (Dekubitus).[5, 6]
- *Pseudomonas aeruginosa* reagiert »zunehmend empfindlich« auf die Wirkung von fünf verschiedenen Antibiotika, wenn gleichzeitig Vitamin C präsent ist.[7]
- Vitamin C kombiniert mit Sulfmethoxazol und Trimethoprim tötet *Pseudomonas aeruginosa in vitro* wirksam ab.[8]
- Vitamin C hemmt das Wachstum von sechzehn verschiedenen *Pseudomonas-aeruginosa*-Stämmen in vitro und heilt mit *Pseudomonas aeruginosa* infizierte Mäuse.[9]
- *Pseudomonas aeruginosa*-Lungen-Infektionen bei Patienten mit zystischer Fibrose können mit einer Kombination aus Vitamin C und Antibiotika sehr gut bekämpft werden.[9]

Quecksilbervergiftung

Beschreibung: Am bekanntesten ist die Quecksilberexposition durch Amalgam-Zahnfüllungen. Weitere Quellen sind etwa Impfstoffe und Meeresfrüchte. Wer regelmäßige bestimmte Meeresfrüchte isst, kann große Mengen Quecksilber abbekommen. Eine Vergiftung verursacht Hirn-, Lungen- und Nierenschäden und kann verschiedene Erkrankungen verursachen. Die Symptome der Quecksilbervergiftung sind unter anderem periphere Neuropathie (chronisches Hautbrennen/-jucken und Schmerz), Hautablösung, Schwellungen und Bluthochdruck.[1]

Übliche Vorgehensweise: »Ein Patient mit Quecksilbervergiftung sollte sofort aus der kontaminierten Umgebung herausgebracht werden. Die Quecksilberquelle sollte identifiziert und beseitigt werden. Die Behandlung ist primär symptomatisch und supportiv.«[2] [... Das heißt, es gibt keine wirksame Therapie.]

Studien belegen:

- Vitamin C schützt vor der toxischen Absenkung der Sauerstoffaufnahme durch Merallurid, ein früher benutztes Diuretikum.[3]
- Infusionen mit 35 000–50 000 Milligramm Vitamin C bessern und verhindern häufig toxische Akutwirkungen von Quecksilber, wenn Amalgamfüllungen entfernt werden. Bei niedrigeren Dosierungen (etwa 25 000 Milligramm) besteht die Gefahr, dass es gelegentlich zu Symptomen der akuten Quecksilbervergiftung kommt.[4]
- Vitamin C, zusätzlich zu Merallurid gegeben, führt zur signifikanten Erhöhung der für Hunde tödlichen Dosis.[5] Höhere Vitamin-C-Dosierungen vermitteln deutlich stärkere Schutzwirkungen gegen giftiges Quecksilber.[6]
- Eine variable Dosierung sowohl von Vitamin C als auch von Quecksilber führen bei Meerschweinchen zu einer erhöhten Quecksilberablagerung in Leber- und Nierengewebe (die Entgiftungs- und Ausscheidungsorgane).[7]
- Die Vorbehandlung mit Vitamin C schützt vor Nierenschäden, die sonst durch Quecksilberchlorid bei Ratten verursacht werden.[8]
- Durch Gabe einer mittelhohen Vitamin-C-Dosis überleben 40 Prozent der Meerschweinchen, die ansonsten an einer tödlichen Dosis Quecksilber-Cyanid gestorben wären.[9]
- Eine Studie mit Meerschweinchen, die 100-prozentig tödliche Quecksilberchloridgaben bekommen hatten, ergibt folgende Resultate:[10]
  - Durch Vorbehandlung allein überleben fast alle Tiere.

- Die Vorbehandlung und 20-tägige Weiterbehandlung mit Vitamin C führt zu einer Überlebensrate von 100 Prozent.
- Ohne Vorbehandlung, nur bei 20-tägiger Behandlung mit Vitamin C beträgt die Überlebensrate nach der tödlichen Quecksilberinjektion 64 Prozent.
- Mit einer einzigen, hochdosierten Vitamin-C-Injektion beträgt die Überlebensrate nach der tödlichen Quecksilberinjektion 68 Prozent.

- ▶ Vitamin C schützt Pflanzen vor Chromosomen-Schäden durch genotoxisches Quecksilber-Chlorid.[11]
- ▶ Vitamin C baut organische Quecksilberkomponenten in Rattenlebern ab – der biologische Abbau von Quecksilber mindert die Quecksilbertoxizität im Körper nachhaltig.[12]

Schlangen- und Spinnengifte

Beschreibung: Mehr als 200 von etwa 2900 Schlangenarten können tödliche Bisse bei Menschen verursachen. Mindestens 50 Spinnenarten in den USA können zu schweren Erkrankungen und/oder zum Tod führen. Dazu gehören Echte Witwen, die Braune Einsiedlerspinne, die Feldwinkelspinne, Dolomedes-Spinnen, Wolfsspinnen, die Grüne Luchsspinne, Springspinnen und Dornfinger-Spinnen.[1] Zahlreiche Meerestiere wie Quallen und Anemonen wirken gleichfalls nach einem Biss oder Stich giftig.[2]

Übliche Vorgehensweise: Wenn nach einem Biss die Identität der Schlange nicht bekannt ist, ist die Anwendung eines Gegengifts kaum erfolgversprechend. Und sogar, wenn man die Schlangenart identifiziert hat, bleibt die Wirksamkeit des Gegengifts fraglich.[1] Viele Therapiekonzepte sind giftspezifisch. In der Regel ist die supportive Behandlung auf die Symptome bezogen.

Studien belegen:

- ▶ Anmerkungen zur Dosierung: Vitamin C »ist ein ungiftiges, nicht spezifisches Gegengift, das bei jeder Art giftiger Bisse oder Stiche eingesetzt werden kann, ohne dass man auf die Identifikation des Übeltäters warten muss.«[3] Dr. Klenner wies darauf hin, dass die Menge an Vitamin C für den betroffenen Patienten »der alles entscheidende Faktor ist«, um ein positives klinisches Ergebnis bei der Behandlung einer Vergiftung oder Infektion zu erzielen.[4]

- 1. »Geben Sie niemals weniger als 350 Milligramm pro Kilogramm Körpergwicht«, stündlich wiederholt, sechs bis zwölf Dosierungen insgesamt, abhängig von der klinischen Besserung.
- 2. Die Dosierungen können um 2–4 Stunden verzögert durchgeführt werden, wenn sich eine Besserung anbahnt, bis der Patient genesen ist.
- 3. Bei schwer kranken Personen, wie bei einem komatösen Patienten mit Virus-Enzephalitis, kann die Dosierung bis zu 1200 Milligramm/Kilogramm Körpergewicht betragen.

▶ Schwarze Witwe (Spinne)

- Ein dreieinhalbjähriges Mädchen wurde von einer Schwarzen Witwe gebissen und erholte sich komplett nach mehrfachen Anwendungen von hochdosiertem Vitamin C – verabreicht durch einige Injektionen, überwiegend aber oral über 4 Tage.[5]
- »Acht nachgewiesene Fälle von Bissen der Schwarzen Witwe« wurden mit hochdosiertem Vitamin C geheilt.[5]

▶ Megalopygidae-Raupe (Schmetterlinge/Schneckenspinner)

- Schnellstmöglich injiziertes, hochdosiertes Vitamin C rettete das bereits zyanotische Opfer eines Raupenbisses.[6]

▶ Schlangenbiss

- Hochdosiertes, intravenös verabreichtes Vitamin C heilte ein 4-jähriges Kind, das einen »Volltreffer« einer *Highland Moccasin*-Schlange abbekommen hatte.[7]
- Ein Schlangenbissopfer, das bereits ohne Erfolg in einer Notaufnahme behandelt worden war, bekam 15 000 Milligramm Vitamin C intravenös zweimal täglich sowie 5000 Milligramm orales Vitamin C alle 4 Stunden. Zudem wurde Penicillin verordnet. Innerhalb von 7 Tagen war der Patient wieder arbeitsfähig.[8]

Selenvergiftung

Beschreibung: Selen wird über die Lungen oder den Darm aufgenommen. Chronische (Langzeit-)Belastung durch einen hohen Selengehalt von Nahrungsmitteln und Wasser kann zu Hautverfärbungen, zur Verformung und zum Verlust von Finger-/Fußnägeln, zu Haarausfall, zu erheblichen Schäden und zur Verfärbung der Zähne, zu Konzentrationsstörungen und zu Apathie führen.

Übliche Vorgehensweise: Die Entfernung der Expositionsquelle plus »symptomatische und supportive Versorgung« sind angezeigt. »Chelatbildner sind unbrauchbar.«[1]

Studien belegen:

- Mit intramuskulären und oralen Anwendungen von Vitamin C plus Dimecaprol wurde eine akute Selenvergiftung bei einem 15-jährigen Mädchen erfolgreich behandelt – sie hatte versehentlich Natriumselenat in für Tiere »mehrfach tödlicher Dosis« geschluckt. Ihr Blutspiegel war »mindestens« zwanzigmal höher als der Normalwert.[2]
- Bei Ratten sinken nach einer Selenvergiftung die Vitamin-C-Spiegel. Die Selenidwerte (Selen-Komponenten) bei vergifteten Tieren werden durch Vitamin-C-Supplementierung reduziert.[3]
- Vitamin C schützt kultivierte Endothelzellen vor selenbedingten Schäden, wenn es zusammen mit seleniger Säure (einer Selenkomponente) verabreicht wird.[4]
- Vermehrt Vitamin-C-haltige Nahrung schützt Hühner vor Wachstumsverzögerung durch hohe Selenbelastung.[5]
- Vitamin C schützt Mäuse vor selenbedingtem Hämoglobinverlust und hemmt signifikant die Ablagerung von Selen in der Leber und im Gehirn der Tiere, die Diophenyldiselenid bekommen hatten.[6]

Staphylokokkeninfektionen

Beschreibung: Die Haut und fast jedes Organ können vom Bakterium *Staphylococcus* infiziert werden. Nosokomiale (im Krankenhaus erworbene) Infektionen werden meist von Staphylokokken verursacht, die häufig antibiotikaresistent sind. Der Schweregrad der Infektion reicht von leichten Hautentzündungen (Phlegmon, Haarbalgentzündung oder Impetigo) bis zur lebens- und gliedmaßenbedrohenden Sepsis. Besonders schädlich sind die Giftstoffe (Exotoxine), die von Staphylokokken ins Blut und ins Gewebe abgesondert werden.[1]

Übliche Vorgehensweise: Abhängig davon, wo man sich infiziert hat und wo sich die Infektion manifestiert, werden unterschiedliche Antibiotika verordnet.[2]

Studien belegen:

- Vitamin C erhöht *in vitro* signifikant die Fähigkeit weißer Blutzellen von Hähnchen, *Staphylococcus aureus* abzutöten.[3]
- Vitamin C hemmt wirksam das Wachstum von *Staphylococcus aureus*.[4]
- Intravenöse Injektionen von Vitamin C (500–700 Milligramm pro Kilogramm Körpergewicht) führten zum prompten Verschwinden von Staphylokokkeninfektionen.[5]
- Vitamin C macht Staphylokokkentoxin unschädlich.[6]
- Nach 3 Jahren vergeblicher Versuche, durch *Staphylococcus aureus* verursachte Hautläsionen mit konventionellen Mitteln zur Abheilung zu bringen, gelang mit Vitamin C die komplette Abheilung innerhalb von Wochen.[7]
- Vitamin C macht antibiotikaresistente Staphylokokken *(Staphylococcus aureus)* wieder für Antibiotika empfindlich.[8, 9]
- Vitamin C (375 Milligramm pro Kilogramm Körpergewicht und Tag) führte bei Meerschweinchen mit Verbrennungen, die mit *Staphylococcus aureus* infiziert waren, zur Gewichtszunahme und zu reduzierten Stoffwechselraten.[10]

Staupe (Hunde und Katzen)

Beschreibung: Obwohl die Staupe bei Hunden und Katzen von unterschiedlichen Virusstämmen verursacht wird, gleichen sich die Symptome. Symptome der Erkrankung sind »Nasenausfluss, Erbrechen und Durchfall, Dehydrierung, exzessiver Speichelfluss, Husten beziehungsweise schwerfällige Atmung, Appetitlosigkeit und Gewichtsverlust. Entwickeln sich neurologische Symptome, kann es zur Inkontinenz kommen.«[1]

Übliche Vorgehensweise: Die Behandlung besteht meistens darin, es dem Tier so angenehm wie möglich zu machen. Wenn der Immunstatus nicht besonders gut ist, endet die Erkrankung häufig tödlich, vor allem bei sehr jungen oder bei älteren Tieren. Obwohl die meisten Hunde gegen Staupe geimpft sind, ist die Erkrankungsrate in den USA dennoch hoch.[1]

Studien belegen:

- Zwölf Haustiere (Katzen/Hunde) wurden 3 Tage lang täglich mit 1000–2000 Milligramm Vitamin C intravenös behandelt. Alle zwölf Tiere erholten sich, obwohl Tierärzte zwei Tiere bereits aufgegeben hatten.[2]
- Viele Hunde, die an Staupe erkrankt waren, wurden mit Vitamin-C-Injektionen im Grammbereich (alle 2 Stunden verabreicht) geheilt.[3]
- Die Vitamin-C-Therapie bei 67 Hunden mit Staupe war außerordentlich gut wirksam.[4]

Stickstoffdioxidvergiftung

Beschreibung: Stickstoffdioxid (NO_2)-Gas wirkt stark reizend auf die Lungen und verursacht dort Flüssigkeitsansammlungen. Wenn es hochkonzentriert eingeatmet wird, kann es zum Lungenödem kommen und tödlich wirken. Mittelschwere NO_2-Exposition verursacht Atemnot, (manchmal blutigen) Husten und Brustschmerz. Höhere Konzentrationen können zur lebensbedrohlichen Flüssigkeitsansammlung in den Lungen führen. Chronische NO_2-Exposition begünstigt sowohl eine chronisch obstruktive Lungenerkrankung (COPD) als auch Lungeninfektionen.[1]

Übliche Vorgehensweise: Behandlungsmöglichkeiten sind »die Entfernung des Betroffenen von der Expositionsquelle, Sauerstoffzufuhr und falls nötig Beatmungsmaßnahmen. Achten Sie auf das Expositionsrisiko, wenn Sie Patienten behandeln, und tragen Sie ein autonomes Atemschutzgerät, falls erforderlich.«[2] [... Das heißt, es gibt keine wirksame Therapie.]

Studien belegen:

- Vitamin C und Glutathion hemmen die Eigenschaft von Stickstoffdioxid, krebserregende Stoffwechselprodukte aufgrund chemischer Reaktionen mit Morpholin zu bilden.[3]
- Vitamin C reduziert mutagene Wirkungen von Stickstoffdioxid bei Mäusen.[4]
- Vitamin C, Vitamin E und Betacarotin im Verbund schützen Meerschweinchen vor Stickstoffdioxidtoxizität.[5]

Strahlungstoxizität

Beschreibung: Strahlung ist Energieübertragung in Form von Wellen beziehungsweise Teilchen wie Elektronen, Neutronen und Protonen. Sonnenlicht ist eine natürliche Strahlungsquelle; dagegen sind Röntgenstrahlung, eine Bestrahlungstherapie zur Krebsbekämpfung und Atomkraftwerke Strahlungsquellen von Menschenhand. Die Langzeitbelastung mit niedrig dosierter Strahlung erhöht den oxidativen Stress und das Krebsrisiko. Kurzfristig höher dosierte Strahlungsbelastung kann Verbrennungen beziehungsweise eine Strahlenkrankheit verursachen. Ist die Strahlenbelastung hoch genug, kann dies unmittelbar tödlich wirken.[1, 2]

Übliche Vorgehensweise: Die Behandlung der akuten Strahlungstoxizität ist »generell supportiv, inklusive Bluttransfusionen und Antibiotika.«[2] [... Das heißt, es gibt keine wirksame Therapie.]

Studien belegen:

- Geringe Mengen Vitamin C erhöhen die Überlebensrate von Ratten nach Ganzkörperbestrahlung deutlich.[3]
- Vitamin C, E und A verringern »normale« Schäden durch ionisierende Strahlung im Knochenmark, die durch Radioimmuntherapie bei der Behandlung von Krebs entstehen.[4]
- Wenn ausreichend Vitamin C verabreicht wird, könnte die »Strahlungsdosis bei Krebspatienten erhöht werden, ohne akute Komplikationen zu provozieren – mit größter Wahrscheinlichkeit käme es erwartungsgemäß zu einer verbesserten Tumorkontrolle.«[5]

- Mit Vitamin C und Vitamin E wurden die Symptome einer chronischen Proktitis bei zwanzig Patienten mit Becken-Bestrahlung aufgrund von Tumoren erfolgreich behandelt:[6]
  - Blutungen, Durchfall und Schmerz wurden gelindert.
  - Sieben von zwanzig Patienten berichteten von einer »Normalisierung«.
  - Zehn Patienten »berichteten über eine ahaltende Besserung ihrer Symptome« ein Jahr später.
- Bei Patienten, die mit Bestrahlung behandelt werden, »kann eine ausreichend hoch verabreichte Dosis Ascorbinsäure, intravenös oder oral, den durch Röntgenstrahlung bedingten Rückgang weißer Blutzellen stoppen oder minimieren« und »zudem das Allgemeinbefinden des Patienten deutlich verbessern. Eine Strahlenkrankheit trat entweder nur sehr leicht oder überhaupt nicht auf.«[7]
- Vitamin C reduziert die Belastung durch freie Radikale, wenn es vor der Bestrahlung verabreicht wird. Auch noch 20 Stunden nach der Bestrahlung verringert es die Mutationshäufigkeit in menschlichen Zellkulturen.[8]
- Vitamin C und Vitamin E schützen Mäuse vor Chromosomenschäden durch Gamma- oder Röntgenstrahlung.[9–11]
- Vitamin C ist zum Schutz vor Strahlenschäden bei unbeabsichtigter oder absichtlicher medizinischer Strahlen-belastung sehr nützlich.[12]
- Eine Kombination von Vitamin C, Vitamin E und Beta-Carotin verringert Chromosomenschäden durch Bestrahlung bei Mäusen.[13]
- Eine Kombination von Vitamin C, Vitamin E und Beta-Carotin erhöht »die Wirksamkeit der DNA-Reparatur« in der Milz von bestrahlten Mäusen.[14]
- Vitamin C blockiert die Transformation von kultivierten Mäusezellen in Krebszellen durch Röntgenstrahlung signifikant.[15]
- Oral verabreichtes Vitamin C und Vitamin E schützen Menschen signifikant vor UV-strahlungsbedingten Hautschäden (Sonnenbrand).[16, 17]
- Die lokal begrenzt eingesetzte Vitamin C/E-Anwendung vermittelt im Vergleich zur Vitamin-C-Einnahme einen kompletten Schutz vor oxidativem Stress (Lipidperoxidation) durch eine UVB-Strahlenbelastung der Haut beim Schwein.[18]

- Wird ein Vitamin-C-Derivat vor einer UVB-Belastung injiziert, verringern sich die Laborwerte für erhöhten oxidativen Stress.[19]
- Ein stabiles Vitamin-C-Derivat verbesserte das Überleben menschlicher Hautzellen nach UVB-Exposition signifikant. In den Trümmern abgetöteter Zellen wurden weniger große DNA-Fragmente gefunden.[21]
- In Studien mit bestrahlten Bakterien führte Vitamin C zu signifikanten Schutzwirkungen in Bezug auf Lipidperoxidation und brechende DNA-Stränge. Es führte auch zu einer »beträchtlich erhöhten Überlebensrate«.[22]
- Die regelmäßige Vitamin-C- und Vitamin E-Supplementierung erscheint besonders wichtig, um die Lungenentwicklung bei Kindern zu schützen.[3]
- Eine Vorbehandlung mit Vitamin C reduziert signifikant die mikroskopische Evidenz von Chromosomenschäden bei bestrahlten Mäusen und deren Milzzellen.[23]
- Vitamin C senkt die Neuerkrankungsrate und verzögert die Entwicklung von Hautkrebsläsionen durch UV-Strahlen-Belastung bei Mäusen.[24]
- »Unabhängig vom genauen Wirkmechanismus zeigt die derzeit verfügbare Evidenz auf, dass Vitamin C eine radioprotektive Substanz ist.«[25]

Streptokokkeninfektionen

Beschreibung: Es gibt zwei Arten von Streptokokkeninfektionen. Streptokokken der Gruppe A verursachen Rachenentzündung, Scharlach, Rachenmandelentzündung, Ohreninfektionen, Impetigo, toxisches Schocksyndrom, Phlegmone und nekrotisierende Fasziitis (»fleischfressende Erkrankung«). Streptokokken der Gruppe B verursachen Blutinfektionen, Lungeninfektionen, Hautinfektionen und Knochen-/Gelenkinfektionen.[1] Streptokokken werden zunehmend resistent gegen Antibiotika.

Übliche Vorgehensweise: In der Regel kommen Antibiotika wie Penicillin(-derivate), Cephalosporine und Erythromycin zum Einsatz.[2]

Studien belegen:

- Allgemeine Infektionen
  - Vitamin C hatte einen abtötenden (»bakteriziden«) Effekt auf *Streptococcus faecalis* im Urin.[3]

  - Intravenös verabreichtes Vitamin C (500–700 Milligramm pro Kilogramm Körpergewicht) heilt Infektionen durch »hämolytische Streptokokken«.[4]
  - Meerschweinchen mit Vitamin-C-Mangel bekommen signifikant häufiger schwere Streptokokkeninfektionen, die oft tödlich enden.[5]
- Niereninfektionen: Kinder mit Streptokokkeninfektionen der Nieren weisen signifikant niedrigere Vitamin-C-Konzentrationen im Plasma und in roten Blutzellen auf sowie Laborwerte, die auf signifikant erhöhten oxidativen Stress hinweisen.[6]
- Mittelohrinfektionen: Intramuskuläre Injektionen mit Vitamin C führten bei zehn Patienten mit Mittelohrentzündung, die länger als ein Jahr vorlag, zu einem beeindruckenden Therapieerfolg – »bei allen waren innerhalb von 12 Stunden Anzeichen der Besserung zu beobachten, und die Entzündung heilte innerhalb von 4–5 Tagen ab.« Darüber hinaus waren »die Ergebnisse zu überzeugend«, um »die therapeutische Wirksamkeit der parenteralen Anwendung« von Vitamin C infrage zu stellen.[7]
- Rheumatisches Fieber
  - Vitamin C führte bei sieben Patienten zur deutlichen und raschen Abheilung von fortgeschrittenem rheumatischem Fieber.[8]
  - Mehrmonatige, niedrig dosierte tägliche Vitamin-C-Supplementierung führte bei 335 Studenten im Vergleich zu einem größeren vergleichbaren Kollektiv ohne Supplementierung zu folgenden Resultaten: Kontrollgruppe : Vitamin-C-Gruppe :: 16 : 0 Fälle von rheumatischem Fieber, 17 : 0 Fälle von Pneumonie.[9]
- Scharlach
  - Die kombinierte intravenöse und orale Vitamin-C-Anwendung führte zu auffallenden und erfolgreichen Wirkungen in einigen Scharlachfällen.[10]
  - Vitamin C bewirkte eine sehr rasche klinische Heilung in drei Scharlachfällen.[11]
- Rachenmandel-/Rachenintzündungen: Vitamin-C-Supplementierung im Rahmen einer placebokontrollierten Doppelblindstudie mit 868 Kindern verringerte die Häufigkeit von Positivbefunden in Bezug auf beta-

hämolysierende Streptokokken in kultivierten Rachenmandelabstrichen.[12]

Strychninvergiftung

Beschreibung: Eine Strychninvergiftung kann durch Inhalation, Verschlucken oder Absorption in den Augen oder im Mund auftreten. Innerhalb von Minuten nach der Exposition setzen Muskelspasmen ein, die zunächst am Kopf und im Nacken beginnen und sich später im ganzen Körper ausbreiten und zu fast ununterbrochenen Krämpfen führen. Der Tod kann innerhalb von 2–3 Stunden eintreten, verursacht durch eine Atemlähmung aufgrund einer sekundären Vergiftung der Nerven, die die Atmung kontrollieren, oder letztendlich durch krampfbedingte Erschöpfung.[1]

Übliche Vorgehensweise: »Es gibt kein spezifisches Gegenmittel gegen Strychnin.« Rechtzeitig gegeben, absorbiert Aktivkohle oral noch im Darm verbliebenes Strychnin. Antikonvulsiva und Muskelrelaxantien werden verabreicht, um Krämpfe und Muskelsteifigkeit zu bekämpfen. Überlebt der Patient 24 Stunden, wird er wahrscheinlich genesen.[1]

Studien belegen:

- »Sehr hochdosiertes« Vitamin C »vermittelt Schutzwirkungen gegen Strychnin« *(in vitro)*.[2]
- Bei Meerschweinchen mit Skorbut (Vitamin-C-Mangel) ist die Strychnintoxizität deutlich erhöht.[3]
- Vitamin C »neutralisierte die krampfinduzierenden und tödlichen Wirkungen von Strychnin«. Die Schutzeffekte von Vitamin C waren »direkt von den Ascorbinspiegeln im Blutplasma abhängig« (*in vivo* – Mäuse).[3]
- Vitamin C schwächte einen durch Strychnin verursachten, tetanusartigen Zustand bei Küken signifikant ab.[4]

Tetrachlormethanvergiftung

Beschreibung: Obwohl es ein gängiges Reinigungsmittel war, wird es wegen seiner toxischen Eigenschaften heute nur noch begrenzt eingesetzt.

Chronische Tetrachlormethanexposition kann Nierenschäden und Krebs verursachen. Akutbelastungen durch hohe Konzentrationen der Flüssigkeit oder von Dämpfen können das zentrale Nervensystem, die Leber und die Nieren schädigen. Chronische Exposition verursacht mitunter Koma und führt zum Tod.[1]

Übliche Vorgehensweise: Ein anerkanntes Gegenmittel gegen dieses Gift gibt es nicht. Gelegentlich werden zwei experimentelle Therapien eingesetzt: hyperbare Oxygenierung (hyperbare Sauerstofftherapie) und/oder Acetylcystein.[2] [Letzteres ist eine Vorläufersubstanz von Glutathion, die ein hochwirksames intrazelluläres Antioxidans ist, das durch Vitamin C aufgeladen wird.]

Studien belegen:

- Wiederholte Gaben von Vitamin C und Vitamin E reduzieren toxische Wirkungen von Tetrachlormethan in der Rattenleber.[3, 4]
- Vitamin C schützt Ratten vor Leberschäden durch Tetrachlormethan.[5]
- Die intravenöse Injektion von Vitamin C bei Mäusen vor Verabreichung einer tödlichen Dosis Tetrachlormethan (LD10) verhindert Todesfälle und verringert die ansonsten erwartbaren Gewebeschäden.[6]
- Vitamin C schützt Ratten vor Keimzellenschäden durch Tetrachlormethan.[7]

Tollwut (Rabies)

Beschreibung: Tollwut ist eine tödliche Virusinfektion, die über den Speichel infizierter Tiere nach Bissen oder bei Hautwunden übertragen wird. In den meisten Fällen von Tollwut bei Menschen sind Bisse von Füchsen, Fledermäusen oder (in den USA) Waschbären– gelegentlich auch Stinktieren – die Infektionsursache. Die Inkubationszeit beträgt in der Regel 3–7 Wochen. Sobald Symptome auftreten, endet die Erkrankung so gut wie immer tödlich.[1]

Übliche Vorgehensweise: Eine sofortige und angemessene Schutzimpfung verhindert fast immer den Ausbruch der Infektionserkrankung.[1]

Studien belegen:

- Vitamin C inaktiviert (tötet) das Tollwutvirus.[2]
- Vitamin C erwies sich als sehr wirksam, um Meerschweinchen vor Tollwut zu schützen.[3]

Trichinellose

Beschreibung: Trichinellose ist eine Infektion, die durch Aufnahme eines Fadenwurms *(Trichinella spiralis)* verursacht wird. Solche Würmer kommen in vielen tierischen Fleischsorten vor, im Schweine- und Pferdefleisch und im Fleisch einiger Wildtiere. Durch hinreichendes Kochen werden diese Parasiten abgetötet.[1]

Übliche Vorgehensweise: »Zur Behandlung der Darminfektion können Mebendazol und Albendazol benutzt werden. Wenn die Larven die Muskulatur befallen haben, ist keine spezifische Therapie der Trichinellose verfügbar. Die Zysten bleiben jahrelang überlebensfähig. Schmerzmittel können Muskelbeschwerden lindern.«[1]

Studien belegen:

- Vitamin C kombiniert mit Vitamin A, E und einem Antiparasitenmittel (Mebendazol) führte zur »signifikanten Verringerung« der Larvenanzahl in Rattenmuskeln im Vergleich zu einer ausbleibenden Behandlung.[2]
- Eine tägliche Vitamin-C-Dosis (etwa 35 000 Milligramm bei einem Mann mit 75 Kilogramm Körpergewicht) führte nach 30 Tagen bei Ratten mit Trichinellose zur Abnahme der Wurmzahlen (Larven) in der Muskulatur um 40 Prozent. Diese signifikante Wirksamkeit wurde allein mit der Vitamin-C-Therapie (ohne antiparasitär wirksame Medikamente) erreicht.[3]

Trypanosomeninfektion

Beschreibung: Trypanosomeninfektionen werden durch ein parasitäres Protozoon verursacht, das in der Regel durch Insekten übertragen wird. Die bekannteste Infektion ist die Schlafkrankheit, die durch die Tsetse-Fliege übertragen wird. Innerhalb von Tagen nach dem Stich eines infizierten

Insekts entwickelt sich ein Hautknötchen, das bis zu 2 Wochen verbleibt. Nach dieser Inkubationszeit beginnt die Invasion der Trypanosomen in das Kreislauf- und Lymphsystem. Häufig kommt es dann zu Fieber, Kopfschmerz, Schwindel und Schwächezuständen. 6 Monate bis einige Jahre später geht die Erkrankung vom hämolymphatischen Stadium in das meningoenzephalitische Stadium über, wenn die Parasiten das zentrale Nervensystem erreichen.[1]

Übliche Vorgehensweise: Das Medikament Suramin ist das Mittel der Wahl, bevor das zentrale Nervensystem befallen ist. Später bleibt das Medikament wirkungslos, da es die Blut-Hirn-Schranke nur unzureichend überwinden kann. Dann benutzt man das arsenhaltige Medikament Melarsoprol. Beide Medikamente sind hochtoxisch.[1]

Studien belegen:

- Eine geringe Dosis Vitamin C (etwa 20 Milligramm pro Kilogramm Körpergewicht) erhöht die natürliche Abwehrfähigkeit von Meerschweinchen in Bezug auf Infektionen durch *Trypanosoma brucei*.[2]
- Wird Vitamin C zusammen mit Kristallviolett zur Behandlung von absichtlich mit *Trypanosoma cruzi* infiziertem Blut vor einer Transfusion behandelt, kann eine Sterilisierung mit weniger Kristallviolett als üblicherweise nötig durchgeführt werden.[3]
- Vitamin C plus Glutathion tötet kultivierte Trypanosomen wirksam ab.[4]
- Vitamin C (100 Milligramm pro Kilogramm Körpergewicht) verhindert den Anstieg der Leberenzyme, der bei Kaninchen zu beobachten ist, wenn sie mit *Trypanosoma brucei brucei* infiziert sind.[5]

Tuberkulose

Beschreibung: Das Bakterium *Mycobacterium tuberculosis* verursacht die Lungentuberkulose. Die Ansteckung erfolgt über Tröpfchen, wenn infizierte Personen husten oder niesen. Die Erstinfektion wird als primäre Tuberkulose bezeichnet. Betroffene erholen sich meist ohne weitere Anzeichen einer Erkrankung. In manchen Fällen kann die Infektion aber einige Jahre lang inaktiv bleiben und dann reaktivert werden.[1]

Übliche Vorgehensweise: Die aktive Erkrankung wird in der Regel mit einer Kombination von Medikamenten behandelt. Die vier häufigsten Medikamente sind Isoniazid, Rifampicin, Pyrazinamid und Ethambutol. Weitere Medikamente sind etwa Amikacin, Ethionamid, Moxifloxacin, 4-Aminosalicylsäure und Streptomycin. Die Medikamente müssen 6 Monate oder länger eingenommen werden.[1]

Studien belegen:

- Vitamin C schützt Meerschweinchen, die toxische Tuberkulininjektionen bekommen hatten:[2]
  - 81 Prozent der Tiere, die kein Vitamin C bekommen hatten, starben.
  - Nur 17 Prozent der infizierten Tiere, die Vitamin C bekommen hatten, starben.
- Bei Tuberkulosepatienten führen kleine Vitamin-C-Injektionen zu günstigen Wirkungen in Bezug auf die Körpertemperatur, das Körpergewicht, das allgemeine Wohlbefinden, den Appetit und einige Laborwerte.[3]
- Mit Vitamin C behandelte Individuen (74 Patienten mit Tuberkulose) zeigten »deutliche Anstiege« der Hämoglobinwerte und Erythrozytenzahlen.[4]
- Bei Meerschweinchen mit Tuberkuloseinfektion ist ein »signifikanter und fortschreitender« Vitamin-C-Mangel zu beobachten. Die tägliche Gabe von Vitamin C führt zur signifikanten Gewichtszunahme und verringert die klinische Invasivität von Tuberkuloseläsionen.[5, 6]
- Tägliche orale Vitamin-C-Gaben hemmen die Hautreaktion nach subkutanen Tuberkulininjektionen bei Meerschweinchen mit Tuberkulose signifikant.[6]
- Nahrungsergänzung mit 150 Milligramm Vitamin C täglich bei normal beibehaltener Ernährung reduziert offensichtlich tuberkulöse Läsionen in den Atemwegen, im Darm und im Rektum.[7]
- Vitamin C hemmt das Wachstum von Tuberkulosebakterien in einem künstlichen Medium, das ansonsten wachstumsfördernd wirkt.[8]
- Injektionen mit 100 Milligramm Vitamin C brachten Blut im Auswurf von 140 Tuberkulosepatienten unter Kontrolle.[9]

- Hochdosiertes Vitamin C (15 000 Milligramm täglich) führte bei Patienten mit weit fortgeschrittener Tuberkulose zu folgenden Ergebnissen:[10]
  - Fünf von sechs Patienten waren nach einem halben Jahr noch am Leben.
  - Gewichtszunahme um 10–35 Kilogramm.
  - Keine Bettlägerigkeit
  - Enorme Verbesserung des Allgemeinbefindens
  - Die Gesamtdosis pro Patient betrug 3 000 000 Milligramm Vitamin C, ohne toxische Effekte oder Nebenwirkungen.
- Die tägliche Nahrungsergänzung mit Mineralstoffen und Vitaminen, inklusive Vitamin C, führte zu einer »erfreulich reduzierten« Häufigkeit von Tuberkuloseneuerkrankungen im Vergleich zu einer nicht supplementierten Kontrollgruppe.[11]
- Um bei zwei Patienten mit aktiver Tuberkulose normale Vitamin-C-Spiegel zu erreichen, war eine dreifach höhere Menge an Vitamin C als normal erforderlich.[12]
- 28 von 1100 anfangs gesunden Männern entwickelten eine radiologisch nachgewiesene Lungentuberkulose und hatten einen niedrigen Vitamin-C-Blutspiegel.[13]
- Erhöhte Vitamin-C-Zufuhr bei infizierten Meerschweinchen trug zu einem weniger schweren Krankheitsverlauf und zu geringerer Ausdehnung tuberkulöser Läsionen in den Lungen bei.[14]
- Die tägliche Vitamin-C-Ausscheidung mit dem Urin korrelierte mit dem Aktivitätsgrad der Infektion bei Tuberkulosepatienten: die niedrigsten Vitamin-C-Werte im Urin (ein Zeichen für niedrige C-Speicherwerte) waren mit der größten Krankheitsaktivität assoziiert.[15]
- Mit täglichen Vitamin-C-Injektionen bekommt man den klinischen Verlauf der Tuberkulose bei Meerschweinchen sehr gut unter Kontrolle – sie wuchsen »ganz normal« auf und »verhielten sich in jeder Beziehung genauso wie die Tiere der Kontrollgruppe« während des 5-monatigen Untersuchungszeitraums.[16]
- Personen, die mit der Nahrung mehr als 90 Milligramm Vitamin C täglich aufnahmen und »überdurchschnittlich« viel Gemüse, Früchte und Beeren konsumierten, hatten ein geringeres Tuberkuloserisiko.[17]

- Dr. Klenner zufolge werden »massive tägliche Gaben« von Vitamin C »die Tuberkulose auch deshalb heilen, weil die Polysaccharidhülle der Mikroorganismen entfernt wird.«[18]
- Tuberkulöse Meerschweinchen, die mit einem hohen Anteil Orangensaft getränkt wurden, überlebten doppelt so lange wie Tiere, die normal gefüttert wurden – das wurde schon vor der Entdeckung von Vitamin C beobachtet.[19]
- Der Vitamin-C-Gehalt im Körper bestimmt offenbar darüber, mit welcher Wahrscheinlichkeit sich ein Patient eine Darmtuberkulose zuzieht.[20]
- Bei einem Patienten mit aktiver Tuberkulose beseitigte eine Kombination von injiziertem und oralem Vitamin C plus reichlich Zitronensaft das Fieber, stoppte den typischen Tuberkulosehusten und führte zu einer Gewichtszunahme um 5 Kilogramm.[21]
- Wird einem Kulturmedium mit Tuberkulosebakterien Vitamin C zugegeben, wird das Bakterienwachstum gestoppt.[22]
- Eine kleine Dosis von nur 150 Milligramm Vitamin C täglich führte bei 88 Prozent der Kinder und bei 61 Prozent der Erwachsenen mit Tuberkulose zur deutlichen Besserung. Die Fixdosis zeigte bei kleineren Körpern eine größere Wirkung.[23]
- Eine Studie mit Navajo-Indianern zeigte, dass Tuberkulosepatienten im Vergleich zu Gesunden täglich mindestens die doppelte Menge an Vitamin C brauchen, um dieselben Vitamin-C-Plasmaspiegel aufrechtzuerhalten.[24]
- Nur 250 Milligramm Vitamin C pro Tag verbessern das »Blutbild insgesamt« der behandelten Tuberkulosepatienten.[25]
- Mit täglichen Vitamin-C-Injektionen sind tuberkulöse Meerschweinchen vor ansonsten tödlichen Tuberkulindosierungen geschützt, der Tiere ohne Vitamin-C-Supplementierung sofort zum Opfer gefallen wären.[26]

Typhus

Beschreibung: Typhus ist eine Infektion, die durch das Bakterium *Salmonella typhi* verursacht wird. Die Erkrankung wird durch kontaminierte

Nahrungsmittel, Getränke oder durch verunreiniges Wasser übertragen. Zu den Symptomen gehören hohes Fieber, Bauchschmerzen, Durchfall, blutiger Stuhl, Schüttelfrost, Delirium, Nasenbluten, schwere Erschöpfungs- und Schwächezustände.[1]

Übliche Vorgehensweise: Um die Dehydrierung zu bekämpfen, wird Flüssigkeit über Infusionen zugeführt. Auch Antibiotika kommen zum Einsatz. Durch die Behandlung bessern sich die Symptome innerhalb von 2–4 Wochen.[1]

Studien belegen:

- Vitamin C tötet Typhusbakterien *in vitro* rasch ab.[2]
- Mit oralem und injiziertem Vitamin C wurden 106 Typhusfälle äußerst erfolgreich behandelt.[2]
- Intravenöses Vitamin C und ein Nebennierendrüsenextrakt erwiesen sich als signifikant wirksam, um bei achtzehn Typhusfällen die Erkrankungsdauer zu verkürzen und die Sterblichkeit abzusenken – eine »spektakuläre Therapie, von der ersten Injektion an«.[3]
- Wenn Vitamin C als Monotherapie bei Typhus benutzt würde, käme es nicht zu einer Anämie, die häufig als Nebenwirkung von Chloramphenicol auftritt – Chloramphenicol gehört zu den Antibiotika der ersten Wahl, die zur Behandlung von Typhus verordnet werden.[4]
- Hohe Vitamin-C-Spiegel verbessern die Widerstandsfähigkeit von Küken gegen Typhus.[5]

Vanadiumvergiftung

Beschreibung: Alle Vanadiumverbindungen sind giftig. Die größte Gefahr für den Menschen geht von der Einatmung vanadiumhaltiger Dämpfe und Stäube aus.[1] Eine Vanadiumvergiftung führt zu ungünstigen Wirkungen am Herzen, in den Blutgefäßen, im Darm, in den Nieren, im Fortpflanzungssystem und in den Lungen.[2] Die Toxizität des Metalls ist offenbar sekundär auf oxidative Schäden zurückzuführen.[3]

Übliche Vorgehensweise: Allgemein anerkannte spezifische Therapien für die Vanadiumvergiftung gibt es nicht. Möglicherweise sind Dimercaprol und Vitamin C von »gewissem Wert«.[4]

Studien belegen:

- Vitamin C hat eine signifikant neutralisierende Wirkung auf eine ansonsten tödliche Dosierung einer vanadiumhaltigen Verbindung bei Mäusen.[5]
- In einer Studie über 18 verschiedene mögliche Gegenmittel erschien Vitamin C »am vielversprechendsten« als Gegengift gegen zwei Vanadiumverbindungen im Mausmodell.[6]
- Vitamin C schützt sehr wirksam vor einer Vanadiumvergiftung, wenn es Mäusen unmittelbar nach der Vanadiumbelastung verabreicht wird.[7]
- Die Vorbehandlung mit Vitamin C reduziert die klinische Toxizität von Vanadium bei Mäusen signifikant, was sich an einer reduzierten Atem- und Gliedmaßenlähmung zeigt.[8]
- Vitamin C reduziert bei Küken Wachstumsstörungen nach Belastung mit Vanadium.[9]
- Vitamin C schützt Legehennen vor toxischen Vanadiumeffekten wie reduzierte Eiproduktion und Gewichtsabnahme.[10]
- Vitamin C schützt Legehennen mit erhöhter Vanadiumbelastung davor, dass ihre Eier eine verminderte Eiweißqualität (Albumin) aufweisen.[11]
- Vitamin C verbessert bei Mäusen die Vanadiumausscheidung im Urin.[12]
- Vitamin C ist wahrscheinlich ein natürliches Reduktionsmittel von Vanadium.[13]
- Vitamin C reduziert Vanadiumverbindungen chemisch wirksamer als Glutathion, das ein wirksames Antioxidans bei denselben Vanadiumverbindungen ist.[14]
- Vitamin C neutralisiert zumindest teilweise die hemmenden Vanadiumwirkungen in Bezug auf wichtige Enzyme, die für die Informationsverarbeitung im Gehirn zuständig sind.[15]

Wundstarrkrampf (Tetanus)

Beschreibung: Tetanus (»Wundstarrkrampf«) wird durch das Bakterium *Clostridium tetani* verursacht. Die Sporen dieses Bakteriums sind im Erdboden weltweit allgegenwärtig. Dringen die Sporen in eine Hautwunde ein, kommt es meist zur Infektion. In einer anaeroben Umgebung (ohne Sauerstoff) setzen die Bakterien Sporen frei, die dann ein starkes Exotoxin (Tetanospasmin) produzieren. Dieses Toxin greift das Nervensystem an und verursacht schwere Muskelspasmen. Die Beschwerden setzen häufig innerhalb von 1–3 Wochen nach dem Eindringen der Sporen in den Körper ein. Ohne Behandlung stirbt jeder vierte Betroffene an Tetanus.[1]

Übliche Vorgehensweise: Man setzt Antitoxin ein, sorgt für eine Unterstützung der Atmung und des autonomen Nervensystems, benutzt passive und aktive Impfstoffe, versorgt die Eintrittswunde chirurgisch und verordnet Antibiotika. Trotz Antitoxintherapie »kann es 2 Wochen lang zur klinischen Progression kommen«. Die Sterblichkeitsrate könnte bis zu 60 Prozent betragen, sogar bei fachkundiger Versorgung.[2]

Studien belegen:

- Vitamin C neutralisiert Tetanustoxin *in vitro*.[3]
- Gibt man Kulturen mit wachsenden Tetanusbakterien Vitamin C zu, verringert sich die Toxizität dieser Kulturen in Relation zur zugegebenen Vitamin-C-Menge.[4]
- Vitamin C heilte Tetanus bei einem 6-jährigen Jungen, der bereits an sehr weit fortgeschrittenen Muskelspasmen und anderen Symptomen einer Tetanusvergiftung/-Infektion litt.[5]
- Vitamin C allein – ohne Tetanus-Antitoxin, das selbst toxisch wirken kann – neutralisierte bei Ratten, die zweimal die minimal tödliche Menge Gift bekommen hatten, Tetanustoxin vollständig.[6]
- Im Tiermodell bewirkten angemessene Vitamin-C-Dosierungen vor der Injektion von Tetanustoxin einen kompletten Schutz vor den toxischen Auswirkungen.[7]
- Intravenöses Vitamin C (22 000–24 000 Milligramm pro Tag) heilte einen 6-jährigen Jungen – die Gabe von Antitoxin verzögerte die Genesung.[8]

- Eine Studie untersuchte die Wirksamkeit und die Dosis-Wirkungs-Beziehung von Vitamin C zur Behandlung von Tetanus – die Kontrollgruppe bekam nur Antitoxin, alle Vitamin-C-Gruppen bekamen Antitoxin und täglich nur 1000 Milligramm Vitamin C intravenös:[9]
  - Altersgruppe 1–12 Jahre: Ohne/mit Vitamin C starben 75/0 Prozent der Teilnehmer.
  - Altersgruppe 13–30 Jahre:Ohne/mit Vitamin C starben 68/37 Prozent der Teilnehmer.

Anhang

Fachliteratur Kapitel 1–9

Kapitel 1

1. »Living Proof?« *60 Minutes*, New Zealand.
2. »Why Can't We Try?« *60 Minutes*, New Zealand.
3. Todar K., *Todar's Online Textbook of Bacteriology* 2008. Published online atwww. textbookofbacteriology.net.
4. Salaman M. K., »Resistant Bacterial Infections Treated with Vitamin C«, online veröffentlicht unter www.thenhf.com/article.php?id–1980, Jan 14, 2004.
5. Galloway T., Seifert M., »Bulbar poliomyelitis: favorable results in its treatment as a problem in respiratory obstruction« *Journal of the American Medical Association* 1949 141(1): 1–8.
6. Landwehr R., »The origin of the 42-year stonewall of vitamin C« *Journal of Orthomolecular Medicine* 1991 6(2): 99–103.
7. Holden M., Resnick R., »The *in vitro* action of synthetic crystalline vitamin C (ascorbic acid) on herpes virus« *Journal of Immunology* 1936 31: 455–462.
8. Holden M., Molloy E., »Further experiments on the inactivation of herpes virus by vitamin C (L-ascorbic acid)« *Journal of Immunology* 1937 33: 251–257.
9. Sagripanti J., et al., »Mechanism of copper-mediated inactivation of herpes simplex virus« *Antimicrobial Agents and Chemotherapy* 1997 41(4): 812–817.
10. White L., et al., »*In vitro* effect of ascorbic acid on infectivity of herpes viruses and paramyxoviruses« *Journal of Clinical Microbiology* 1986 24(4): 527–531.
11. Zureick M., »Treatment of shingles and herpes with vitamin C intravenously« *Journal des Praticiens* 1950 64: 586.
12. Cathcart R., »Vitamin C in the treatment of acquired immune deficiency syndrome (AIDS)« *Medical Hypotheses* 1984 14(4): 423–433.
13. Landwehr R., »The origin of the 42-year stonewall of vitamin C« *Journal of Orthomolecular Medicine* 1991 6(2): 99–103.
14. Klenner F., »Significance of high daily intake of ascorbic acid in preventive medicine« *Journal of the International Academy of Preventive Medicine* 1974 1(1): 45–69.

Kapitel 2

1. Klenner F., »Observations of the dose and administration of ascorbic acid when employed beyond the range of a vitamin in human pathology« *Journal of Applied Nutrition* 1971 23(3&4): 61–88.
2. Klenner F., »The black widow spider: case history« *Tri-State Medical Journal* Dec 1957 pp. 15–18.
3. Klenner F., »Observations of the dose and administration of ascorbic acid when employed beyond the range of a vitamin in human pathology« *Journal of Applied Nutrition* 1971 23(3&4): 61–88.

4. Klenner F., »Significance of high daily intake of ascorbic acid in preventive medicine« *Journal of the International Academy of Preventive Medicine* 1974 1(1): 45–69.
5. Klenner F., »Case history: cure of a 4-year-old child bitten by a mature highland moccasin with vitamin C« *Tri-State Medical Journal* July 1954.
6. Smith L., *The Clinical Experiences of Frederick R. Klenner, M.D.: Clinical Guide to the Use of Vitamin C* 1988 Portland, OR: Life Sciences Press.
7. Laing M., »A cure for mushroom poisoning« *South African Medical Journal* 1984 65(15): 590.
8. Khaw K., et al., »Relation between ascorbic acid and mortality in men and women in EPIC-Norfolk prospective study: a prospective population study, European Prospective Investigation into Cancer and Nutrition« *Lancet* 2001 357(9257): 657–663.

Kapitel 3

1. Osborn T., Gear J., »Possible relation between ability to synthesize vitamin C and reaction to tubercle bacillus« *Nature* 1940 145: 974.
2. Khaw K., et al., »Relation between ascorbic acid and mortality in men and women in EPIC-Norfolk prospective study: a prospective population study. European Prospective Investigation into Cancer and Nutrition« *Lancet* 2001 357(9257): 657–663.
3. Nishikimi M., et al., »Occurrence in humans and guinea pigs of the gene related to their missing enzyme L-gulonolactone oxidase« *Archives of Biochemistry and Biophysics* 1988 267(2): 842–846.
4. *Wikipedia* http: //en.wikipedia.org/wiki/Hunza_people.
5. Cummings M., »Can some people synthesize ascorbic acid?« *The American Journal of Clinical Nutrition* 1981 34(2): 297–298.
6. Kline A., Eheart M., »Variation in the ascorbic acid requirements for saturation of nine normal young women« *Journal of Nutrition* 1944 28: 413–419.
7. Pijoan M., Lozner E., »Vitamin C economy in the human subject« *Bulletin of the Johns Hopkins Hospital* 1944 75: 303–314.
8. Chatterjee G., Pal D., »Metabolism of L-ascorbic acid in rats under *in vivo* administration of mercury: effect of L-ascorbic acid supplementation« *International Journal for Vitamin and Nutrition Research* 1975 45(3): 284–292.
9. Stone I., »*Homo sapiens ascorbicus*, a biochemically corrected robust human mutant« *Medical Hypotheses* 1979 5(6): 711–721.
10. Conney A., et al., *Annals of the New York Academy of Sciences* 1961 92: 115.

Kapitel 4

1. *American Heart Association Heart Disease and Stroke Statistics – 2010 Update* Dallas, Texas: American Heart Association 2010.

2. Levy T., *Curing the Incurable. Vitamin C, Infectious Diseases, and Toxins* 2004, Med Fox Publishing, Henderson, NV.
3. Clark E., Clark E., »On the reaction of certain cells in the tadpole's tail toward vital dyes« *The Anatomical Record* (1918) 15: 151.
4. Clark E., Clark E., »Further observations on living lymphatic vessels in the transparent chamber in the rabbit's ear—their relation to the tissue spaces« *American Journal of Anatomy* 1933 52: 273–305.
5. Laguesse E., »La structure lamelleuse et le developpement du tissu conjonctif lache chez les mammiferes en general et chez l'homme en particulier« *Arch de Biol* 1921 31: 173–298.
6. Bensley S., »On the presence, properties and distribution of the intercellular ground substance of loose connective tissue« *The Anatomical Record* 1934 60: 93–109.
7. McMasters P., Parsons R., »Physiological conditions existing in connectivetissue. II. The state of the fluid in the intradermal tissue« *Journal of Experimental Medicine* 1939 69: 265–282.
8. Wolbach S., Howe P., »Intercellular substances in experimental scorbutus« *Archives of Pathology and Laboratory Medicine* 1926 1(1): 1–24.
9. Kefalides N., »Isolation and characterization of the collagen from glomerular basement membrane« *Biochemistry* 1968 7(9): 3103–3112.
10. Gore I., et al., »Endothelial changes produced by ascorbic acid deficiency in guinea pigs« *Archives of Pathology* 1965 80(4): 371–376.
11. Pauling L., »Vitamin C and longevity« *Agressologie* 1983 24(7): 317–319.
12. Pirani C., Catchpole H., »Serum glycoproteins in experimental scurvy« *A. M. A. Archives of Pathology* 1951 51: 597–601.
13. Fisher E., et al., »Interaction of ascorbic acid and glucose on production of collagen and proteoglycan by fibroblasts« *Diabetes* 1991 40(3): 371–376.
14. Wolbach, S. and P. Howe (1926) Intercellular substances in experimental scorbutus. *Archives of Pathology and Laboratory Medicine* 1(1): 1–24.
15. Gersh I., Catchpole H., »The organization of ground substance and basement membrane and its significance in tissue injury, disease and growth« *American Journal of Anatomy* 1949 85: 457–521.
16. Pirani C., Catchpole H., »Serum glycoproteins in experimental scurvy« *A. M. A. Archives of Pathology* 1951 51: 597–601.
17. Fisher E., et al., »Interaction of ascorbic acid and glucose on production of collagen and proteoglycan by fibroblasts« *Diabetes* 1991 40(3): 371–376.
18. Katz E., »Reduction of cholesterol and Lp(a) and regression of coronary artery disease: a case study« *Journal of Orthomolecular Medicine* 1996 11(3): 173–179.
19. Ibid.
20. Horlick L., Katz L., »Retrogression of atherosclerotic lesions on cessation of cholesterol feeding in the chick« *Journal of Laboratory and Clinical Medicine* 1949 34: 1427–1442.

21. Levy T., *Curing the Incurable. Vitamin C, Infectious Diseases, and Toxins* 2004, MedFox Publishing, Henderson, NV.
22. Beck J., et al., »Dental infections and atherosclerosis« *American Heart Journal* 1999 138(5 Pt 2): S528–533.
23. Muhlestein J., »Infectious agents, antibiotics, and coronary artery disease« *Current Interventional Cardiology Reports* 2000 2(4): 342–348.
24. Emingil G., et al., »Association between periodontal disease and acute myocardial infarction« *Journal of Periodontology* 2000 71(12): 1882–1886.
25. Huggins H., Levy T., *Uninformed Consent: The Hidden Dangers in Dental Care* 1999 Charlottesville, VA: Hampton Roads Publishing Company, Inc.
26. Kulacz R., Levy T., *The Roots of Disease. Connecting Dentistry and Medicine* 2002 Philadelphia, PA: Xlibris Corporation.
27. Ibid.
28. Leren P., »The Oslo Diet Heart Study: eleven-year report« *Circulation* 1970 42(5): 935–942.
29. Coronary Drug Project Research Group, »Clofibrate and niacin in coronary heart disease« *Journal of the American Medical Association* 1975 231(4): 360–381.
30. Carlson L., et al., »Reduction of myocardial reinfarction by the combined treatment with clofibrate and nicotinic acid« *Atherosclerosis* 1977 28(1): 81–86.
31. Lipid Research Clinics Program, »The Lipid Research Clinics Coronary Primary Prevention Trial results. I. Reduction in incidence of coronary heart disease« *Journal of the American Medical Association* 1984 251(3): 351–374.
32. Frick M., et al., »Helsinki Heart Study: primary-prevention with gemfibrozil in middle-aged men with dyslipemia« *The New England Journal of Medicine* 1987 317(20): 1237–1245.
33. Dorr A., et al., »Colestipol hydrochloride in hypercholesterolemic patients – effect on serum cholesterol and mortality« *Journal of Chronic Disease* 1978 31(1): 5–14.
34. Buchwald H., et al., »Effect of partial ileal bypass on mortality and morbidity from coronary heart disease in patients with hypercholesterolemia. Report of the Program on the Surgical Control of Hyperlipidemias (POSCH)« *The New England Journal of Medicine* 1990 323(14): 946–955.
35. Brophy J., Brassard P., Bourgault C., »The benefit of cholesterol-lowering medications after coronary revascularization: a population study«. *American Heart Journal* 2005 150(2): 282–286.
36. Willis G., »An experimental study of the intimal ground substance in atherosclerosis« *Canadian Medical Association Journal* 1953 69: 17–22.
37. Ibid.
38. Duff G., »Experimental cholesterol arteriosclerosis and its relationship to human arteriosclerosis« *Archives of Pathology* 1935 20: 81–123, 259–304.
39. Turley S., West C., Horton B., »The role of ascorbic acid in the regulation of cholesterol metabolism and in the pathogenesis of atherosclerosis« *Atherosclerosis* 1976 24(1–2): 1–18.

40. Ginter E., »Ascorbic acid in cholesterol and bile acid metabolism« *Annals of the New York Academy of Sciences* 1975 258: 410–421.
41. Ginter E., et al., »Lowered cholesterol catabolism in guinea pigs with chronicascorbic acid deficiency« *American Journal of Clinical Nutrition* 1971 24(10): 1238–1245.
42. Banerjee S., Singh H., »Cholesterol metabolism in scorbutic guinea pigs« *Journal of Biological Chemistry* 1958 233(1): 336–339.
43. Maeda N., et al., »Aortic wall damage in mice unable to synthesize ascorbicacid« *Proceedings of the National Academy of Sciences of the United States of America* 2000 97(2): 841–846.
44. Dent F., Hayes R., Booker W., »Further evidence of cholesterol-ascorbic acid antagonism in blood; role of adrenocortical hormones« *Federation Proceedings* 1951 18: 291.
45. Booker W., et al., »Cholesterol-ascorbic acid relationship; changes in plasma and cell ascorbic acid and plasma cholesterol following administration of ascorbic acid and cholesterol« *American Journal of Physiology* 1957 189: 75–77.
46. Sitaramayya C., Ali T., »Studies on experimental hypercholesterolemia and atherosclerosis« *Journal of Physiology and Pharmacology* 1962 6: 192–204.
47. Sadava D., et al., »The effect of vitamin C on the rapid induction of aortic changes in rabbits« *Journal of Nutritional Science and Vitaminology* 1982 28(2): 85–92.
48. Ginter E., Kajaba T., Nizner O., »The effect of ascorbic acid on cholesterolemia in healthy subjects with seasonal deficit of vitamin C« *Nutrition and Metabolism* 1970 2(2): 76–86.
49. Ginter E., et al., »Effect of ascorbic acid on plasma cholesterol in humans in a long-term experiment« *International Journal for Vitamin and Nutrition Research* 1977 47(2): 123–134.
50. Ginter E., »Marginal vitamin C deficiency, lipid metabolism, and atherogenesis« *Advances in Lipid Research* 1978 16: 167–220.
51. Sokoloff B., et al., »Aging, atherosclerosis and ascorbic acid metabolism« *Journal of the American Geriatrics Society* 1966 14(12): 1239–1260.
52. Willis G., »An experimental study of the intimal ground substance in atherosclerosis« *Canadian Medical Association Journal* 1953 69: 17–22.
53. Datey K., et al., »Ascorbic acid and experimental atherosclerosis« *Journal of the Association of Physicians of India* 1968 16(9): 567–570.
54. Stamler J., Stamler R., Liu K., »High blood pressure« In: Connor W., Bristow J(eds.), *Coronary Heart Disease: Prevention, Complications, and Treatment* 1985 Philadelphia, PA: J. P. Lippincott Company.
55. Hjerkinn E., et al., »Markers of endothelial cell activation in elderly men at high risk for coronary heart disease« *Scandinavian Journal of Clinical and Laboratory Investigation* 2005 65(3): 201–209.
56. Kempler P., »Learning from large cardiovascular clinical trials: classical cardiovascular risk factors« *Diabetes Research and Clinical Practice* 2005 68(Suppl 1): S43–47.

57. Bates C., et al., »Does vitamin C reduce blood pressure? Results of a large study of people aged 65 or older« *Journal of Hypertension* 1998 16(7): 925–932.
58. Fotherby M.,et al., »Effect of vitamin C on ambulatory blood pressure and plasma lipids in older persons« *Journal of Hypertension* 2000 18(4): 411–415.
59. May J., »How does ascorbic acid prevent endothelial dysfunction?« *Free Radical Biology & Medicine* 2000 28(9): 1421–1429.
60. Moran J., et al., »Plasma ascorbic acid concentrations relate inversely to blood pressure in human subjects« *The American Journal of Clinical Nutrition* 1993 57(2): 213–217.
61. Ness A., et al., »Vitamin C status and blood pressure« *Journal of Hypertension* 1996 14(4): 503–508.
62. Ness A., Chee D., Elliott P., »Vitamin C and blood pressure – an overview» *Journal of Human Hypertension* 1997 11(6): 343–350.
63. Sakai N., et al., »An inverse relationship between serum vitamin C and blood pressure in a Japanese community« *Journal of Nutritional Science and Vitaminology* 1998 44(6): 853–867.
64. Duffy S., et al., »Treatment of hypertension with ascorbic acid« *Lancet* 1999 354(9195): 2048–2049.
65. Galley H., et al., »Combination oral antioxidant supplementation reduces blood pressure« *Clinical Science* 1997 92(4): 361–365.
66. Blanck T., Peterkofsky B, »The stimulation of collagen secretion by ascorbate as a result of increased proline hydroxylation in chick embryo fibroblasts« *Archives of Biochemistry and Biophysics* 1975 171(1): 259–267.
67. Wendt M., et al., »Ascorbate stimulates type I and type III collagen in human Tenon's fibroblasts« *Journal of Glaucoma* 1997 6(6): 402–407.
68. May J., Qu Z., »Transport and intracellular accumulation of vitamin C in endothelial cells: relevance to collagen synthesis« *Archives of Biochemistry and Biophysics* 2005 434(1): 178–186.
69. Dahl-Jorgensen K., Larsen J., Hanssen K., »Atherosclerosis in childhood and adolescent type I diabetes: early disease, early treatment?« *Diabetologia* 2005 48(8): 1445–1453.
70. Haffner S., »Rationale for new American Diabetes Association Guidelines: are national cholesterol education program goals adequate for the patient with diabetes mellitus?« *The American Journal of Cardiology* 2005 96(4A): 33E–36E.
71. Online-Artikel: http: //www.diabetes.org/living-with-diabetes/complications/heart-disease/.
72. Kodama M., et al., »Diabetes mellitus is controlled by vitamin C treatment« *In Vivo* 1993 7(6A): 535–542.
73. Dou C., Xu D., Wells W., »Studies on the essential role of ascorbic acid in the energy dependent release of insulin from pancreatic islets« *Biochemical and Biophysical Research Communications* 1997 231(3): 820–822.

74. Ginter E. et al »Hypocholesterolemic effect of ascorbic acid in maturity-onset diabetes mellitus« *International Journal for Vitamin and Nutrition Research* 1978 48(4): 368–373.
75. Som S. et al., »Ascorbic acid metabolism in diabetes mellitus« *Metabolism: Clinical and Experimental* 1981 30(6): 572–577.
76. Stankova L. et al. »Plasma ascorbate concentrations and blood cell dehydroascorbate transport in patients with diabetes mellitus« *Metabolism: Clinical and Experimental* 1984 33(4): 347–353.
77. Mooradian A., Morley J., »Micronutrient status in diabetes mellitus« *The American Journal of Clinical Nutrition* 1987 45(5): 877–895.
78. Simon J., »Vitamin C and cardiovascular disease: a review« *Journal of the American College of Nutrition* 1992 11(2): 107–125.
79. Bigley R., et al., »Interaction between glucose and dehydroascorbate transport in human neutrophils and fibroblasts« *Diabetes* 1983 32(6): 545–548.
80. Kapeghian J., Verlangieri A., »The effects of glucose on ascorbic acid uptake in heart endothelial cells: possible pathogenesis of diabetic angiopathies« *Life Sciences* 1984 34(6): 577–584.
81. Khatami M., Li W., Rockey J., »Kinetics of ascorbate transport by cultured retinal capillary pericytes. Inhibition by glucose« *Investigative Ophthalmology & Visual Science* 1986 27(11): 1665–1671.
82. Sagun K., Carcamo J., Golde D., »Vitamin C enters mitochondria via facilitative glucose transporter 1 (Glut1) and confers mitochondrial protection against oxidative injury« *The FASEB Journal: Official Publication of the Federation of American Societies for Experimental Biology* 2005 19(12): 1657–1667.
83. Wilson J., »Regulation of vitamin C transport« *Annual Review of Nutrition* 2005 25: 105–125.
84. Cunningham J. »The glucose/insulin system and vitamin C: implications in insulin-dependent diabetes mellitus« *Journal of the American College of Nutrition* 1998 17(2): 105–108.
85. Belting C., Hinkler J., Dummett C., »Influence of diabetes mellitus on the severity of periodontal disease« *Journal of Periodontology* 1964 35: 476.
86. Kodama M., et al., »Diabetes mellitus is controlled by vitamin C treatment« *In Vivo* 1993 7(6A): 535–542.

Kapitel 5

1. Rowland J. H., et al., »Cancer Survivors – United States, 2007« *Morbidity & Mortality Weekly Report* 2011 60(9): 269–272.
2. Online-Artikel: http: //www.cancer.org/Cancer/CancerCauses/index.
3. Ibid.
4. Khaw K., et al., »Mortality in men and women in EPIC-Norfolk prospective study: a prospective population study. European Prospective Investigation into Cancer and Nutrition« *Lancet* 2001 357(9257): 657–663.

5. Kromhout D., et al., »Saturated fat, vitamin C and smoking predict long-term population all-cause mortality rates in the Seven Countries Study« *Int J Epidemiol.* 2000 Apr; ;29(2): 260–5.
6. Riordan H. D., et al., »Intravenous Vitamin C as a Chemotherapy Agent: A Report on Clinical Cases« *Puerto Rico Health Sci J* 2004 23–2: 115.
7. Riordan H. D., et al., »Intravenous Vitamin C as a Chemotherapy Agent: A Report on Clinical Cases« *Puerto Rico Health Sci J* 2004 23–2: 117.
8. Riordan H. D., et al., »Intravenous Vitamin C as a Chemotherapy Agent: A Report on Clinical Cases« *Puerto Rico Health Sci J* 2004 23–2: 115.
9. Jackson J. A., et al., »Sixteen-Year History with High Dose Intravenous Vitamin C Treatment for Various Types of Cancer and Other Diseases« *J Orthomol Med* 2002 17–2: 117–119.
10. Padayatty S. J., et al., »Intravenously administered vitamin C as cancer therapy: three cases« *Canadian Med Assoc Journal* March 28, 2006 174(7).
11. Jackson J. A., Riordan, H. D., Schultz M., »High-dose intravenous vitamin C in the treatment of a patient with adenocarcinoma of the kidneys – a case study« *J Orthomol Med* 1990 5–1: 5–7.
12. Jackson J. A., et al., »High-dose intravenous vitamin C and long time survival of a patient with cancer of the head of the pancreas« *J Orthomol Med* 1995 10–2: 87–88.
13. Riordan N. H., Jackson J. A., Riordan H. D. »Intravenous vitamin C in a terminal cancer patient« *J Orthomol Med* 1996 11–2: 80–82.
14. Riordan H. D., et al., »High-dose intravenous vitamin C in the treatment of a patient with renal cell carcinoma of the kidney« *J Orthomol Med* 1998 13–2: 72–73.
15. Online-Artikel: http://www.oasisofhope.com/irt_ch17_survival_statistics.php
16. Online-Artikel: http://www.oasisofhope.com/irt_ch14_diet_exercise.php.
17. Online-Artikel: http://www.oasisofhope.com/irt_ch16_caring_spirit.php.
18. Online-Artikel: http://www.oasisofhope.com/alternative-cancer-treatments.php.
19. Pauling L., »Vitamin C and longevity« *Agressologie* (1983) 24(7): 317–319.
20. Pirani C., Catchpole H., »Serum glycoproteins in experimental scurvy« *A. M. A. Archives of Pathology* (1951) 51: 597–601.
21. Fisher E., et al., »Interaction of ascorbic acid and glucose on production of collagen and proteoglycan by fibroblasts« *Diabetes* 1991 40(3): 371–376.
22. Wolbach, S., Howe, P., (1926) »Intercellular substances in experimental scorbutus.« *Archives of Pathology and Laboratory Medicine* 1(1): 1–24.
23. Gersh I., Catchpole H., »The organization of ground substance and basement membrane and its significance in tissue injury, disease and growth« *American Journal of Anatomy* 1949 85: 457–521.
24. Pirani C., Catchpole H., »Serum glycoproteins in experimental scurvy« *A. M. A. Archives of Pathology* (1951) 51: 597–601.
25. Fisher E., et al., »Interaction of ascorbic acid and glucose on production of collagen and proteoglycan by fibroblasts« *Diabetes* 1991 40(3): 371–376.

26. Tian J., et al., »Metalloporphyrin synergizes with ascorbic acid to inhibit cancer cell growth through fenton chemistry« *Cancer Biother Radiopharm* 2010 Aug 25(4): 439–48.
27. Riordan N. H., Riordan H. D., Jackson J. A., »Intravenous ascorbate as a tumor cytotoxic chemo-therapeutic agent« *Med Hypoth* 1994 44–3: 7–213.
28. Casciari J. P., et al., »Cytotoxicity of ascorbate, lipoic acid and other antioxidants in hollow fibre *in vitro* tumors« *Brit J Canc* 01 84–11: 1544–1550.
29. Kurbacher, et al., »Ascorbic acid (vitamin C) improves the antineoplastic activity of doxorubicin, cisplatin, and paclitaxel in human breast carcinoma cells in vitro« *Cancer Letters* 1996 103(2): 183–189.
30. Shimpo K., et al., »Ascorbic acid and adriamycin toxicity« *The American Journal of Clinical Nutrition* 1991 54(6 Suppl): 1298S–1301S.
31. Padayatty S. J., et al., »Intravenously administered vitamin C as cancer therapy: three cases« *Canadian Med Assoc Journal* March 28, 2006; 174 (7).

Kapitel 6

1. Jomova K., Valko M., »Advances in metal-induced oxidative stress and human disease« *Toxicology* 2011 Mar 14.
2. Gabbay K. H., et al., »Ascorbate synthesis pathway: dual role of ascorbate in bone homeostasis« *J Biol Chem* 2010 Jun 18 285(25): 19510–20.
3. Yalin S., et al »Is there a role of free oxygen radicals in primary male osteoporosis?« *Clin Exp Rheumatol* 2005 Sep-Oct 23(5): 689–92.
4. Park J. B., »The Effects of Dexamethasone, Ascorbic Acid, and b-Glycerophosphate on Receptor and Osteopontin Expression« *J Surg Res* 2010 Oct 8.
5. Hie M., Tsukamoto I., »Vitamin-C-deficiency stimulates osteoclastogenesis with an increase in RANK expression« *J Nutr Biochem* 2011 Feb 22(2): 164–71.
6. Sheweita S. A., Khoshhal K. I., »Calcium metabolism and oxidative stress in bone fractures: role of antioxidants« *Curr Drug Metab* 2007 Jun 8(5): 519–25.
7. Saito M., »Nutrition and bone health. Roles of vitamin C and vitamin B as regulators of bone mass and quality« *Clin Calcium* 2009 Aug 19(8): 1192–9.
8. Maehata Y., et al., »Type III collagen is essential for growth acceleration of human osteoblastic cells by ascorbic acid 2-phosphate, a long-acting vitamin C derivative« *Matrix Biol* 2007 Jun 26(5): 371–81.
9. Hie M., Tsukamoto I., »Vitamin-C-deficiency stimulates osteoclastogenesis with an increase in RANK expression« *J Nutr Biochem* 2011 Feb 22(2): 164–71.
10. Chuin A., et al., »Effect of antioxidants combined to resistance training on BMD in elderly women: a pilot study« *Osteoporos Int* 2009 Jul 20(7): 1253–8.
11. Sahni S., et al., »High vitamin C intake is associated with lower 4-year bone loss in elderly men« *J Nutr* 2008 Oct 138(10): 1931–8.
12. Pasco J. A., et al., »Antioxidant vitamin supplements and markers of bone turnover in a community sample of nonsmoking women« *J Womens Health (Larchmt)* 2006 Apr 15(3): 295–300.

13. Sugiura M., et al., »Dietary patterns of antioxidant vitamin and carotenoid intake associated with bone mineral density: findings from post-menopausal Japanese female subjects« *Osteoporos Int* 2011 Jan 22(1): 143–52.
14. Ruiz-Ramos M., et al., »Supplementation of ascorbic acid and alpha-tocopherol is useful to preventing bone loss linked to oxidative stress in elderly« *J Nutr Health Aging* 2010 Jun 14(6): 467–72.
15. Zinnuroglu M., et al., »Prospective evaluation of free radicals andantioxidant activity following 6-month risedronate treatment in patients with postmenopausal osteoporosis« *Rheumatol Int* 2011 Jan 8.
16. Sahni S., et al., »Protective effect of total and supplemental vitamin C intake on the risk of hip fracture – a 17-year follow-up from the Framingham Osteoporosis Study« *Osteoporos Int* 2009 Nov 20(11): 1853–61.
17. Falch J. A., Mowé M., Bøhmer T., »Low levels of serum ascorbic acid in elderly patients with hip fracture« *Scand J Clin Lab Invest* 1998 May 58(3): 225–8.
18. Bourne G., »Vitamin C and repair of injured tissues« *Lancet* 1942 2: 661–664.
19. Morton D., Barrett-Connor E., Schneide D., »Vitamin C supplement use and bone mineral density in postmenopausal women« *Journal of Bone and Mineral Research* 2001 16(1): 135–140.
20. Leveille S., et al., »Dietary vitamin C and bone mineral density in postmenopausal women in Washington State, USA« *Journal of Epidemiology and Community Health* 1997 51(5): 479–485.
21. Khodyrev V. N., et al., »The influence of the vitamin-mineral complex upon the blood vitamin, calcium and phosphorus of patients with ostreoarthrosis« *Vopr Pitan* 2006 75(2): 44–7.
22. Yudoh K., et al., »Potential involvement of oxidative stress in cartilage senescence and development of osteoarthritis: oxidative stress induces chondrocyte telomere instability and downregulation of chondrocyte function« *Arthritis Res Ther* 2005 7(2): R380–91.
23. Lau H., Massasso D., Joshua F., »Skin, muscle and joint disease from the 17th century: scurvy« *Int J Rheum Dis.* 2009 Dec 12(4): 361–5.
24. Kumar V., Choudhury P., »Scurvy – a forgotten disease with an unusual presentation« *Trop Doct* 2009 Jul 39(3): 190–2.
25. Vitale A., et al., »Arthritis and gum bleeding in two children« *J Paediatr Child Health* 2009 Mar 45(3): 158–60.
26. Regan E. A., Bowler R. P., Crapo J. D., »Joint fluid antioxidants are decreased in osteoarthritic joints compared to joints with macroscopically intact cartilage and subacute injury« *Osteoarthritis Cartilage* 2008 Apr 16(4): 515–21.
27. Choi H. K., et al., »Dietary risk factors for rheumatic diseases« *Curr Opin Rheumatol* 2005 Mar 17(2): 141–6.
28. Pattison D. J., et al., »Vitamin C and the risk of developing inflammatory polyarthritis: prospective nested case-control study« *Ann Rheum Dis* 2004 Jul 63(7): 843–7.

29. Jaswal S., et al., »Antioxidant status in rheumatoid arthritis and role of antioxidant therapy« *Clin Chim Acta* 2003 Dec 338(1–2): 123–9.
30. Wang Y., et al., »Effect of antioxidants on knee cartilage and bone in healthy, middle-aged subjects: a cross-sectional study« *Arthritis Res Ther* 2007 9(4): R66.
31. Sakai A., et al., »Large-dose ascorbic acid administration suppresses the development of arthritis in adjuvant-infected rats« *Arch Orthop Trauma Surg* 1999 119(3–4): 121–6.
32. Gray S. L., et al., »Antioxidant vitamin supplement use and risk of dementia or Alzheimer's disease in older adults« *J Am Geriatr Soc* 2008 Feb 56(2): 291–5.
33. Fotuhi M., et al., »Better cognitive performance in elderly taking antioxidant vitamins E and C supplements in combination with nonsteroidal anti-inflammatory drugs: the Cache County Study« *Alzheimers Dement* 2008 May 4(3): 223–7.
34. Cornelli U., »Treatment of Alzheimer's disease with a cholinesterase inhibitor combined with antioxidants« *Neurodegener Dis* 2010 7(1–3): 193–202.
35. Harrison F. E., et al., »Vitamin C deficiency increases basal exploratory activity but decreases scopolamine-induced activity in APP/PSEN1 transgenic mice« *Pharmacol Biochem Behav* 2010 Feb 94(4): 543–52.
36. Harrison F. E., et al., »Antioxidants and cognitive training interact to affect oxidative stress and memory in APP/PSEN1 mice« *Nutr Neurosci* 2009 Oct12(5): 203–18.
37. Harrison F. E., et al., »Ascorbic acid attenuates scopolamine-induced spatial learning deficits in the water maze« *Behav Brain Res* 2009 Dec 28205(2): 550–8.
38. Harrison F. E., May J. M., »Vitamin C function in the brain: vital role of the ascorbate transporter SVCT2« *Free Radic Biol Med* 2009 Mar 15 46(6): 719–30.

Kapitel 7

1. Hayashi T., et al., »Fatal water intoxication in a schizophrenic patient – an autopsy case« *J Clin Forensic Med.* 2005 Jun; 12(3): 157–9. Epub 2005 Mar 16.
2. Levy T., *Curing the Incurable. Vitamin C, Infectious Diseases, and Toxins* 2004, MedFox Publishing, Henderson, NV.
3. Lazarou J., Pomeranz B. H., Corey P. N., »Incidence of adverse drug reactions in hospitalized patients: a meta-analysis of prospective studies« *JAMA* 1998 279: 10–15.
4. Casciari J., et al., »Cytotoxicity of ascorbate, lipoic acid, and other antioxidants in hollow fibre *in vitro* tumours« *British Journal of Cancer* 2001 84(11): 1544–1550.
5. Kalokerinos A., Dettman I., Dettman G., »Ascorbate – the proof of the pudding! A selection of case histories responding to ascorbate« *Australas Nurses J.* 1982 Mar;11(2): 18–21.
6. Cathcart R., »Vitamin C, titrating to bowel tolerance, anascorbemia, and acute induced scurvy« *Medical Hypotheses* 1981 7(11): 1359–1376.
7. Cathcart R., »Vitamin C in the treatment of acquired immune deficiency syndrome (AIDS)« *Medical Hypotheses* 1984 14(4): 423–433.

8. Cathcart R., »Vitamin C: the nontoxic, nonrate-limited, antioxidant free radical scavenger« *Medical Hypotheses* 1985 18(1): 61–77.
9. Cathcart R., »The third face of vitamin C« *Journal of Orthomolecular Medicine* 1993 7(4): 197–200.
10. Creagan E., et al., »Failure of high-dose vitamin C (ascorbic acid) therapy to benefit patients with advanced cancer. A controlled trial« *The New England Journal of Medicine* 1979 301(13): 687–690.
11. Moertel C., et al., »High-dose vitamin C versus placebo in the treatment of patients with advanced cancer who have had no prior chemotherapy. A randomized double-blind comparison« *The New England Journal of Medicine* 1985 312(3): 137–141.
12. Ludvigsson J., Hansson L., Stendahl O., »The effect of large doses of vitamin C on leukocyte function and some laboratory parameters« *International Journal of Vitamin and Nutrition Research* 1979 49(2): 160–165.
13. Bussey H., et al., »A randomized trial of ascorbic acid in polyposis coli« *Cancer* 1982 50(7): 1434–1439.
14. McKeown-Eyssen G., et al., »A randomized trial of vitamins C and E in the prevention of recurrence of colorectal polyps« *Cancer Research* 1988 48(16): 4701–4705.
15. Taylor A., et al., »Relationship in humans between ascorbic acid consumption and levels of total and reduced ascorbic acid in lens, aqueous humor, and plasma« *Current Eye Research* 1991 10(8): 751–759.
16. Osilesi O., et al., »Blood pressure and plasma lipids during ascorbic acid supplementation in borderline hypertensive and normotensive adults« *Nutrition Research* 1991 11: 405–412.
17. Lux B., May P., »Long-term observation of young cystinuric patients under ascorbic acid therapy« *Urologia Internationalis* 1983 38(2): 91–94.
18. Melethil S., Mason D., Chang C., »Dose-dependent absorption and excretion of vitamin C in humans« *International Journal of Pharmacology* 1986 31: 83–89.
19. Brox A., Howson-Jan K., Fauser A., »Treatment of idiopathic thrombocytopenic purpura with ascorbate« *British Journal of Haematology* 1988 70(3): 341–344.
20. Godeau B., Bierling P., »Treatment of chronic autoimmune thrombocytopenic purpura with ascorbate« *British Journal of Haematology* 1990 75(2): 289–290.
21. Reaven P., et al., »Effect of dietary antioxidant combinations in humans. Protection of LDL by vitamin E but not by beta-carotene« *Arteriosclerosis and Thrombosis* 1993 13(4): 590–600.
22. Sharma D., Mathur R., »Correction of anemia and iron deficiency in vegetarians by administration of ascorbic acid« *Indian Journal of Physiology and Pharmacology* 1995 39(4): 403–406.
23. Bass W., et al., »Evidence for the safety of ascorbic acid administration to the premature infant« *American Journal of Perinatology* 1998 15(2): 133–140.
24. Maikranz P., et al., »Gestational hypercalciuria causes pathological urine calcium oxalate supersaturations« *Kidney International* 1989 36(1): 108–113.

25. Curhan G., et al., »Intake of vitamins B6 and C and the risk of kidney stones in women« *Journal of the American Society of Nephrology* 1999 10(4): 840–845.
26. Gerster H., »No contribution of ascorbic acid to renal calcium oxalate stones« *Annals of Nutrition & Metabolism* 1997 41(5): 269–282.
27. Padayatty S. J., et al., »Vitamin C: intravenous use by complementary and alternative medicine practitioners and adverse effects« *PLoS One*. 2010 Jul 7; 5(7): e11414.
28. Heaney M. L., et al., »Vitamin C antagonizes the cytotoxic effects of antineoplastic drugs« *Cancer Res* 2008 Oct 1 68(19): 8031–8.
29. Challem J., »Medical Journal Watch« *Alternative and Complementary Therapies* 2009 February 15(1): 42–46.

Kapitel 8

1. Lazarou J., Pomeranz B. H., Corey P. N., »Incidence of adverse drug reactions in hospitalized patients: a meta-analysis of prospective studies« *JAMA* 1998 Apr 15 279(15): 1200–5.
2. Online-Artikel: http://www.wrongdiagnosis.com/a/adverse_reaction/prevalence.htm.
3. *Kaiser Family Foundation Newsletter* May 2007 Menlo Park, CA 94025.
4. Lai M., et al., »2005 Annual Report of the American Association of Poison Control Centers' National Poisoning and Exposure Database« *Clinical Toxicology* 2006 (44): 803–932.
5. Bronstein A., et al., »2006 Annual Report of the American Association of Poison Control Centers' National Poison Data System (NPDS)« *Clinical Toxicology* 2007 (45): 815–917.
6. Bronstein A., et al., »2007 Annual Report of the American Association of Poison Control Centers' National Poison Data System (NPDS): 25th Annual Report« *Clinical Toxicology* 2008 (46): 927–1057.
7. Bronstein A., et al., »2008 Annual Report of the American Association of Poison Control Centers' National Poison Data System (NPDS): 26th Annual Report« *Clinical Toxicology* 2009 (47): 911–1084.
8. Bronstein A., »2009 Annual Report of the American Association of Poison Control Centers' National Poison Data System (NPDS): 27th Annual Report« *Clinical Toxicology* 2010 (48): 979–1178.
9. HHS1 FDA, Department of Health & Human Services, *Prescription Drug Fee Rates for Fiscal Year 2010* Docket No. FDA-2009-N-0339 page 38451.
10. Cauchon D., »FDA Advisers Tied to Industry« *USA Today* September 25, 2000.

Kapitel 9

1. Groff J. L., Gropper S. S., Hunt S. M., »Advanced Nutrition and Human Metabolism« *West Publishing Co* 1995, pages 222–237.

2. »Bio-Technology Breakthrough Promises Nearly 100% Bioavailability« *USA Today* December 19, 2006.
3. Bangham, A., Standish M., Watkins J., »Diffusion of univalent ions across the lamellae of swollen phospholipids« *Journal of Molecular Biology* 1965 13(1): 238–252.
4. Gregoriadis G. [ed.] *Liposome Technology. Third edition. Volume II: Entrapment of Drugs and Other Materials into Liposomes*, New York, NY: Informa Healthcare USA, Inc. 2007.
5. Hickey S., Roberts H., Miller N., »Pharmacokinetics of oral vitamin C« *Journal of Nutritional & Environmental Medicine* July 31, 2009.
6. Cathcart R., »Vitamin C, titrating to bowel tolerance, anascorbemia, and acute induced scurvy« *Medical Hypotheses* 1981 7(11): 1359–1376.

Fachliteratur Quellen B–H

Quelle B

1. Siegel B., »Enhanced interferon response to murine leukemia virus by ascorbic acid« *Infection and Immunity* 1974 10(2): 409–410.
2. Siegel B., »Enhancement of interferon production by poly(rI)-poly(rC) in mouse cell cultures by ascorbic acid« *Nature* 1975 254(5500): 531–532.
3. Geber W., Lefkowitz S., Hung C., »Effect of ascorbic acid, sodium salicylate, and caffeine on the serum interferon level in response to viral infection« *Pharmacology* 1975 13(3): 228–233.
4. Dahl H., Degre M., »The effect of ascorbic acid on production of human interferon and the antiviral activity in vitro. Acta Pathologica et Microbiologica Scandinavica. Section B« *Microbiology* 1976 84(5): 280–284.
5. Stone I., »The possible role of mega-ascorbate in the endogenous synthesis of interferon« *Medical Hypotheses* 1980 6(3): 309–314.
6. Karpinska T., Kawecki Z., Kandefer-Szerszen M., »The influence of ultraviolet irradiation, L-ascorbic acid and calcium chloride on the induction of interferon in human embryo fibroblasts« *Archivum Immunologiae et Therapiae Experimentalis* 1982 30(1–2) 33–37.
7. Nungester W., Ames A., »The relationship between ascorbic acid and phagocytic activity« *Journal of Infectious Diseases* 1948 83: 50–54.
8. Goetzl E., et al., »Enhancement of random migration and chemotactic response of human leukocytes by ascorbic acid« *The Journal of Clinical Investigation* 1974 53(3): 813–818.

9. Sandler J., Gallin J., Vaughan M., »Effects of serotonin, carbamylcholine, andascorbic acid on leukocyte cyclic GMP and chemotaxis« *The Journal of Cell Biology* 1975 67(2 Pt 1): 480–484.
10. Boxer L., et al., »Correction of leukocyte function in Chediak-Higashi syndrome by ascorbate« *The New England Journal of Medicine* 1976 295(19): 1041–1045.
11. Ganguly R., Durieux M., Waldman R., »Macrophage function in Vitamin-C-deficient guinea pigs« *The American Journal of Clinical Nutrition* 1976 29(7): 762–765.
12. Anderson R., Dittrich O., »Effects of ascorbate on leucocytes. Part IV. Increased neutrophil function and clinical improvement after oral ascorbate in 2 patients with chronic granulomatous disease« *South African Medical Journal* 1979 56(12): 476–480.
13. Anderson R., Theron A., »Effects of ascorbate on leucocytes. Part III. *In vitro* and *in vivo* stimulation of abnormal neutrophil motility by ascorbate« *South African Medical Journal* 1979 56(11): 429–433.
14. Anderson R., et al., »The effects of increasing weekly doses of ascorbate on certain cellular and humoral immune functions in normal volunteers« *The American Journal of Clinical Nutrition* 1980 33(1): 71–76.
15. Anderson R., et al., »The effect of ascorbate on cellular humoral immunity in asthmatic children« *South African Medical Journal* 1980 58(24): 974–977.
16. Dallegri F., Lanzi G., Patrone F., »Effects of ascorbic acid on neutrophil locomotion« *International Archives of Allergy and Applied Immunology* 1980 61(1): 40–45.
17. Corberand J., et al., »Malignant external otitis and polymorphonuclear leukocyte migration impairment. Improvement with ascorbic acid« *Archives of Otolaryngology* 1982 108(2): 122–124.
18. Patrone F., et al., »Effects of ascorbic acid on neutrophil function. Studies on normal and chronic granulomatous disease neutrophils« *Acta Vitaminologica et Enzymologica* 1982 4(1–2): 163–168.
19. Cunningham-Rundles S., »Effects of nutritional status on immunological function« *The American Journal of Clinical Nutrition* 1982 35(5 Suppl): 1202–1210.
20. Oberritter H., et al., »Effect of functional stimulation on ascorbate content in phagocytes under physiological and pathological conditions« *International Archives of Allergy and Applied Immunology* 1986 81(1): 46–50.
21. Levy R., Schlaeffer F., »Successful treatment of a patient with recurrent furunculosis by vitamin C: improvement of clinical course and of impaired neutrophil functions« *International Journal of Dermatology* 1993 32(11): 832–834.
22. Levy R., et al., »Vitamin C for the treatment of recurrent furunculosis in patients with impaired neutrophil functions« *The Journal of Infectious Diseases* 1996173(6): 1502–1505.
23. Ciocoiu M., et al., »The involvement of vitamins C and E in changing the immune response« [Artikel auf Rumänisch] *Revista Medico-Chirurgicala a Societatii de Medici si Naturalisti din Iasi* 1998 102(1–2): 93–96.

24. De la Fuente M., et al., »Immune function in aged women is improved by ingestion of vitamins C and E« *Canadian Journal of Physiology and Pharmacology* 1998 76(4): 373–380.
25. Glick D., Hosoda S., »Histochemistry. LXXViii. Ascorbic acid in normal mast cells and macrophages and neoplastic mast cells« *Proceedings of the Society for Experimental Biology and Medicine* 1965 119: 52–56.
26. Thomas W., Holt P., »Vitamin C and immunity: an assessment of the evidence« *Clinical and Experimental Immunology* 1978 32(2): 370–379.
27. Evans R., Currie L., Campbell A., »The distribution of ascorbic acid between various cellular components of blood, in normal individuals, and its relation to the plasma concentration« *The British Journal of Nutrition* 1982 47(3): 473–482.
28. Goldschmidt M., »Reduced bactericidal activity in neutrophils from scorbutic animals and the effect of ascorbic acid on these target bacteria in vivo and in vitro« *The American Journal of Clinical Nutrition* 1991 54(6 Suppl): 1214S–1220S.
29. Washko P., Wang Y., Levine M., »Ascorbic acid recycling in human neutrophils« *The Journal of Biological Chemistry* 1993 268(21): 15531–15535.
30. Siegel B., Morton J., »Vitamin C and the immune response« *Experientia* 1977 33(3): 393–395.
31. Jeng K., et al., »Supplementation with vitamins C and E enhances cytokine production by peripheral blood mononuclear cells in healthy adults« *The American Journal of Clinical Nutrition* 1996 64(6): 960–965.
32. Campbell J., et al., »Ascorbic acid is a potent inhibitor of various forms of T cell apoptosis« *Cellular Immunology* 1999 194(1): 1–5.
33. Mizutani A., et al., »Ascorbate-dependent enhancement of nitric oxide formation in activated macrophages« *Nitric Oxide: Biology and Chemistry* 1998 2(4): 235–241.
34. Mizutani A., Tsukagoshi N., »Molecular role of ascorbate in enhancement of NO production in activated macrophage-like cell line, J774.1« *Journal of Nutritional Science and Vitaminology* 1999 45(4): 423–435.
35. Fraser R., et al., »The effect of variations in vitamin C intake on the cellular immune response of guinea pigs« *The American Journal of Clinical Nutrition* 1980 33(4): 839–847.
36. Kennes B., et al., »Effect of vitamin C supplements on cell-mediated immunity in old people« *Gerontology* 1983 29(5): 305–310.
37. Wu C., Dorairajan T., Lin T., »Effect of ascorbic acid supplementation on the immune response of chickens vaccinated and challenged with infectious bursal disease virus« *Veterinary Immunology and Immunopathology* 2000 74(1–2): 145–152.
38. Schwager J., Schulze J., »Influence of ascorbic acid on the response to mitogens and interleukin production of porcine lymphocytes« *International Journal for Vitamin and Nutrition* Research 1997 67(1): 10–16.
39. Rotman D., »Sialoresponsin and an antiviral action of ascorbic acid« *Medical Hypotheses* 1978 4(1): 40–43.

40. Ecker E., Pillemer L., »Vitamin C requirement of the guinea pig« *Proceedings of the Society for Experimental Biology and Medicine* 1940 44: 262.
41. Bourne G., »Vitamin C and immunity« *The British Journal of Nutrition* 1949 2: 342.
42. Prinz W., et al., »The effect of ascorbic acid supplementation on some parameters of the human immunological defence system« *International Journal for Vitamin and Nutrition Research* 1977 47(3): 248–257.
43. Vallance S., »Relationships between ascorbic acid and serum proteins of the immune system« *British Medical Journa*l 1977 2(6084): 437–438.
44. Sakamoto M., et al., »The effect of vitamin C deficiency on complement systems and complement components« *Journal of Nutritional Science and Vitaminology* 1981 27(4): 367–378.
45. Feigen G., et al., »Enhancement of antibody production and protection against systemic anaphylaxis by large doses of vitamin C« *Research Communications in Chemical Pathology and Pharmacology* 1982 38(2): 313–333.
46. Li Y., Lovell T., »Elevated levels of dietary ascorbic acid increase immuneresponses in channel catfish« *The Journal of Nutrition* 1985 115(1): 123–131.
47. Wahli T., Meier W., Pfister K., »Ascorbic acid induced immune-mediated decrease in mortality in *Ichthyophthirius multifiliis* infected rainbow-trout *(Salmo gairdneri)*« *Acta Tropica* 1986 43(3): 287–289.
48. Johnston C., Kolb W., Haskell B., »The effect of vitamin C nutriture on complement component C1q concentrations in guinea pig plasma« *The Journal of Nutrition* 1987 117(4): 764–768.
49. Haskell B., Johnston C., »Complement component C1q activity and ascorbic acid nutriture in guinea pigs« *The American Journal of Clinical Nutrition* 1991 54 (6 Suppl): 1228S–1230S.
50. Wu C., Dorairajan T., Lin T., »Effect of ascorbic acid supplementation on the immune response of chickens vaccinated and challenged with infectious bursal disease virus« *Veterinary Immunology and Immunopathology* 2000 74(1–2): 145–152.
51. Heuser G., Vojdani A., »Enhancement of natural killer cell activity and T and B cell function by buffered vitamin C in patients exposed to toxic chemicals: the role of protein kinase-C« *Immunopharmacology and Immunotoxicology* 1997 19(3): 291–312.
52. Horrobin D., et al., »The nutritional regulation of T lymphocyte function« *Medical Hypotheses* 1979 5(9): 969–985.
53. Scott J., »On the biochemical similarities of ascorbic acid and interferon« *Journal of Theoretical Biology* 1982 98(2): 235–238.
54. Siegel B., Morton J., »Vitamin C and immunity: influence of ascorbate on prostaglandin E2 synthesis and implications for natural killer cell activity« *International Journal for Vitamin and Nutrition Research* 1984 54(4): 339–342.
55. Atkinson J., et al., »Effects of ascorbic acid and sodium ascorbate on cyclic nucleotide metabolism in human lymphocytes« *Journal of Cyclic Nucleotide Research* 1979 5(2): 107–123.

56. Panush R., et al., »Modulation of certain immunologic responses by vitamin C. III. Potentiation of *in vitro* and *in vivo* lymphocyte responses« *International Journal for Vitamin and Nutrition Research. Supplement* 1982 23: 35–47.
57. Strangeways W., »Observations on the trypanocidal action *in vitro* of solutions of glutathione and ascorbic acid« *Annals of Tropical Medicine and Parasitology* 1937 31: 405–416.
58. Miller T., »Killing and lysis of gram-negative bacteria through the synergistic effect of hydrogen peroxide, ascorbic acid, and lysozyme« *Journal of Bacteriology* 1969 98(3): 949–955.
59. Tappel A., »Lipid peroxidation damage to cell components« *Federation Proceedings* 1973 32(8): 1870–1874.
60. Kraut E., Metz E., Sagone A., »In vitro effects of ascorbate on white cell metabolism and the chemiluminescence response« *Journal of the Reticuloendothelial Society* 1980 27(4): 359–366.
61. Robertson W., Ropes M., Bauer W., »The degradation of mucins and polysaccharides by ascorbic acid and hydrogen peroxide« *The Biochemical Journal* 1941 35: 903.
62. Nandi B., et al., »Effect of ascorbic acid on detoxification of histamine under stress conditions« *Biochemical Pharmacology* 1974 23(3): 643–647.
63. Johnston C., Martin L., Cai X., »Antihistamine effect of supplemental ascorbic acid and neutrophil chemotaxis« *Journal of the American College of Nutrition* 1992 11(2): 172–176.
64. Kastenbauer S., et al., »Oxidative stress in bacterial meningitis in humans« *Neurology* 2002 58(2): 186–191.
65. Versteeg J., »Investigations on the effect of ascorbic acid on antibody production in rabbits after injection of bacterial and viral antigens by different routes. Proceedings of the Koninklijke Nederlandse Akademie van Wetenschappen. Series C« *Biological and Medical Sciences* 1970 73(5): 494- 501.
66. Banic S., »Immunostimulation by vitamin C« *International Journal for Vitamin and Nutrition Research. Supplement* 1982 23: 49–52.
67. Wu C., Dorairajan T., Lin T., »Effect of ascorbic acid supplementation on the immune response of chickens vaccinated and challenged with infectious bursal disease virus« *Veterinary Immunology and Immunopathology* 2000 74(1–2): 145–152.
68. Ericsson Y., »The effect of ascorbic acid oxidation on mucoids and bacteria in body secretions« *Acta Pathologica et Microbiologica Scandinavica* 1954 35: 573–583.
69. Rawal B., »Bactericidal action of ascorbic acid on *Pseudomonas aeruginosa*: alteration of cell surface as a possible mechanism« *Chemotherapy* 1978 24(3): 166–171.

Quelle C

1. Smith V. H., »Vitamin C deficiency is an under-diagnosed contributor to degenerative disc disease in the elderly« *Med Hypotheses* 2010 Apr 74(4): 695–7.
2. Duarte T. L., Cooke M. S., Jones G. D., »Gene expression profiling reveals new protective roles for vitamin C in human skin cells« *Free Radic Biol Med* 2009 Jan 1 46(1): 78–87.
3. Hashem M. A., et al., »A rapid and sensitive screening system for human type I collagen with the aim of discovering potent anti-aging or anti-fibrotic compounds« *Mol Cells* 2008 Dec 31 26(6): 625–30.
4. Qiao H., et al., »Ascorbic acid uptake and regulation of type I collagen synthesis in cultured vascular smooth muscle cells« *J Vasc Res* 2009 46(1): 15–24.
5. Boyera N., Galey I., Bernard B. A., »Effect of vitamin C and its derivatives on collagen synthesis and cross-linking by normal human fibroblasts« *Int J Cosmet Sci* 1998 Jun 20(3): 151–8.
6. May J. M., Qu Z. C., »Transport and intracellular accumulation of vitamin C in endothelial cells: relevance to collagen synthesis« *Arch Biochem Biophys* 2005 Feb 1 434(1): 178–86.
7. Saitoh Y., Nagai Y., Miwa N., »Fucoidan-Vitamin C complex suppresses tumorinvasion through the basement membrane, with scarce injuries to normal or tumor cells, via decreases in oxidative stress and matrix metalloproteinases« *Int J Oncol* 2009 Nov 35(5): 1183–9.
8. Mahmoodian F., Peterkofsky B., »Vitamin C deficiency in guinea pigs differentially affects the expression of type IV collagen, laminin, and elastin in blood vessels« *J Nutr* 1999 Jan 129(1): 83–91.
9. Marionnet C., et al., »Morphogenesis of dermal-epidermal junction in a model of reconstructed skin: beneficial effects of vitamin C« *Exp Dermatol* 2006 Aug 15(8): 625–33.
10. Boyce S. T., et al., »Vitamin C regulates keratinocyte viability, epidermal barrier, and basement membrane *in vitro*, and reduces wound contraction after grafting of cultured skin substitutes« *J Invest Dermatol* 2002 Apr 118(4): 565–72.
11. Heyman H., »Benefits of an oral nutritional supplement on pressure ulcer healing in long-term care residents« *J Wound Care* 2008 Nov 17(11): 476–8, 480.
12. Otsuka M., et al., »Contribution of a high dose of L-ascorbic acid to carnitine synthesis in guinea pigs fed high-fat diets« *J Nutr Sci Vitaminol* (Tokyo). 1999 Apr 45(2): 163–71.
13. Rebouche C. J., »Ascorbic acid and carnitine biosynthesis« *Am J Clin Nutr* 1991 Dec 54(6 Suppl): 1147S–1152S.
14. Naidu K. A., »Vitamin C in human health and disease is still a mystery? An overview« *Nutr J* 2003 Aug 21 2:7.
15. Gabbay K. H., et al., »Ascorbate synthesis pathway: dual role of ascorbate in bone homeostasis« *J Biol Chem* 2010 Jun 18 285(25): 19510–20.
16. Yalin S., et al., »Is there a role of free oxygen radicals in primary male osteoporosis?« *Clin Exp Rheumatol* 2005 Sep-Oct 23(5): 689–92.

17. Park J. B., »The Effects of Dexamethasone, Ascorbic Acid, and b-Glycerophosphate Receptor and Osteopontin Expression« *J Surg Res* 2010 Oct 8.
18. Hie M., Tsukamoto I., »Vitamin-C-deficiency stimulates osteoclastogenesis with an increase in RANK expression« *J Nutr Biochem* 2011 Feb 22(2): 164–71.
19. Sheweita S. A., Khoshhal K. I., »Calcium metabolism and oxidative stress in bone fractures: role of antioxidants« *Curr Drug Metab* 2007 Jun 8(5): 519–25.
20. Saito M., »Nutrition and bone health. Roles of vitamin C and vitamin B as regulators of bone mass and quality« *Clin Calcium* 2009 Aug 19(8): 1192–9.
21. Maehata Y., et al., »Type III collagen is essential for growth acceleration of human osteoblastic cells by ascorbic acid 2-phosphate, a long-acting vitamin C derivative« *Matrix Biol* 2007 Jun 26(5): 371–81.
22. Hie M., Tsukamoto I., »Vitamin-C-deficiency stimulates osteoclastogenesis with an increase in RANK expression« *J Nutr Biochem* 2011 Feb 22(2): 164–71. Epub 2010 May 4.
23. Chuin A., et al., »Effect of antioxidants combined to resistance training on BMD in elderly women: a pilot study« *Osteoporos Int* 2009 Jul 20(7): 1253–8.
24. Sahni S., et al., »High vitamin C intake is associated with lower 4-year bone loss in elderly men« *J Nutr* 2008 Oct 138(10): 1931–8.
25. Pasco J. A., et al., »Antioxidant vitamin supplements and markers of bone turnover in a community sample of nonsmoking women« *J Womens Health (Larchmt)* 2006 Apr 15(3): 295–300.
26. Sugiura M., et al., »Dietary patterns of antioxidant vitamin and carotenoid intake associated with bone mineral density: findings from post-menopausal Japanese female subjects« *Osteoporos Int* 2011 Jan 22(1): 143–52.
27. Ruiz-Ramos M., et al., »Supplementation of ascorbic acid and alpha-tocopherol is useful to preventing bone loss linked to oxidative stress in elderly« *J Nutr Health Aging* 2010 Jun 14(6): 467–72.
28. Zinnuroglu M., et al., »Prospective evaluation of free radicals and antioxidant activity following 6-month risedronate treatment in patients with postmenopausal osteoporosis« *Rheumatol Int* 2011 Jan 8.
29. Sahni S., et al., »Protective effect of total and supplemental vitamin C intake on the risk of hip fracture — a 17-year follow-up from the Framingham Osteoporosis Study« *Osteoporos Int* 2009 Nov 20(11): 1853–61.
30. Falch J. A Mowé M., Bøhmer T., »Low levels of serum ascorbic acid in elderly patients with hip fracture« *Scand J Clin Lab Invest* 1998 May 58(3): 225–8.
31. Subramanian N., et al., »Effect of ascorbic acid on detoxification of histamine in rats and guinea pigs under drug treated conditions« *Pharmacol* 1974 Feb 123(3): 637–41.
32. Johnston C., Martin L., Cai X., »Antihistamine effect of supplemental ascorbic acid and neutrophil chemotaxis« *Journal of the American College of Nutrition* 1992 11(2): 172–176.
33. Johnston C. S., Huang S. N., »Effect of ascorbic acid nutriture on blood histamine and neutrophil chemotaxis in guinea pigs« *J Nutr* 1991 Jan 121(1): 126–30.

34. Cathcart R. F. 3rd, »The vitamin C treatment of allergy and the normally unprimed state of antibodies« *Med Hypotheses* 1986 Nov 21(3): 307–21.

Quelle D

1. Blanck T., Peterkofsky B., »The stimulation of collagen secretion by ascorbate as a result of increased proline hydroxylation in chick embryo fibroblasts« *Archives of Biochemistry and Biophysics* 1975 171(1): 259–267.
2. Wendt M., et al., »Ascorbate stimulates type I and type III collagen in human Tenon's fibroblasts« *Journal of Glaucoma* 1997 6(6): 402–407.
3. May J., Qu Z., »Transport and intracellular accumulation of vitamin C in endothelial cells: relevance to collagen synthesis« *Archives of Biochemistry and Biophysics* 2005 434(1): 178–186.
4. Galley H., et al., »Combination oral antioxidant supplementation reduces blood pressure« *Clinical Science* 1997 92(4): 361–365.
5. Duffy S., et al., »Treatment of hypertension with ascorbic acid« *Lancet* 1999 354(9195): 2048–2049.
6. Moran J., et al., »Plasma ascorbic acid concentrations relate inversely to blood pressure in human subjects« *The American Journal of Clinical Nutrition* 1993 57(2): 213–217.
7. Ness A., »Vitamin C status and blood pressure« *Journal of Hypertension* 1996 14(4): 503–508.
8. Ness A., Chee D., Elliott P., »Vitamin C and blood pressure – an overview« *Journal of Human Hypertension* 1997 11(6): 343–350.
9. Sakai, N., et al., »An inverse relationship between serum vitamin C and blood pressure in a Japanese community« *Journal of Nutritional Science and Vitaminology* 1998 44(6): 853–867.
10. Lanman T., Ingalls T., »Vitamin C deficiency and wound healing: an experimental and clinical study« *Annals of Surgery* 1937 105(4): 616–625.
11. Stolman J., Goldman H., Gould B., »Ascorbic acid and blood vessels« *Archives of Pathology* 1961 72: 535–545.
12. Abt A., von Schuching S., Roe J., »Connective tissue studies. II. The effect of vitamin C deficiency on healed wounds« *Bulletin of the Johns Hopkins Hospital* 1959 105: 67–76.
13. Pirani C., Levenson S., »Effect of vitamin C deficiency on healed wounds« *Proceedings of the Society for Experimental Biology and Medicine* 1953 82: 95–99.
14. Bates C., et al., »Does vitamin C reduce blood pressure? Results of a large study of people aged 65 or older« *Journal of Hypertension* 1998 16(7): 925–932.
15. Fotherby M., et al., »Effect of vitamin C on ambulatory blood pressure and plasma lipids in older persons« *Journal of Hypertension* 2000 18(4): 411–415.
16. May J., »How does ascorbic acid prevent endothelial dysfunction?« *Free Radical Biology & Medicine* 2000 28(9): 1421–1429.

17. Figueiredo P., et al., »Serum high-density lipoprotein (HDL) inhibits *in vitro* enterohemolysin (EHly) activity produced by enteropathogenic *Escherichia coli*« *FEMS Immunology and Medical Microbiology* 2003 38(1): 53–57.
18. Park, K., et al., »Low density lipoprotein inactivates *Vibrio vulnificus* cytolysin through the oligomerization of toxin monomer« *Medical Microbiology and Immunology* 2005 194(3): 137–141.
19. Carlson L., Bottiger L., »Risk factors for ischaemic heart disease in men and women. Results of the 19-year follow-up of the Stockholm Prospective Study« *Acta Medica Scandinavica* 1985 218(2): 207–211.
20. Alouf J., »Thiol-dependent cytolytic bacterial toxins: streptolysin O and prominent toxins« [French] *Archives de l'Institut Pasteur de Tunis* 1981 58(3): 355–373.
21. Alouf J., »Cholesterol-binding cytolytic protein toxins« *International Journal of Medical Microbiology* 2000 290(4–5): 351–356.
22. Chi M., et al., »Effects of T–2 toxin on brain catecholamines and selected blood components in growing chickens« *Poultry Science* 1981 60(1): 137–141.
23. Watson K., Kerr E., »Functional role of cholesterol in infection and autoimmunity« *Lancet* 1975 1(7902): 308–310.
24. Bloomer A., et al., »A study of pesticide residues in Michigan's general population, 1968–70« *Pesticides Monitoring Journal* 1977 11(3): 111–115.
25. Tarugi P., et al »Heavy metals and experimental atherosclerosis. Effect of lead intoxication on rabbit plasma lipoproteins« *Atherosclerosis* 1982 45(2): 221–234.
26. Yousef M., et al., »Influence of ascorbic acid supplementation on the haematological and clinical biochemistry parameters of male rabbits exposed to aflatoxin B1« *Journal of Environmental Science and Health. Part B. Pesticides, Food Contaminants, and Agricultural Wastes* 2003 38(2): 193–209.
27. Ginter E., »Marginal vitamin C deficiency, lipid metabolism, and atherogenesis« *Advances in Lipid Research* 1978 16: 167–220.
28. Willis G., »An experimental study of the intimal ground substance in atherosclerosis« *Canadian Medical Association Journal* 1953 69: 17–22.
29. Datey K., et al., »Ascorbic acid and experimental atherosclerosis« *Journal of the Association of Physicians of India* 1968 16(9): 567–570.
30. Duff G., »Experimental cholesterol arteriosclerosis and its relationship to human arteriosclerosis« *Archives of Pathology* 1935 20: 81–123, 259–304.
31. Willis G., Fishman S., »Ascorbic acid content of human arterial tissue« *Canadian Medical Association Journal* 1955 72: 500–503.
32. Zaitsv V., et al., »The effect of ascorbic acid on experimental atherosclerosis« *Cor et Vasa* 1964 6(1): 19–25.
33. Beetens, et al., »Influence of vitamin C on the metabolism of arachidonic acid and the development of aortic lesions during experimental atherosclerosis in rabbits« *Biomedica Biochimica Acta* 1984 43(8–9): S273-S276.
34. Ginter E., *The Role of Vitamin C in Cholesterol Catabolism and Atherogenesis* 1975 Bratislava, Czechoslovakia: Veda, Vydavatelstvo Slovenskej AkademieVied.

35. Dent F., Hayes R., Booker W., »Further evidence of cholesterol-ascorbic acid antagonism in blood; role of adrenocortical hormones« *Federation Proceedings* 1951 18: 291.
36. Booker W., et al »Cholesterol-ascorbic acid relationship; changes in plasma and cell ascorbic acid and plasma cholesterol following administration of ascorbic acid and cholesterol« *American Journal of Physiology* 1957 189: 75–77.
37. Turley S., West C., Horton B., »The role of ascorbic acid in the regulation of cholesterol metabolism and in the pathogenesis of atherosclerosis« *Atherosclerosis* 1976 24(1–2): 1–18.
38. Banerjee S., Singh H., »Cholesterol metabolism in scorbutic guinea pigs« *Journal of Biological Chemistry* 1958 233(1): 336–339.
39. Maeda N., et al., »Aortic wall damage in mice unable to synthesize ascorbic acid« *Proceedings of the National Academy of Sciences of the United States of America* 2000 97(2): 841–846.
40. Ginter E., »Cholesterol: vitamin C controls its transformation to bile acids« *Science* 1973 179(74): 702–704.
41. Sitaramayya C., Ali T., »Studies on experimental hypercholesterolemia and atherosclerosis« *Journal of Physiology and Pharmacology* 1962 6: 192–204.
42. Sadava D., et al., »The effect of vitamin C on the rapid induction of aortic changes in rabbits« *Journal of Nutritional Science and Vitaminology* 1982 28(2): 85–92.
43. Ginter E., »Ascorbic acid in cholesterol and bile acid metabolism« *Annals of the New York Academy of Sciences* 1975 258: 410–421.
44. Ginter E., et al., »Lowered cholesterol catabolism in guinea pigs with chronic ascorbic acid deficiency« *American Journal of Clinical Nutrition* 1971 24(10): 1238–1245.
45. Ginter E., Kajaba T., Nizner O., »The effect of ascorbic acid on cholesterolemia in healthy subjects with seasonal deficit of vitamin C« *Nutrition and Metabolism* 1970 2(2): 76–86.
46. Ginter E., et al., »Effect of ascorbic acid on plasma cholesterol in humans in a long-term experiment« *International Journal for Vitamin and Nutrition Research* 1977 47(2): 123–134.
47. Sokoloff B., et al., »Aging, atherosclerosis and ascorbic acid metabolism« *Journal of the American Geriatrics Society* 1966 14(12): 1239–1260.
48. Erden F., et al., »Ascorbic acid effect on some lipid fractions in human beings« *Acta Vitaminologica et Enzymologica* 1985 7(1–2): 131–137.
49. Bishop N., Schorah C., Wales J., »The effect of vitamin C supplementation on diabetic hyperlipidaemia: a double blind, crossover study« *Diabetic Medicine: A Journal of the British Diabetic Association* 1985 2(2): 121–124.
50. Ness A., et al., »Vitamin C status and serum lipids« *European Journal of Clinical Nutrition* 1996 50(11): 724–729.
51. Bobek P., et al., »The effect of chronic marginal vitamin C deficiency on the rate of secretion and the removal of plasma triglycerides in guinea-pigs« *Physiologia Bohemoslovaca* 1980 29(4): 337–343.

52. Ha T., Otsuka M., Arakawa N., »The effect of graded doses of ascorbic acid on the tissue carnitine and plasma lipid concentrations« *Journal of Nutritional Science and Vitaminology* 1990 36(3): 227–234.
53. Adams C., et al., »Modification of aortic atheroma and fatty liver in saturated and polyunsaturated lecithins« *Journal of Pathology and Bacteriology* 1967 94(1): 77–87.
54. Wilson T., Meservey C., Nicolosi R., »Soy lecithin reduces plasma lipoprotein cholesterol and early atherogenesis in hypercholesterolemic monkeys and hamsters: beyond lineoleate« *Atherosclerosis* 1998 140(1): 147–153.
55. Mastellone I., et al., »Dietary soybean phosphatidylcholines lower lipidemia: Mechanisms at the levels of intestine, endothelial cell, and hepato-biliary axis« *Journal of Nutritional Biochemistry* 2000 11(9): 461–466.
56. Polichetti E., et al., »Cholesterol-lowering effect of soyabean lecithin in normolipidaemic rats by stimulation of biliary lipid secretion« *British Journal of Nutrition* 1996 75(3): 471–478.
57. Polichetti E., et al., »Dietary polyenylphosphatidylcholine decreases cholesterolemia in hypercholesterolemic rabbits: role of the hepato-biliary axis« *Life Sciences* 2000 67(21): 2563–2576.
58. Altman R., et al., »Phospholipids associated with vitamin C in experimental atherosclerosis« *Arzneimittelforschung* 1980 30(4): 627–630.
59. Pleiner J., et al., »Inflammation-induced vasoconstrictor hyporeactivity is caused by oxidative stress« *Journal of the American College of Cardiology* 2003 42(9): 1656–1662.
60. Willis G., Fishman S., »Ascorbic acid content of human arterial tissue« *Canadian Medical Association Journal* 1955 72: 500–503.
61. Yu H., Rifai N., »High-sensitivity C-reactive protein and atherosclerosis: from theory to therapy« *Clinical Biochemistry* 2000 33(8): 601–610.
62. MacCallum P., »Markers of hemostasis and systemic inflammation in heart disease and atherosclerosis in smokers« *Proceedings of the American Thoracic Society* 2005 2(1): 34–43.
63. Boos C., Lip G., »Blood clotting, inflammation, and thrombosis in cardiovascular events: perspectives« *Frontiers in Bioscience: a Journal and Virtual Library* 2006 11: 328–336.
64. Becker A, de Boer O, van der Wal A, »The role of inflammation and infection incoronary heart disease« *Annual Review of Medicine* 2001 52: 289–297.
65. Corti R., et al., »Evolving concepts in the triad of atherosclerosis, inflammation and thrombosis« *Journal of Thrombosis and Thrombolysis* 2004 17(1): 35–44.
66. Licastro F., et al., »Innate immunity and inflammation in ageing: a key for understanding age-related diseases« *Immunity & Ageing* 2005 2:8.
67. Langlois M., et al., »Serum vitamin C concentration is low in peripheral arterial disease and is associated with inflammation and severity of atherosclerosis« *Circulation* 2001 103(14): 1863–1868.

68. Beck J., et al., »Dental infections and atherosclerosis« *American Heart Journal* 1999 138(5 Pt 2): S528–533.
69. Muhlestein J., »Infectious agents, antibiotics, and coronary artery disease« *Current Interventional Cardiology Reports* 2000 2(4): 342–348.
70. Emingil G., et al., »Association between periodontal disease and acute myocardial infarction« *Journal of Periodontology* 2000 71(12): 1882–1886.
71. Hajishengallis G., et al., »Interactions of oral pathogens with toll-like receptors: possible role in atherosclerosis« *Annals of Periodontology* 2002 7(1): 72–78.
72. Soder P., et al., »Early carotid atherosclerosis in subjects with periodontal diseases« *Stroke: A Journal of Cerebral Circulation* 2005 36(6): 1195–1200.
73. Willis G., Fishman S., »Ascorbic acid content of human arterial tissue« *Canadian Medical Association Journal* 1955 72: 500–503.
74. Becker A., de Boer O., van der Wal A., »The role of inflammation and infection in coronary heart disease« *Annual Review of Medicine* 2001 52: 289–297.
75. Klotz O., »A discussion of the classification and experimental production of arteriosclerosis« *British Medical Journal* 1906 2: 1767.
76. Klotz O., »The relation of experimental arterial disease in animals to arteriosclerosis in man« *Journal of Experimental Medicine, N.Y.* 1906 8: 504.
77. Kiechl S., et al., »Chronic infections and the risk of carotid atherosclerosis. Prospective results from a large population study« *Circulation* 2001 103(8): 1064–1070.
78. Leskov V., Zatevakhin I., »The role of the immune system in the pathogenesis of atherosclerosis« [Artikel auf Russisch] *Angiologiia i Sosudistaia Khirurgiia* 2005 11(2): 9–14.
79. Wick G., et al., »Atherosclerosis, autoimmunity, and vascular-associated lymphoid tissue« *Federation of American Societies for Experimental Biology Journal* 1997 11(13): 1199–1207.
80. Mayr M., et al., »Endothelial cytotoxicity mediated by serum antibodies to heat shock proteins of *Escherichia coli* and *Chlamydia pneumoniae*: immune reactions to heat shock proteins as a possible link between infection and atherosclerosis« *Circulation* 1999 99(12): 1560–1566.
81. Xu Q., et al., »Association of serum antibodies to heat-shock protein 65 with carotid atherosclerosis: clinical significance determined in a follow-up study« *Circulation* 1999 100(11): 1169–1174.
82. Xu Q., et al., »Serum soluble heat shock protein 60 is elevated in subjects with atherosclerosis in a general population« *Circulation* 2000 102(1): 14–20.
83. de Leeuw K., Kallenberg C., Bijl M., »Accelerated atherosclerosis in patients with systemic autoimmune diseases« *Annals of the New York Academy of Sciences* 2005 1051: 362–371.
84. Doria A., et al., »Inflammation and accelerated atherosclerosis: basic mechanisms« *Rheumatic Diseases Clinics of North America* 2005 31(2): 355–362, viii.
85. Frostegard J., »Atherosclerosis in patients with autoimmune disorders« *Arteriosclerosis, Thrombosis, and Vascular Biology* 2005 25(9): 1776–1785.

86. Kleindienst R., et al., »Atherosclerosis as an autoimmune condition« *Israel Journal of Medical Sciences* 1995 31(10): 596–599.
87. Kodama M., et al., »Diabetes mellitus is controlled by vitamin C treatment« *In Vivo* 1993 7(6A): 535–542.
88. Adam E., et al., »High levels of cytomegalovirus antibody in patients requiring vascular surgery for atherosclerosis« *Lancet* 1987 2(8554): 291–293.
89. Cunningham M., Pasternak R., »The potential role of viruses in the pathogenesis of atherosclerosis« *Circulation* 1988 77(5): 964–966.
90. Melnick J., Adam E., DeBakey M., »Cytomegalovirus and atherosclerosis« *Bioessays* 1995 17(10): 899–903.
91. Eryol N., et al., »Are the high levels of cytomegalovirus antibodies a determinant in the development of coronary artery disease?« *International Heart Journal* 2005 46(2): 205–209.
92. Fabricant C., et al., »Virus-induced atherosclerosis« *Journal of Experimental Medicine* 1978 148(1): 335–340.
93. Minick C., et al., »Atheroarteriosclerosis induced by infection with a herpesvirus« *American Journal of Pathology* 1979 96(3): 673–706.
94. Fabricant C., et al., »Herpesvirus-induced atherosclerosis in chickens« *Federation Proceedings* 1983 42(8): 2476–2479.
95. Blum A., et al., »Viral load of the human immunodeficiency virus could be an independent risk factor for endothelial dysfunction« *Clinical Cardiology* 2005 28(3): 149–153.
96. Nicholson A., Hajjar D., »Herpesviruses and thrombosis: activation of coagulation on the endothelium« *Clinica Chimica Acta (International Journal of Clinical Chemistry)* 1999 286(1–2): 23–29.
97. Morrow D., Ridker P., »C-reactive protein, inflammation, and coronary risk« *Medical Clinics of North America* 2000 84(1): 149–161, ix.
98. Ilhan F., et al., »Procalcitonin, C-reactive protein, and neopterin levels in patients with coronary atherosclerosis« *Acta Cardiologica* 2005 60(4): 361–365.
99. Makita S., Nakamura M., Hiramori K., »The association of C-reactive protein levels with carotid intima-media complex thickness and plaque formation in the general population« *Stroke: a Journal of Cerebral Circulation* 2005 36(10): 2138–2142.
100. Sun H., et al., »C-reactive protein in atherosclerotic lesions: its origin and pathophysiological significance« *The American Journal of Pathology* 2005 167(4): 1139–1148.
101. von Eckardstein A., et al., »Lipoprotein(a) further increases the risk of coronary events in men with high global cardiovascular risk« *Journal of the American College of Cardiology* 2001 37(2): 434–439.
102. Stubbs P., et al., »A prospective study of the role of lipoprotein(a) in the pathogenesis of unstable angina« *European Heart Journal* 1997 18(4): 603–607.
103. Rath M., Pauling L., »Hypothesis: lipoprotein(a) is a surrogate for ascorbate« *Proceedings of the National Academy of Science USA* 1990 87(16): 6204–6207.

104. Rath M., et al., »Detection and quantification of lipoprotein(a) in the arterial wallof 107 coronary bypass patients« *Arteriosclerosis* 1989 9(5): 579–592.
105. Rath M., Pauling L., »Solution to the puzzle of human cardiovascular disease: its primary cause is ascorbate deficiency leading to the deposition of lipoprotein(a) and fibrinogen/fibrin in the vascular wall« *Journal of Orthomolecular Medicine* 1991 6(3&4): 125–134.
106. Niendorf A., et al., »Morphological detection and quantification of lipoprotein(a) deposition in atheromatous lesions of human aorta and coronary arteries« *Virchows Arch A, Pathological Anatomy and Histopathology* 1990 417(2): 105–111.
107. Cushing G., et al., »Quantitation and localization of apolipoproteins(a) and B in coronary artery bypass vein grafts resected at re-operation« *Arteriosclerosis* 1989 9(5): 593–603.
108. Pauling L., »Case report: lysine/ascorbate-related amelioration of angina pectoris« *Journal of Orthomolecular Medicine* 1991 6(3&4): 144–146.
109. Pauling L., »Third case report on lysine-ascorbate amelioration of angina pectoris« *Journal of Orthomolecular Medicine* 1993 8(3): 137–138.
110. McBeath M., Pauling L., »A case history: lysine/ascorbate-related amelioration of angina pectoris« *Journal of Orthomolecular Medicine* 1993 8(2): 77–78.
111. Kaufmann P., et al., »Coronary heart disease in smokers: vitamin C restorescoronary microcirculatory function« *Circulation* 2000 102(11): 1233–1238.
112. Rath M., »Reducing the risk for cardiovascular disease with nutritional supplements« *Journal of Orthomolecular Medicine* 1992 7(3): 153–162.
113. Katz E., »Reduction of cholesterol and Lp(a) and regression of coronary artery disease: a case study« *Journal of Orthomolecular Medicine* 1996 11(3): 173–179.
114. Dahl-Jorgensen K., Larsen J., Hanssen K., »Atherosclerosis in childhood and adolescent type I diabetes: early disease, early treatment?« *Diabetologia* 2005 48(8): 1445–1453.
115. Haffner S., »Rationale for new American Diabetes Association Guidelines: are national cholesterol education program goals adequate for the patient with diabetes mellitus?« *The American Journal of Cardiology* 2005 96(4A): 33E–36E.
116. Ginter E., »Marginal vitamin C deficiency, lipid metabolism, and atherogenesis« *Advances in Lipid Research* 1978 16: 167–220.
117. Hunt J., Bottoms M., Mitchinson M., »Ascorbic acid oxidation: a potential cause of the elevated severity of atherosclerosis in diabetes mellitus?« *FEBS Letters* 1992 311(2): 161–164.
118. Gupta M., Chari S., »Lipid peroxidation and antioxidant status in patients with diabetic retinopathy« *Indian Journal of Physiology and Pharmacology* 2005 49(2): 187–192.
119. Wolff S., Jiang Z., Hunt J., »Protein glycation and oxidative stress in diabetes mellitus and ageing« *Free Radical Biology & Medicine* 1991 10(5): 339–352.
120. Baynes J., »Role of oxidative stress in development of complications in diabetes« *Diabetes* 1991 40(4): 405–412.

121. Sato Y., et al., »Lipid peroxide level in plasma of diabetic patients« *Biochemical Medicine* 1979 21(1): 104–107.
122. Ginter E., »Marginal vitamin C deficiency, lipid metabolism, and atherogenesis« *Advances in Lipid Research* 1978 16: 167–220.
123. Som S., et al., »Ascorbic acid metabolism in diabetes mellitus« *Metabolism: Clinical and Experimental* 1981 30(6): 572–577.
124. Stankova L., et al., »Plasma ascorbate concentrations and blood cell dehydroascorbate transport in patients with diabetes mellitus« *Metabolism: Clinical and Experimental* 1984 33(4): 347–353.
125. Mooradian A., Morley J., »Micronutrient status in diabetes mellitus« *The American Journal of Clinical Nutrition* 1987 45(5): 877–895.
126. Simon J., »Vitamin C and cardiovascular disease: a review« *Journal of the American College of Nutrition* 1992 11(2): 107–125.
127. Price K., Price C., Reynolds R., »Hyperglycemia-induced latent scurvy and atherosclerosis: the scorbutic-metaplasia hypothesis« *Medical Hypotheses* 1996 46(2): 119–129.
128. Bigley R., et al., »Interaction between glucose and dehydroascorbate transport in human neutrophils and fibroblasts« *Diabetes* 1983 32(6): 545–548.
129. Kapeghian J., Verlangieri A., »The effects of glucose on ascorbic acid uptake in heart endothelial cells: possible pathogenesis of diabetic angiopathies« *Life Sciences* 1984 34(6): 577–584.
130. Khatami M., Li W., Rockey J., »Kinetics of ascorbate transport by cultured retinal capillary pericytes. Inhibition by glucose« *Investigative Ophthalmology & Visual Science* 1986 27(11): 1665–1671.
131. Sagun K., Carcamo J., Golde D., »Vitamin C enters mitochondria via facilitative glucose transporter 1 (Glut1) and confers mitochondrial protection against oxidative injury« *The FASEB Journal: Official Publication of the Federation of American Societies for Experimental Biology* 2005 19(12): 1657–1667.
132. Wilson J., »Regulation of vitamin C transport« *Annual Review of Nutrition* 2005 25: 105–125.
133. Cunningham J., »The glucose/insulin system and vitamin C: implications in insulin-dependent diabetes mellitus« *Journal of the American College of Nutrition* 1998 17(2): 105–108.
134. Sherry S., Ralli E., »Further studies of the effects of insulin on the metabolism of vitamin C« *Journal of Clinical Investigation* 1948 27: 217–225.
135. Will J., Byers T., »Does diabetes mellitus increase the requirement for vitamin C?« *Nutrition Reviews* 1996 54(7): 193–202.
136. Fisher E., et al., »Interaction of ascorbic acid and glucose on production of collagen and proteoglycan by fibroblasts« *Diabetes* 1991 40(3): 371–376.
137. Chen M., et al., »Hyperglycemia-induced intracellular depletion of ascorbic acid in human mononuclear leukocytes« *Diabetes* 1983 32(11): 1078–1081.
138. Karpen C., et al., »Interrelation of platelet vitamin E and thromboxane synthesis in type I diabetes mellitus« *Diabetes* 1984 33(3): 239–243.

139. Sarji K., et al., »Decreased platelet vitamin C in diabetes mellitus: possible role in hyperaggregation« *Thrombosis Research* 1979 15(5/6): 639–650.
140. Ibid.
141. Will J., Ford E., Bowman B., »Serum vitamin C concentrations and diabetes: findings from the Third National Health and Nutrition Examination Survey, 1988–1994« *American Journal of Clinical Nutrition* 1999 70(1): 49–52.
142. Spittle C., »Vitamin C and deep-vein thrombosis« *Lancet* 1973 2(7822): 199–201 & »The action of vitamin C on blood vessels« *American Heart Journal* 1974 88(3): 387–388.
143. Dou C., Xu D., Wells W., »Studies on the essential role of ascorbic acid in the energy dependent release of insulin from pancreatic islets« *Biochemical and Biophysical Research Communications* 1997 231(3): 820–822.
144. Kodama M., et al., »Diabetes mellitus is controlled by vitamin C treatment« *In Vivo* 1993 7(6A): 535–542.
145. Belting C., Hinkler J., Dummett C., »Influence of diabetes mellitus on the severity of periodontal disease« *Journal of Periodontology* 1964 35: 476.
146. Aleo J., »Diabetes and periodontal disease. Possible role of vitamin C deficiency: an hypothesis« *Journal of Periodontology* 1981 52(5): 251–254.
147. Frank E., »Benefits of stopping smoking« *The Western Journal of Medicine* 1993 159(1): 83–86.
148. Mennoti A., et al., »Forty-year mortality from cardiovascular diseases and all causes of death in the US Railroad cohort of the Seven Countries Study« *European Journal of Epidemiology* 2004 19(5): 417–424.
149. Bourquin A., Musmanno E., »Preliminary report on the effect of smoking on the ascorbic acid content of whole blood« *American Journal of Digestive Diseases* 1953 20: 75–77.
150. Strauss I., Scheer P., »Effect of nicotine on vitamin C metabolism« *Internationale Zeitschrift für Vitaminforschung* 1939 9: 39–49.
151. McCormick W., »Coronary thrombosis: a new concept of mechanism and etiology« *Clinical Medicine* 1957)July, pp. 839–845.
152. Durand C., Audinot M., Frajdenrajch S., »Hypovitaminose C latente et tabac« *Concours Medical* 1962 84: 4801.
153. Strauss R., »Environmental tobacco smoke and serum vitamin C levels in children« *Pediatrics* 2001 107(3): 540–542.
154. Preston A., et al., »Influence of environmental tobacco smoke on vitamin C status in children« *The American Journal of Clinical Nutrition* 2003 77(1): 167–172.
155. Pelletier O., »Vitamin C and cigarette smokers« *Annals of the New York Academy of Sciences* 1975 258: 156–167.
156. Pelletier O., »Vitamin C and tobacco« *International Journal for Vitamin and Nutrition Research. Supplement* 1977 16: 147.
157. Maritz G., »Ascorbic acid. Protection of lung tissue against damage« *Subcellular Biochemistry* 1996 25: 265–291.

158. McCormick W., »Coronary thrombosis: a new concept of mechanism and etiology« *Clinical Medicine* 1957 July, pp. 839–845.
159. Solomon H., Priore R., Bross I., »Cigarette smoking and periodontal disease« *Journal of the American Dental Association* 1968 77(5): 1081–1084.
160. Shannon I., »Significant correlations between gingival scores and ascorbic acid status« *Journal of Dental Research* 1973 52(2): 394.
161. Cohen M., »The effect of large doses of ascorbic acid on gingival tissue at puberty« *Journal of Dental Research* 1955 34(Abstract): 750.
162. Teramoto K., et al., »Acute effect of oral vitamin C on coronary circulation in young healthy smokers« *American Heart Journal* 2005 148(2): 300–305.
163. Gamble J., Grewal P., Gartside I., »Vitamin C modifies the cardiovascular and microvascular responses to cigarette smoke inhalation in man« *Clinical Science* 2000 98(4): 455–460.
164. Janoff A., »Elastases and emphysema. Current assessment of the protease-antiprotease hypothesis« *The American Review of Respiratory Disease* 1985 132(2): 417–433.
165. Ross R., »Rous-Whipple Award Lecture. Atherosclerosis: a defense mechanism gone awry« *American Journal of Pathology* 1993 143(4): 987–1002.
166. Weiss S., »Tissue destruction by neutrophils« *The New England Journal of Medicine* 1989 320(6): 365–376.
167. Lehr H., Arfors K, »Mechanisms of tissue damage by leukocytes« *Current Opinion in Hematology* 1994 1(1): 92–99.
168. Lehr H., Frei B., Arfors K., »Vitamin C prevents cigarette smoke-induced leukocyte aggregation and adhesion to endothelium *in vivo*«" *Proceedings of the National Academy of Sciences of the United States of America* 1994 91(16): 7688–7692.
169. Kannel W., et al., »Fibrinogen and risk of cardiovascular disease. The Framingham Study« *The Journal of the American Medical Association* 1987 258(9): 1183–1186.
170. Tunstall-Pedoe H., et al., »Comparison of the prediction by 27 different factors of coronary heart disease and death in men and women of the Scottish heart health study: cohort study« *BMJ* 1997 315(7110): 722–729.
171. Nyyssonen K., et al., »Vitamin C deficiency and risk of myocardial infarction: prospective population study of men from eastern Finland« *BMJ* 1997 314(7081): 634–638.
172. Bielak L., et al., »Association of fibrinogen with quantity of coronary artery calcification measured by electron beam computed tomography« *Arteriosclerosis, Thrombosis, and Vascular Biology* 2000 20(9): 2167–2171.
173. Paramo J., et al., »Validation of plasma fibrinogen as a marker of carotid atherosclerosis in subjects free of clinical cardiovascular disease« *Haematologica* 2004 89(10): 1226–1231.
174. Khaw K., Woodhouse P., »Interrelation of vitamin C, infection, haemostatic factors, and cardiovascular disease« *BMJ (Clinical Research ed)* 1995 310(6994): 1559–1563.

175. Hume R., Vallance B., Muir M., »Ascorbate status and fibrinogen concentrations after cerebrovascular accident« *Journal of Clinical Pathology* 1982 35(2): 195–199.
176. Bordia A., et al., »Acute effect of ascorbic acid on fibrinolytic activity« *Atherosclerosis* 1978 30(4): 351–354.
177. Shimizu M., et al., »Effect of ascorbic acid on fibrinolysis« *Acta Haemotologica Japonica* 1970 33(1): 137–148.

Quelle E

1. Hagler L., Herman R., »Oxalate metabolism. III« *The American Journal of Clinical Nutrition* 1973 26(9): 1006–1010.
2. Ogawa Y., Miyazato T., Hatano T., »Oxalate and urinary stones« *World Journal of Surgery* 2000 24(10): 1154–1159.
3. Oke O., »Oxalic acid in plants and in nutrition« *World Review of Nutrition and Dietetics* 1969 10: 262–303.
4. Lawton J., et al., »Acute oxalate nephropathy after massive ascorbic acid administration« *Archives of Internal Medicine* 1985 145(5): 950–951.
5. Noe H., »Hypercalciuria and pediatric stone recurrences with and without structural abnormalities« *The Journal of Urology* 2000 164(3 Pt 2): 1094–1096.
6. Kinder J., et al., »Urinary stone risk factors in the siblings of patients with calcium renal stones« *The Journal of Urology* 2002 167(5): 1965–1967.
7. Bushinsky D., et al., »Calcium oxalate stone formation in genetic hypercalciuric stone-forming rats« *Kidney International* 2002 61(3): 975–987.
8. Borghi L., et al., »Comparison of two diets for the prevention of recurrent stones in idiopathic hypercalciuria« *The New England Journal of Medicine* 2002 346(2): 77–84.
9. Swartz R., et al., »Hyperoxaluria and renal insufficiency due to ascorbic acid administration during total parenteral nutrition« *Annals of Internal Medicine* 1984 100(4): 530–531.
10. Alvarez M., Traba M., Rapado A., »Hypocitraturia as a pathogenic risk factor in the mixed (calcium oxalate/uric acid) renal stones« *Urologia Internationalis* 1992 48(3): 342–346.
11. Tekin A., et al., »A study of the etiology of idiopathic calcium urolithiasis in children: hypocitruria is the most important risk factor« *The Journal of Urology* 2000 164(1): 162–165.
12. Yagisawa T., et al., »Contributory metabolic factors in the development of nephrolithiasis in patients with medullary sponge kidney« *American Journal of Kidney Diseases* 2001 37(6): 1140–1143.
13. Martins M., et al., »Cystine: a promoter of the growth and aggregation of calcium oxalate crystals in normal undiluted human urine« *The Journal of Urology* 2002 167(1): 317–321.

14. Prie D., et al., »Frequency of renal phosphate leak among patients with calcium nephrolithiasis« *Kidney International* 2001 60(1): 272–276.
15. Koide T., »Hyperuricosuria and urolithiasis« [Artikel auf Japanisch] *Nippon Rinsho* 1996 54(12): 3273–3276.
16. Yagisawa T., et al., »Metabolic characteristics of the elderly with recurrent calcium oxalate stones« *BJU International* 1999 83(9): 924–928.
17. Khan S., Shevock P., Hackett R., »Presence of lipids in urinary stones: results of preliminary studies« *Calcified Tissue International* 1988 42(2): 91–96.
18. Khan S., Glenton P., »Increased urinary excretion of lipids by patients with kidney stones« 1996 *British Journal of Urology* 77(4): 506–511.
19. Mousson C., et al., »Piridoxilate-induced oxalate nephropathy can lead to end-stage renal failure« *Nephron* 1993 63(1): 104–106.
20. Bellizzi V., et al., »Effects of water hardness on urinary risk factors for kidney stones in patients with idiopathic nephrolithiasis« *Nephron* 1999 81(Suppl1): 66–70.
21. Sakhaee K., et al., »Assessment of the pathogenetic role of physical exercise in renal stone formation« *The Journal of Clinical Endocrinology and Metabolism* 1987 65(5): 974–979.
22. Borghi L., et al., »Urinary volume, water and recurrences in idiopathic calcium nephrolithiasis: a 5-year randomized prospective study« *The Journal of Urology* 1996 155(3): 839–843.
23. Riobo P., et al., »Update on the role of diet in recurrent nephrolithiasis« [Artikel auf Spanisch] *Nutricion Hospitalaria* 1998 13(4): 167–171.
24. Borghi L., et al., »Urine volume: stone risk factor and preventive measure« *Nephron* 1999a 81(Suppl 1): 31–37.
25. Wall I., Tiselius H., »Long-term acidification of urine in patients treated for infected renal stones« *Urologia Internationalis* 1990 45(6): 336–341.
26. Hokama S., et al., »Ascorbate conversion to oxalate in alkaline milieu and *Proteus mirabilis* culture« *Molecular Urology* 2000 4(4): 321–328.
27. Murayama T., et al., »Role of the diurnal variation of urinary pH and urinary calcium in urolithiasis: a study in outpatients« *International Journal of Urology* 2001 8(10): 525–531.
28. Hsu T., et al., »Association of changes in the pattern of urinary calculi in Taiwanese with diet habit change between 1956 and 1999« *Journal of the Formosan Medical Association* 2002 101(1): 5–10.
29. Curhan G., et al., »Comparison of dietary calcium with supplemental calcium and other nutrients as factors affecting the risk for kidney stones in women« *Annals of Internal Medicine* 1997 126(7): 497–504.
30. Powell R., »Pure calcium carbonate gallstones in a two year old in association with prenatal calcium supplementation« *Journal of Pediatric Surgery* 1985 20(2): 143–144.

31. Black J., »Oxaluria in British troops in India« *British Medical Journal* 1945 1: 590.
32. Hodgkinson A, Zarembski P, »Oxalic acid metabolism in man: a review« *Calcified Tissue Research* 1968 2(2): 115–132.
33. Broadus A., et al., »The importance of circulating 1,25-dihydroxyvitamin D in the pathogenesis of hypercalciuria and renal-stone formation in primary hyperparathyroidism« *The New England Journal of Medicine* 1980 302(8): 421–426.
34. Ichioka K., et al., »A case of urolithiasis due to vitamin D intoxication in a patient with idiopathic hypoparathyroidism« [Artikel auf Japanisch] *Hinyokika Kiyo. Acta Urologica Japonica* 2002 48(4): 231–234.
35. Williams H., Smith L., »Disorders of oxalate metabolism« *The American Journal of Medicine* 1968 45(5): 715–735.
36. Oren A., et al., »Calcium oxalate kidney stones in patients on continuous ambulatory peritoneal dialysis« *Kidney International* 1984 25(3): 534–538.
37. Chen S., et al., »Renal excretion of oxalate in patients with chronic renal failure or nephrolithiasis« *Journal of the Formosan Medical Association* 199089(8): 651–656.
38. Daudon M., et al., »Urolithiasis in patients with end stage renal failure« *The Journal of Urology* 1992 147(4): 977–980.
39. Khan S., Thamilselvan S., »Nephrolithiasis: a consequence of renal epithelial cell exposure to oxalate and calcium oxalate crystals« *Molecular Urology* 2000 4(4): 305–312.
40. Bakane B., Nagtilak S., Patil B., »Urolithiasis: a tribal scenario« *Indian Journal of Pediatrics* 1999 66(6): 863–865.
41. Massey L., Palmer R., Horner H., »Oxalate content of soybean seeds (Glycinemax: Leguminosae), soyfoods, and other edible legumes« *Journal of Agricultural and Food Chemistry* 2001 49(9): 4262–4266.
42. McKay D., et al., »Herbal tea: an alternative to regular tea for those who form calcium oxalate stones« *Journal of the American Dietetic Association* 1995 95(3): 360–361.
43. Curhan G., et al., »Prospective study of beverage use and the risk of kidney stones« *American Journal of Epidemiology* 1996 143(3): 240–247.
44. Terris M., Issa M., Tacker J., »Dietary supplementation with cranberry concentrate tablets may increase the risk of nephrolithiasis« *Urology* 2001 57(1): 26–29.
45. Shields M., Simmons R., »Urinary calculus during methazolamide therapy« *American Journal of Ophthalmology* 1976 81(5): 622–624.
46. Fleisch H., »Inhibitors and promoters of stone formation« *Kidney International* 1978 13(5): 361–371.
47. Ettinger B., Oldroyd N., Sorgel F., »Triamterene nephrolithiasis« *The Journal of the American Medical Association* 1980 244(21): 2443–2445.
48. Wolf C., et al., »Calcium oxalate stones and hyperoxaluria secondary to treatment with pyridoxilate« [Artikel auf Französisch] *Annales d'urologie* 1985 19(5): 313–317.

49. Ahlstrand C., Tiselius H., »Urine composition and stone formation during treatment with acetazolamide« *Scandinavian Journal of Urology and Nephrology* 1987 21(3): 225–228.
50. Daudon M., et al., »Piridoxilate-induced calcium oxalate calculi: a new drug-induced metabolic nephrolithiasis« *The Journal of Urology* 1987 138(2): 258–261.
51. Michelacci Y., et al., »Possible role for chondroitin sulfate in urolithiasis: *in vivo* studies in an experimental model« *Clinica Chimica Acta* 1992 208(1–2): 1–8.
52. Kohan A., Armenakas N., Fracchia J., »Indinavir urolithiasis: an emerging cause of renal colic in patients with human immunodeficiency virus« *The Journal of Urology* 1999 161(6): 1765–1768.
53. Sundaram C., Saltzman B., »Urolithiasis associated with protease inhibitors« *Journal of Endourology* 1999 13(4): 309–312.
54. Gonzalez C., et al., »Renal colic and lithiasis in HIV(+)-patients treated with protease inhibitors« [Artikel auf Spanisch] *Actas Urologicas Españolas* 2000 24(3): 212–218.
55. Wu D., Stoller M., »Indinavir urolithiasis« *Current Opinion in Urology* 2000 10(6): 557–561.
56. Conyers R., Bais R., Rofe A., »The relation of clinical catastrophes, endogenous oxalate production, and urolithiasis« *Clinical Chemistry* 1990 36(10): 1717–1730.
57. Muthukumar A., Selvam R., »Role of glutathione on renal mitochondrial status in hyperoxaluria« *Molecular and Cellular Biochemistry* 1998 185(1–2): 77–84.
58. Friedman A., et al., »Secondary oxalosis as a complication of parenteral alimentation in acute renal failure« *American Journal of Nephrology* 1983 3(5): 248–252.
59. Swartz R., et al., »Hyperoxaluria and renal insufficiency due to ascorbic acid administration during total parenteral nutrition« *Annals of Internal Medicine* 1984 100(4): 530–531.
60. Gershoff S., et al., »Vitamin B6 deficiency and oxalate nephrocalcinosis in the cat« *The American Journal of Medicine* 1959 27: 72.
61. Faber S., et al., »The effects of an induced pyridoxine and pantothenic acid deficiency on excretions of oxalic and xanthurenic acids in the urine« *The American Journal of Clinical Nutrition* 1963 12: 406.
62. Gershoff S., »Vitamin B6 and oxalate metabolism« *Vitamins and Hormones* 1964 22: 581.
63. Mitwalli A., et al., »Control of hyperoxaluria with large doses of pyridoxine in patients with kidney stones« *International Urology and Nephrology* 1988 20(4): 353–359.
64. Alkhunaizi A., Chan L., »Secondary oxalosis: a cause of delayed recovery of renal function in the setting of acute renal failure« *Journal of the American Society of Nephrology* 1996 7(11): 2320–2326.
65. Curhan G., et al., »Intake of vitamins B6 and C and the risk of kidney stones in women« *Journal of the American Society of Nephrology* 1999 10(4): 840–845.
66. Buckle R., »The glyoxylic acid content of human blood and its relationship to thiamine deficiency« *Clinical Science* 1963 25: 207.

67. Gregory J., Park K., Schoenberg H., »Oxalate stone disease after intestinal resection« *The Journal of Urology* 1977 117(5): 631–634.
68. Drenick E., et al., »Renal damage with intestinal bypass« *Annals of Internal Medicine* 1978 89(5): 594–599.
69. Nightingale J., »Management of patients with a short bowel« *Nutrition* 1999 15 (7–8): 633–637.
70. Nightingale J., »Management of patients with a short bowel« *World Journal of Gastroenterology* 2001 7(6): 741–751.
71. Trinchieri A., et al., »Clinical observations on 2086 patients with upper urinary tract stone« *Archivio Italiano di Urologia, Andrologia* 1996 68(4): 251–262.
72. Dewan B., et al., »Upper urinary tract stones & *Ureaplasma urealyticum*« *The Indian Journal of Medical Research* 1997 105: 15–21.
73. Daskalova S., et al., »Are bacterial proteins part of the matrix of kidney stones?« *Microbial Pathogenesis* 1998 25(4): 197–201.
74. Hokama S., et al., »Ascorbate conversion to oxalate in alkaline milieu and *Proteus mirabilis* culture« *Molecular Urology* 2000 4(4): 321–328.
75. Sohshang H., et al., »Biochemical and bacteriological study of urinary calculi« *The Journal of Communicable Diseases* 2000 32(3): 216–221.
76. Kim H., Cheigh J., Ham H., »Urinary stones following renal transplantation« *The Korean Journal of Internal Medicine* 2001 16(2): 118–122.
77. Scheid C., et al., »Oxalate toxicity in LLC-PK1 cells: role of free radicals« *Kidney International* 1996 49(2): 413–419.
78. Muthukumar A., Selvam R., »Role of glutathione on renal mitochondrial status in hyperoxaluria« *Molecular and Cellular Biochemistry* 1998 185(1–2): 77–84.
79. Daudon M., et al., »Unusual morphology of calcium oxalate calculi in primary hyperoxaluria« *Journal of Nephrology* 1998 11(Suppl 1): 51–55.
80. Ralph-Edwards A., et al., »A jejuno-ileal bypass patient presenting with recurrent renal stones due to primary hyperparathyroidism« *Obesity Surgery* 1992 2(3): 265–268.
81. Yamaguchi S., et al., »Early stage of urolithiasis formation in experimental hyperparathyroidism« *The Journal of Urology* 2001 165(4): 1268–1273.
82. Nikakhtar B., et al., »Urolithiasis in patients with spinal cord injury« *Paraplegia* 1981 19(6): 363–366.
83. Sarkissian A., et al., »Pediatric urolithiasis in Armenia: a study of 198 patients observed from 1991 to 1999« *Pediatric Nephrology* 2001 16(9): 728–732.
84. Torres V., et al., »The association of nephrolithiasis and autosomal dominant polycystic kidney disease« *American Journal of Kidney Diseases* 1988 11(4): 318–325.
85. Torres V., et al., »Renal stone disease in autosomal dominant polycystic kidney disease« *American Journal of Kidney Diseases* 1993 22(4): 513–519.
86. Shiraishi K., et al., »Urolithiasis associated with Crohn's disease: a case report« [Artikel auf Japanisch] *Hinyokika Kiyo. Acta Urologica Japonica.* 1998 44(10): 719–723.

87. Buno A., et al., »Lithogenic risk factors for renal stones in patients with Crohn's disease« *Archivos Españoles de Urologia* 2001 54(3): 282–292.
88. McConnell N., et al., »Risk factors for developing renal stones in inflammatory bowel disease« *BJU International* 2002 89(9): 835–841.
89. Turner M., Goldwater D., David T., »Oxalate and calcium excretion in cystic fibrosis« *Archives of Disease in Childhood* 2000 83(3): 244–247.
90. Perez-Brayfield M., et al., »Metabolic risk factors for stone formation in patients with cystic fibrosis« *The Journal of Urology* 2002 167(2 Pt 1): 480–484.
91. Sharma O., »Vitamin D, calcium, and sarcoidosis« *Chest* 1996 109(2): 535–539.
92. Rodman J., Mahler R., »Kidney stones as a manifestation of hypercalcemic disorders. Hyperparathyroidism and sarcoidosis« *The Urologic Clinics of North America* 2000 27(2): 275–285, viii.
93. Bohles H., et al., »Antibiotic treatment-induced tubular dysfunction as a risk factor for renal stone formation in cystic fibrosis« *Journal of Pediatrics* 2002 140(1): 103–109.
94. Singh P., et al., »Evidence suggesting that high intake of fluoride provokes nephrolithiasis in tribal populations« *Urological Research* 2001 29(4): 238–244.
95. Hwang T., et al., »Effect of prolonged bedrest on the propensity for renal stone formation« *The Journal of Clinical Endocrinology and Metabolism* 1988 66(1): 109–112.
96. Torrecilla C., et al., »Incidence and treatment of urinary lithiasis in renal transplantation« [Artikel auf Spanisch] *Actas Urologicas Españolas* 2001 25(5): 357–363.
97. Borghi L., et al., »Essential arterial hypertension and stone disease« *Kidney International* 1999 55(6): 2397–2406.
98. Hall W., et al., »Risk factors for kidney stones in older women in the southern United States« *The American Journal of the Medical Sciences* 2001 322(1): 12–18.
99. Hughes J., Norman R., »Diet and calcium stones.« *Canadian Medical Association Journal* 1992 146(2): 137–143.
100. Burns J., Burch H., King C., »The metabolism of 1-C14-L-ascorbic acid in guinea pigs« *The Journal of Biological Chemistry* 1951 191: 501.
101. Nguyen N., et al., »Urinary calcium and oxalate excretion during oral fructose or glucose load in man« *Hormone and Metabolic Research* 1989 21(2): 96–99.
102. Hildebrandt R., Shanklin D., »Oxalosis and pregnancy« *American Journal of Obstetrics and Gynecology* 1962 84: 65.
103. Maikranz P., et al., »Gestational hypercalciuria causes pathological urine calcium oxalate supersaturations« *Kidney International* 1989 36(1): 108–113.
104. Mazze R., Shue G., Jackson S., »Renal dysfunction associated with methoxyflurane anesthesia. A randomized, prospective clinical evaluation« *The Journal of the American Medical Association* 1971 216(2): 278–288.
105. Mazze R., Trudell J., Cousins M. »Methoxyflurane metabolism and renal dysfunction: clinical correlation in man« *Anesthesiology* 1971 35(3): 247–252.
106. Silverberg D., et al., »Oxalic acid excretion after methoxyflurane and halothane anaesthesia« *Canadian Anaesthetists' Society Journal* 1971 18(5): 496–504.

107. Furth S., et al., »Risk factors for urolithiasis in children on the ketogenic diet« *Pediatric Nephrology* 2000 15(1–2): 125–128.
108. Whitson P., Pietrzyk R., Pak C., »Renal stone risk assessment during Space Shuttle flights« *The Journal of Urology* 1997 158(6): 2305–2310.
109. Whitson P., Pietrzyk R., Pak C., »Space flight and the risk of renal stones« *Journal of Gravitational Physiology* 1999 6(1): P87-P88.
110. Pru C., Eaton J., Kjellstrand C., »Vitamin C intoxication and hyperoxalemia in chronic hemodialysis patients« *Nephron* 1985 39(2): 112–116.
111. Urivetzky M., Kessaris D., Smith A., »Ascorbic acid overdosing: a risk factor for calcium oxalate nephrolithiasis« *The Journal of Urology* 1992 147(5): 1215–1218.
112. Auer B., Auer D., Rodgers A., »Relative hyperoxaluria, crystalluria and haematuria after megadose ingestion of vitamin C« *European Journal of Clinical Investigation* 1998 28(9): 695–700.
113. Kalokerinos A., Dettman I., Dettman G., »Vitamin C. The dangers of calcium and safety of sodium ascorbate« *The Australasian Nurses Journal* 1981 10(3): 22.
114. Tsugawa N., et al., »Intestinal absorption of calcium from calcium ascorbate in rats« *Journal of Bone and Mineral Metabolism* 1999 17(1): 30–36.

Quelle H

Aflatoxinvergiftung

1. *Cecil Medicine, 23rd Edition*, Saunders, an imprint of Elsevier Inc., 2008, Chap. 206.
2. Online-Artikel: http://en.wikipedia.org/wiki/Aflatoxin 3. Netke S, et al., »Ascorbic acid protects guinea pigs from acute aflatoxin toxicity« *Toxicology and Applied Pharmacology* 1997 143(2): 429–435.
4. Salem M., et al., »Protective role of ascorbic acid to enhance semen quality of rabbits treated with sublethal doses of aflatoxin B(1)« *Toxicology* 2001 162(3): 209–218.
5. Verma R., Shukla R., Mehta D., »Interaction of aflatoxin with L-ascorbic acid: a kinetic and mechanistic approach« *Natural Toxins* 1999 7(1): 25–29.
6. Bose S., Sinha S., »Aflatoxin-induced structural chromosomal changes and mitotic disruption in mouse bone marrow« 1991 *Mutation Research* 261(1): 15–19.
7. Raina V., Gurtoo H., »Effects of vitamins A, C, and E on aflatoxin B1-induced mutagenesis in *Salmonella typhimurium* TA-98 and TA-100« 1985 *Teratogenesis, Carcinogenesis, and Mutagenesis* 5(1): 29–40.
8. Bhattacharya R., Francis A., Shetty T., »Modifying role of dietary factors on the mutagenicity of aflatoxin B1: in vitro effect of vitamins« 1987 *Mutation Research* 188(2): 121–128.

AIDS/HIV-Infektion

1. *Cecil Medicine, 23rd Edition,* »History« Saunders, an imprint of Elsevier Inc., 2008, Chap. 412.
2. *Cecil Medicine,* 23rd Edition, »Treatment« Saunders, an imprint of Elsevier Inc., 2008, Chap. 412.
3. Cathcart R., »Vitamin C in the treatment of acquired immune deficiency syndrome (AIDS)« *Medical Hypotheses* 1984 14(4): 423–433.
4. Cathcart R., »Letter to the Editor« *Lancet* 1990 335: 235.
5. Everall I., Hudson L., Kerwin R., »Decreased absolute levels of ascorbic acid and unaltered vasoactive intestinal polypeptide receptor binding in the frontal cortex in acquired immunodeficiency syndrome« *Neuroscience Letters* 1997 224(2): 119–122.
6. Allard J., et al., »Effects of vitamin E and C supplementation on oxidative stress and viral load in HIV infected subjects« *AIDS* 1998 12(13): 1653–1659.
7. Kotler D., »Antioxidant therapy and HIV infection: 1998 [editorial]« *The American Journal of Clinical Nutrition* 1998 67: 7–9.
8. Cathcart R., »Letter to the Editor« *Lancet* 1990 335: 235.
9. Harakeh S., Jariwalla R., »Comparative study of the anti-HIV activities of ascorbate and thiol-containing reducing agents in chronically HIV-infected cells« *The American Journal of Clinical Nutrition* 1991 54(6 Suppl): 1231S–1235S.
10. Harakeh S., Jariwalla R., Pauling L., »Suppression of human immunodeficiency virus replication by ascorbate in chronically and acutely infected cells« *Proceedings of the National Academy of Sciences of the United States of America* (1990) 87(18): 7245–7249.
11. Muller R., et al., »Virological and immunological effects of antioxidant treatment in patients with HIV infection« *European Journal of Clinical Investigation* 2000 30(10): 905–914.
12. Tang A., et al., »Dietary micronutrient intake and risk of progression to acquired immunodeficiency syndrome (AIDS) in human immunodeficiency virus type 1 (HIV–1)-infected homosexual men« *American Journal of Epidemiology* 1993 138(11): 937–951.
13. Treitinger A., et al., »Decreased antioxidant defence in individuals infected by the human immunodeficiency virus« *European Journal of Clinical Investigation* 2000 30(5): 454–459.
14. Kataoka A., et al., »Intermittent high-dose vitamin C therapy in patients with HTLV–1 associated myelopathy« *Journal of Neurology, Neurosurgery, and Psychiatry* 1993 56(11): 1213–1216.
15. Kataoka A., et al., »Intermittent high-dose vitamin C therapy in patients with HTLV–1-associated myelopathy« [Artikel auf Japanisch] *Rinsho Shinkeigaku. Clinical Neurology* 1993 33(3): 282–288.
16. De la Asuncion J., et al., »AZT treatment induces molecular and ultrastructural oxidative damage to muscle mitochondria. Prevention by antioxidant vitamins« *The Journal of Clinical Investigation* 1998 102(1): 4–9.

Alkohol (Ethanol)-Vergiftung

1. Miquel M., Aguilar M., Aragon C., »Ascorbic acid antagonizes ethanol-induced locomotor activity in the open-field« *Pharmacology, Biochemistry, and Behavior* 1999 62(2): 361–366.
2. Susick Jr. R., Zannoni V., »Effect of ascorbic acid on the consequences of acute alcohol consumption in humans« *Clinical Pharmacology and Therapeutics* 1987 41(5): 502–509.
3. Busnel R., Lehmann A., »Antagonistic effect of sodium ascorbate on ethanol-induced changes in swimming of mice« *Behavioural Brain Research* 1980 1(4): 351–356.
4. Klenner F., »Observations on the dose and administration of ascorbic acid when employed beyond the range of a vitamin in human pathology« *Journal of Applied Nutrition* 1971 23(3&4): 61–88.
5. Meagher E., et al., »Alcohol-induced generation of lipid peroxidation products in humans« *The Journal of Clinical Investigation* 1999 104(6): 805–813.
6. Zhou J., Chen P., »Studies on the oxidative stress in alcohol abusers in China« *Biomedical and Environmental Sciences* 2001 14(3): 180–188.
7. Faizallah R., et al., »Alcohol enhances vitamin C excretion in the urine« *Alcohol and Alcoholism* 1986 21(1): 81–84.
8. van der Gaag M., et al., »Moderate consumption of beer, red wine and spirits has counteracting effects on plasma antioxidants in middle-aged men« *European Journal of Clinical Nutrition* 2000 54(7): 586–591.
9. Wickramasinghe S., Hasan R., »In vivo effects of vitamin C on the cytotoxicity of post-ethanol serum« *Biochemical Pharmacology* 1994 48(3): 621–624.
10. Krasner N., et al., »Ascorbic-acid saturation and ethanol metabolism« *Lancet* 1974 2(7882): 693–695.
11. Moldowan M., Acholonu W., »Effect of ascorbic acid or thiamine on acetaldehyde, disulfiram-ethanol- or disulfiram-acetaldehyde-induced mortality« *Agents and Actions* 1982 12(5–6): 731–736.
12. Yunice A., Lindeman R., »Effect of ascorbic acid and zinc sulfate on ethanol toxicity and metabolism« *Proceedings of the Society for Experimental Biology and Medicine* 1977 154(1): 146–150.
13. Tamura T., et al., »Studies on the antidotal action of drugs. Part 1. Vitamin C and its antidotal effect against alcoholic and nicotine poisoning« *The Journal of Nihon University School of Dentistry* 1969 11(4): 149–151.
14. Navasumrit P., et al., »Ethanol-induced free radicals and hepatic DNA strand breaks are prevented in vivo by antioxidants: effects of acute and chronic ethanol exposure« *Carcinogenesis* 2000 21(1): 93–99.
15. Suresh M., Menon B., Indira M., »Effects of exogenous vitamin C on ethanol toxicity in rats« *Indian Journal of Physiology and Pharmacology* 2000 44(4): 401–410.
16. Ginter E., Zloch Z., »Influence of vitamin C status on the metabolic rate of a single dose of ethanol-1-(14)C in guinea pigs« *Physiological Research* 1999 48(5): 369–373.

17. Ginter E., Zloch Z., Ondreicka R., »Influence of vitamin C status on ethanol metabolism in guinea-pigs« *Physiological Research* 1998 47(2): 137–141.
18. Suresh M., et al., »Interaction of ethanol and ascorbic acid on lipid metabolism in guinea pigs« *Indian Journal of Experimental Biology* 1997 35(10): 1065–1069.
19. Susick Jr. R., Zannoni V., »Ascorbic acid and elevated SGOT levels after an acute dose of ethanol in the guinea pig« *Alcoholism, Clinical and Experimental Research* 1987 11(3): 265–268.
20. Zannoni V., et al., »Ascorbic acid, alcohol, and environmental chemicals« *Annals of the New York Academy of Sciences* 1987 498: 364–388.

Aluminium-Vergiftung

1. *Cecil Medicine, 23rd Edition*, »History« Saunders, an imprint of Elsevier Inc., 2008, Chap. 20.
2. Anane R., Creppy E., »Lipid peroxidation as pathway of aluminium cytotoxicity in human skin fibroblast cultures: prevention by superoxide dismutase+catalase and vitamins E and C« *Human & Experimental Toxicology* 2001 20(9): 477–481.
3. Swain C., Chainy G., »In vitro stimulation of chick brain lipid peroxidation by aluminium, and effects of Tiron, EDTA and some antioxidants« *Indian Journal of Experimental Biology* 2000 38(12): 1231–1235.
4. Fulton B., Jeffery E., »Absorption and retention of aluminum from drinking water. Effect of citric and ascorbic acids on aluminum tissue levels in rabbits« *Fundamental and Applied Toxicology* 1990 14(4): 788–796.
5. Dhir H., et al., »Modification of clastogenicity of lead and aluminium in mouse bone marrow cells by dietary ingestion of *Phyllanthus emblica* fruit extract« *Mutation Research* 1990 241(3): 305–312.
6. Roy A., Dhir H., Sharma A., »Modification of metal-induced micronuclei formation in mouse bone marrow erythrocytes by *Phyllanthus fruit* extract and ascorbic acid« *Toxicology Letters* 1992 62(1): 9–17.

Alzheimer-Demenz

1. *Cecil Medicine, 23rd Edition*, »Dementia Definition« Saunders, an imprint of Elsevier Inc., 2008, Chap. 425.
2. Bennett S., Grant M. M., Aldred S., »Oxidative stress in vascular dementia and Alzheimer's disease: a common pathology« *J Alzheimers Dis.* 2009; 17(2): 245–57.
3. Cecil Medicine, 23rd Edition, »Prevention and Treatment« Saunders, an imprint of Elsevier Inc., 2008, Chap. 425.
4. Harrison F. E., et al., »Vitamin C deficiency increases basal exploratory activity but decreases scopolamine-induced activity in APP/PSEN1 transgenic mice« *Pharmacol Biochem Behav.* 2010 Feb; ; 94(4): 543–52.
5. Harrison F. E., et al., »Antioxidants and cognitive training interact to affect oxidative stress and memory in APP/PSEN1 mice« *Nutr Neurosci.* 2009 Oct; 12(5): 203–18.

6. Harrison F. E., et al., »Ascorbic acid attenuates scopolamine-induced spatial learning deficits in the water maze« *Behav Brain Res.* 2009 Dec 28;205(2): 550–8.
7. Fotuhi M., et al »Better cognitive performance in elderly taking antioxidant vitamins E and C supplements in combination with nonsteroidal anti-inflammatory drugs: the Cache County Study« *Alzheimers Dement.* 2008 May;4(3): 223–7.
8. Cornelli U., »Treatment of Alzheimer's disease with a cholinesterase inhibitor combined with antioxidants« *Neurodegener Dis.* 2010;7(1–3): 193–202

Amöbenruhr (Dysenterie)

1. *Cecil Medicine, 23rd Edition*, Chap. 373, Saunders, an imprint of Elsevier Inc., 2008.
2. Sadun E., et al., »Effect of single inocula of *Endamoeba histolytica* trophozoiteson guinea-pigs« *Proceedings of the Society for Experimental Biology and Medicine* 1950 73: 362–366.
3. Sadun E., Bradin Jr. J., Faust E., »The effect of ascorbic acid deficiency on the resistance of guinea-pigs to infection with *Endamoeba histolytica* of human origin« *American Journal of Tropical Medicine* 1951 31: 426–437.
4. Veselovskaia T., »Effect of vitamin C on the clinical picture of dysentery« *Voenno-Meditsinskii Zhurnal* 1957 (Moskva) 3: 32–37.
5. Sokolova V., »Application of vitamin C in treatment of dysentery« *Terapevticheskii Arkhiv* 1958 (Moskva) 30: 59–64.

Amphetaminvergiftung

1. Online-Artikel http://emedicine.medscape.com/article/812518-treatment#a1126.
2. Beyer C., »Rapid recovery from Ecstasy intoxication« *South African Medical Journal* 2001 91(9): 708–709.
3. Wagner G., Carelli R., Jarvis M., »Pretreatment with ascorbic acid attenuates the neurotoxic effects of methamphetamine in rats« *Research Communications in Chemical Pathology and Pharmacology* 1985 47(2): 221–228.
4. Miquel M., Aguilar M., Aragon C., »Ascorbic acid antagonizes ethanol-induced locomotor activity in the open-field« *Pharmacology, Biochemistry, and Behavior* 1999 62(2): 361–366.
5. De Vito M., Wagner G., »Methamphetamine-induced neuronal damage: a possible role for free radicals« *Neuropharmacology* 1989 28(10): 1145–1150.
6. Rebec G., et al., »Ascorbic acid and the behavioral response to haloperidol: implications for the action of antipsychotic drugs« *Science* 1985 227(4685): 438–440.
7. White L., et al., »Ascorbate antagonizes the behavioral effects of amphetamine by a central mechanism« *Psychopharmacology* 1988 94(2): 284–287.

Arsenvergiftung

1. *Cecil Medicine, 23rd Edition*, »Arsenic« Saunders, an imprint of Elsevier Inc., 2008, Chap. 20.

2. *Cecil Medicine, 23rd Edition*, »Arsenic: Treatment« Saunders, an imprint of Elsevier Inc., 2008, Chap. 20.
3. Lahiri K., »Advancement in the treatment of arsenical intolerance« *Indian Journal of Venereal Diseases and Dermatology* 1943 9(1): 115–117.
4. Chattopadhyay S., et al., »Protection of sodium arsenite-induced ovarian toxicity by coadministration of L-ascorbate (vitamin C) in mature Wistar strain rat« *Archives of Environmental Contamination and Toxicology* 2001 41(1): 83–89.
5. Grad J., et al., »Ascorbic acid enhances arsenic trioxide-induced cytotoxicity in multiple myeloma cells« *Blood* 2001 98(3): 805–813.
6. Gao F., et al., »Ascorbic acid enhances the apoptosis of U937 cells induced by arsenic trioxide in combination with DMNQ and its mechanism« [Artikel auf Chinesisch] *Zhonghua Xueyexue Zazhi* 2002 23(1): 9–11.
7. Bachleitner-Hofmann T., et al., »Arsenic trioxide and ascorbic acid: synergy with potential implications for the treatment of acute myeloid leukaemia?« *British Journal of Haematology* 2001 112(3): 783–786.

Arthritis

1. Yudoh K., et al., »Potenzial involvement of oxidative stress in cartilage senescence and development of osteoarthritis: oxidative stress induces chondrocyte telomere instability and downregulation of chondrocyte function« *Arthritis Res Ther.* 2005; 7(2): R380–91.
2. Jaswal S., et al., »Antioxidant status in rheumatoid arthritis and role of antioxidant therapy« Clin Chim Acta. 2003 Dec; 338(1–2): 123–9.
3. *Cecil Medicine, 23rd Edition,* »Medical Therapy« Saunders, an imprint of Elsevier Inc., 2008, Chap. 285.
4. *Cecil Medicine, 23rd Edition,* »Medical Therapy« Saunders, an imprint of Elsevier Inc., 2008, Chap. 286.
5. Khodyrev V. N., et al., »The influence of the vitamin-mineral complex upon the blood vitamin, calcium and phosphorus of patients with osteoarthrosis« *Vopr Pitan.* 2006; 75(2): 44–7.
6. Lau H., Massasso D., Joshua F., »Skin, muscle and joint disease from the 17th century: scurvy« *Int J Rheum Dis.* 2009 Dec; 12(4): 361–5.
7. Kumar V., Choudhury P., »Scurvy – a forgotten disease with an unusual presentation« *Trop Doct.* 2009 Jul; 39(3): 190–2.
8. Vitale A., et al., »Arthritis and gum bleeding in two children« *J Paediatr Child Health.* 2009 Mar; 45(3): 158–60. Regan EA, Bowler RP, Crapo JD, »Oint fluid antioxidants are decreased in osteoarthritic joints compared to joints with macroscopically intact cartilage and subacute injury« *Osteoarthritis Cartilage* 2008 Apr; 16(4): 515–21.
9. Choi H. K., et al., »Dietary risk factors for rheumatic diseases« *Curr Opin Rheumatol.* 2005 Mar; 17(2): 141–6.
10. Pattison D. J., et al., »Vitamin C and the risk of developing inflammatory polyarthritis: prospective nested case-control study« *Ann Rheum Dis.* 2004 Jul; 63(7): 843–7.

11. Wang Y., et al., »Effect of antioxidants on knee cartilage and bone in healthy, middle-aged subjects: a cross-sectional study« *Arthritis Res Ther.* 2007; 9(4): R66.
12. Sakai A., at al., »Large-dose ascorbic acid administration suppresses the development of arthritis in adjuvant-infected rats« *Arch Orthop Trauma Surg.*1999;119(3–4): 121–6.

Bakterienruhr (Dysenterie/Shigellose)

1. *Cecil Medicine, 23rd Edition*, »Shigellosis« Saunders, an imprint of Elsevier Inc., 2008, Chap. 330
2. Online-Artikel: http://en.wikipedia.org/wiki/Shigellosis.
3. Klenner F., »The treatment of poliomyelitis and other virus diseases with vitamin C« *Southern Medicine & Surgery* 1949 Jul 111(7): 209–214.
4. Honjo S., Imaizumi K., »Ascorbic acid content of adrenal and liver in cynomolgus monkeys suffering from bacillary dysentery« *Japanese Journal of Medical Science & Biology* 1967 20(1): 97–102.
5. Honjo S., et al., »Shigellosis in cynomolgus monkeys (*Macaca irus*) VII. Experimental production of dysentery with a relatively small dose of *Shigella flexneri* 2a in ascorbic acid deficient monkeys« *Japanese Journal of Medical Science & Biology* 1969 22(3): 149–162.

Barbiturat-Überdosis

1. Online-Artikel: http://en.wikipedia.org/wiki/Barbiturate_overdose.
2. Online-Artikel: http://emedicine.medscape.com/article/813155- treatment#a1126.
3. Klenner F., »Observations on the dose and administration of ascorbic acid when employed beyond the range of a vitamin in human pathology« *Journal of Applied Nutrition* 1971 23(3&4): 61–88.
4. Kao H., Jai S., Young Y., »A study of the therapeutic effect of large dosage of injection ascorbici acidi on the depression of the central nervous system as in acute poisoning due to barbiturates« [Artikel auf Chinesisch] *Acta Pharmaceutica Sinica* 1965 12(11): 764–765.

Benzanthronvergiftung

1. Online-Artikel: http://en.wikipedia.org/wiki/Benzanthrone.
2. Online-Artikel: http://toxnet.nlm.nih.gov/cgi-bin/sis/search/a?dbs+hsdb: @term+@DOCNO+5245.
3. Dwivedi N., Das M., Khanna S., »Role of biological antioxidants in benzanthrone toxicity« *Archives of Toxicology* 2001 75(4): 221–226.
4. Pandya K., Singh G., Joshi N., »Effect of benzanthrone on the body level of ascorbic acid in guinea pigs« *Acta Pharmacologica et Toxicologica* 1970 28(6): 499–506.
5. Das M., et al., »Attenuation of benzanthrone toxicity by ascorbic acid in guinea pigs« *Fundamental and Applied Toxicology* 1994 22(3): 447–456.
6. Dwivedi N., et al., »Modulation by ascorbic acid of the cutaneous and hepatic biochemical effects induced by topically applied benzanthrone in mice« *Food and Chemical Toxicology* 1993 31(7): 503–508.

7. Garg K., et al., »Effect of extraneous supplementation of ascorbic acid on the biodisposition of benzanthrone in guinea pigs« *Food and Chemical Toxicology* 1992 30(11): 967–971.
8. Das M., et al., »Bio-elimination and organ retention profile of benzanthrone in scorbutic and non-scorbutic guinea pigs« *Biochemical and Biophysical Research Communications* 1991 178(3): 1405–1412.

Benzolvergiftung

1. Online-Artikel: http://www.nlm.nih.gov/medlineplus/ency/article/002720.htm.
2. Online-Artikel: http://www.atsdr.cdc.gov/csem/benzene/treatment_ management.html.
3. Meyer A., »Benzene poisoning« *The Journal of the American Medical Association* 1937 108(11): 911.
4. Cathala J., Bolgert M., Grenet P., »Scorbut chez un sujet soumis a uneintoxication benzolique professionelle« *Bull et Mem Soc d Hop de Paris* 193652: 1648.
5. Lurie J., »Benzene intoxication and vitamin C« *The Transactions of the Association of Industrial Medical Officers* 1965 15: 78–79.
6. Wu J., Karlsson K., Danielsson A., »Protective effects of trolox C, vitamin C, and catalase on bromobenzene-induced damage to rat hepatocytes« *Scandinavian Journal of Gastroenterology* 1996 31(8): 797–803.
7. Gontea I., et al., »Influence of chronic benzene intoxication on vitamin C in the guinea pig and rat« *Igiena* 1969 18: 1–11.

Bleivergiftung

1. Online-Artikel: http://www.mayoclinic.com/health/lead-poisoning/FL00068.
2. *Cecil Medicine, 23rd Edition*, »Chronic Poisoning: Lead Poisoning« Saunders, an imprint of Elsevier Inc., 2008, Chap. 20.
3. Holmes H., Campbell K., Amberg E., »Effect of vitamin C on lead poisoning« *Journal of Laboratory and Clinical Medicine* 1939 24: 1119–1127.
4. Tandon S., et al., »Lead poisoning in Indian silver refiners« *The Science of the Total Environment* 2001 281(1–3): 177–182.
5. Altmann P., et al., »Lead detoxication effect of a combined calcium phosphate and ascorbic acid therapy in pregnant women with increased lead burden« [Artikel auf Deutsch] *Wiener Medizinische Wochenschrift* 1981 [131(12): 311–314.
6. Flora S., Tandon S., »Preventive and therapeutic effects of thiamine, ascorbic acid and their combination in lead intoxication« *Acta Pharmacologica et Toxicologica* 1986 (Copenh) 58(5): 374–378.
7. Morton A., Partridge S., Blair J., »The intestinal uptake of lead« *Chemistry in Britain* 1985 15: 923–927.
8. Niazi S., Lim J., Bederka J., »Effect of ascorbic acid on renal excretion of lead in the rat« *Journal of Pharmaceutical Sciences* 1982 71(10): 1189–1190.
9. Goyer R., Cherian M., »Ascorbic acid and EDTA treatment of lead toxicity in rats« *Life Sciences* 1979 24(5): 433–438.

10. Dhawan M., Kachru D., Tandon S., »Influence of thiamine and ascorbic acid supplementation on the antidotal efficacy of thiol chelators in experimental lead intoxication« *Archives of Toxicology* 1988 62(4): 301–304.
11. Vij A., Satija N., Flora S., »Lead induced disorders in hematopoietic and drug metabolizing enzyme system and their protection by ascorbic acid supplementation« *Biomedical and Environmental Sciences* 1998 11(1): 7–14.
12. Simon J., Hudes E., »Relationship of ascorbic acid to blood lead levels« *The Journal of the American Medical Association* 1999 281(24): 2289–2293.
13. Houston D., Johnson M., »Does vitamin C intake protect against lead toxicity?« *Nutrition Reviews* 2000 58(3 Pt 1): 73–75.
14. Cheng Y., et al., »Relation of nutrition to bone lead and blood lead levels in middle-aged to elderly men: The Normative Aging Study« *American Journal of Epidemiology* 1998 147(12): 1162–1174.
15. Flanagan P., Chamberlain M., Valberg L., »The relationship between iron and lead absorption in humans« *The American Journal of Clinical Nutrition* 1982 36(5): 823–829.
16. Dalley J., et al., »Interaction of L-ascorbic acid on the disposition of lead in rats« *Pharmacology & Toxicology* 1989 64(4): 360–364.
17. Dawson E., et al., »The effect of ascorbic acid supplementation on the blood lead levels of smokers« *Journal of the American College of Nutrition* 1999 18(2): 166–170.

Bluthochdruck (Hypertonie)

1. Online-Artikel: www.ncbi.nlm.nih.gov/pubmedhealth/PMH0001502/.
2. *Cecil Medicine, 23rd Edition*, »Arterial Hypertension« Saunders, an imprint of Elsevier Inc., 2008, Chap. 66.
3. Bates C., et al., »Does vitamin C reduce blood pressure? Results of a large study of people aged 65 or older« *Journal of Hypertension* 1998 16(7): 925–932.
4. Fotherby M., et al., »Effect of vitamin C on ambulatory blood pressure and plasma lipids in older persons« *Journal of Hypertension* 2000 18(4): 411–415.
5. May J., »How does ascorbic acid prevent endothelial dysfunction?« *Free Radical Biology & Medicine* 2000 28(9): 1421–1429.
6. Moran J., et al., »Plasma ascorbic acid concentrations relate inversely to blood pressure in human subjects« *The American Journal of Clinical Nutrition* 1993 57(2): 213–217.
7. Ness A., et al., »Vitamin C status and blood pressure« *Journal of Hypertension* 1996 14(4): 503–508.
8. Ness A., Chee D., Elliott P., »Vitamin C and blood pressure – an overview« *Journal of Human Hypertension* 1997 11(6): 343–350.
9. Sakai N., et al., »An inverse relationship between serum vitamin C and blood pressure in a Japanese community« *Journal of Nutritional Science and Vitaminology* 1998 44(6): 853–867.

10. Galley H., et al., »Combination oral antioxidant supplementation reduces blood pressure« *Clinical Science* 1997 92(4): 361–365.
11. Duffy S., et al., »Treatment of hypertension with ascorbic acid« *Lancet* 1999 354(9195): 2048–2049.

Brucellose

1. *Cecil Medicine, 23rd Edition*, Chap. 331, Saunders, an imprint of Elsevier Inc., 2008.
2. Boura P., et al., »Monocyte locomotion in anergic chronic brucellosispatients: the *in vivo* effect of ascorbic acid« *Immunopharmacology and Immunotoxicology* 1989 11(1): 119–129.
3. Mick E., »Brucellosis and its treatment. Observations preliminary report« *Archives of Pediatrics* 1955 72: 119–125.

Cadmium-Vergiftung

1. Online-Artikel: http://en.wikipedia.org/wiki/Cadmium_poisoning.
2. *Cecil Medicine, 23rd Edition*, »Chronic Poisoning: Trace Metals« Saunders, an imprint of Elsevier Inc., 2008, Chap. 20.
3. Nagyova A., Galbavy S., Ginter E., »Histopathological evidence of vitamin C protection against Cd-nephrotoxicity in guinea pigs« *Experimental and Toxicologic Pathology* 1994 46(1): 11–14.
4. Kubova J., et al., »The influence of ascorbic acid on selected parameters of cell immunity in guinea pigs exposed to cadmium« *Zeitschrift für Ernährungswissenschaft* 1993 32(2): 113–120.
5. Hudecova A., Ginter E., »The influence of ascorbic acid on lipid peroxidation in guinea pigs intoxicated with cadmium« *Food and Chemical Toxicology* 1992 30(12): 1011–1013.
6. Kadrabova J., Madaric A., Ginter E., »The effect of ascorbic acid on cadmium accumulation in guinea pig tissues« *Experientia* 1992 48(10): 989–991.
7. Shiraishi N., Uno H., Waalkes M., »Effect of L-ascorbic acid pretreatment on cadmium toxicity in the male Fischer (F344/NCr) rat« *Toxicology* 1993 85(2- 3): 85–100.
8. Fahmy M., Aly F., »In vivo and in vitro studies on the genotoxicity of cadmium chloride in mice« *Journal of Applied Toxicology* 2000 20(3): 231–238.
9. Rambeck W., Guillot I., »Bioavailability of cadmium: effect of vitamin C and phytase in broiler chickens« [Artikel auf Deutsch] *Tierärztliche Praxis* 1996 24(5): 467–470.
10. Rothe S., et al., »The effect of vitamin C and zinc on the copper-induced increase of cadmium residues in swine« [Artikel auf Deutsch] *Zeitschrift für Ernährungswissenshaft* 1994 33(1): 61–67.

Cholesterin (erhöhte LDL-Cholesterinwerte)

1. *Cecil Medicine, 23rd Edition*, »Disorders of Lipid Metabolism« Saunders, animprint of Elsevier Inc., 2008, Chap. 217.
2. Taylor F., et al., »Statins for the primary prevention of cardiovascular disease« *Cochrane Database Syst Rev.* 2011 Jan 19; (1): CD004816.
3. Willis G., »An experimental study of the intimal ground substance in atherosclerosis« *Canadian Medical Association Journal* 1953 69: 17–22.
4. Duff G., »Experimental cholesterol arteriosclerosis and its relationship to human arteriosclerosis« *Archives of Pathology* 1935 20: 81–123, 259–304.
5. Turley S., West C., Horton B., »The role of ascorbic acid in the regulation of cholesterol metabolism and in the pathogenesis of atherosclerosis« *Atherosclerosis* 1976 24(1–2): 1–18.
6. Ginter E., »Ascorbic acid in cholesterol and bile acid metabolism« *Annals of the New York Academy of Sciences* 1975 258: 410–421.
7. Ginter E., et al., »Lowered cholesterol catabolism in guinea pigs with chronic ascorbic acid deficiency« *American Journal of Clinical Nutrition* 1971 24(10): 1238–1245.
8. Banerjee S., Singh H., »Cholesterol metabolism in scorbutic guinea pigs« *Journal of Biological Chemistry* 1958 233(1): 336–339.
9. Maeda N., et al., »Aortic wall damage in mice unable to synthesize ascorbic acid« *Proceedings of the National Academy of Sciences of the United States of America* 2000 97(2): 841–846.
10. Dent F., Hayes R., Booker W., »Further evidence of cholesterol-ascorbic acid antagonism in blood; role of adrenocortical hormones« *Federation Proceedings* 1951 18: 291.
11. Booker W., et al., »Cholesterol-ascorbic acid relationship; changes in plasma and cell ascorbic acid and plasma cholesterol following administration of ascorbic acid and cholesterol« *American Journal of Physiology* 1957 189: 75–77.
12. Sitaramayya C., Ali T., »Studies on experimental hypercholesterolemia and atherosclerosis« *Journal of Physiology and Pharmacology* 1962 6: 192–204.
13. Sadava D., et al., »The effect of vitamin C on the rapid induction of aortic changes in rabbits« *Journal of Nutritional Science and Vitaminology* 1982 28(2): 85–92.
14. Ginter E., Kajaba T., Nizner O., »The effect of ascorbic acid on cholesterolemia in healthy subjects with seasonal deficit of vitamin C« *Nutrition and Metabolism* 1970 2(2): 76–86.
15. Ginter E., et al., »Effect of ascorbic acid on plasma cholesterol in humans in a long-term experiment« *International Journal for Vitamin and Nutrition Research* 1977 47(2): 123–134.
16. Ginter E., »Marginal vitamin C deficiency, lipid metabolism, and atherogenesis« *Advances in Lipid Research* 1978 16: 167–220.
17. Sokoloff B., et al., »Aging, atherosclerosis and ascorbic acid metabolism« *Journal of the American Geriatrics Society* 1966 14(12): 1239–1260.

18. Turley S., West C., Horton B., »The role of ascorbic acid in the regulation of cholesterol metabolism and in the pathogenesis of atherosclerosis« *Atherosclerosis* 1976 24(1–2): 1–18
19. Ginter E., et al., »Lowered cholesterol catabolism in guinea pigs with chronic ascorbic acid deficiency« *American Journal of Clinical Nutrition* 1971 24(10): 1238–1245.
20. Willis G., »An experimental study of the intimal ground substance in atherosclerosis« *Canadian Medical Association Journal* 1953 69: 17–22.
21. Datey K., et al., »Ascorbic acid and experimental atherosclerosis« *Journal of the Association of Physicians of India* 1968 16(9): 567–570.

Chromvergiftung

1. Online-Artikel: http://www.weitzlux.com/exposedchromiumpoisoning_712.html.
2. *Cecil Medicine, 23rd Edition*, »Chronic Poisoning: Trace Metals« Saunders, an imprint of Elsevier Inc., 2008, Chap. 20.
3. Samitz M., Shrager J., Katz S., »Studies on the prevention of injurious effects of chromates in industry« *Industrial Medicine and Surgery* 1962 31: 427–432.
4. Pirozzi D., Gross P., Samitz M., »The effect of ascorbic acid on chrome ulcers in guinea pigs« *Archives of Environmental Health* 1968 17(2): 178–180.
5. Samitz M., Katz S., »Protection against inhalation of chromic acid mist. Use of filters impregnated with ascorbic acid« *Archives of Environmental Health* 1965 11(6): 770–772.
6. Korallus U., Harzdorf C., Lewalter J., »Experimental bases for ascorbic acid therapy of poisoning by hexavalent chromium compounds« *International Archives of Occupational and Environmental Health* 1984 53(3): 247–256.
7. Na K., Jeong S., Lim C., »The role of glutathione in the acute nephrotoxicity of sodium dichromate« *Archives of Toxicology* 1992 66(9): 646–651.
8. Ginter E., Chorvatovicova D., Kosinova A., »Vitamin C lowers mutagenic and toxic effect of hexavalent chromium in guinea pigs« *International Journal for Vitamin and Nutrition Research* 1989 59(2): 161–166.
9. Tandon S., Gaur J., »Chelation in metal intoxication. IV. Removal of chromium from organs of experimentally poisoned animals« *Clinical Toxicology* 1977 11(2): 257–264.

Diphtherie

1. *Cecil Medicine, 23rd Edition*, Chap. 315, Saunders, an imprint of Elsevier Inc., 2008.
2. Harde E., Philippe M., »Observations sur le pouvoir antigene du melange toxine diphtherique et vitamin C« *Compt Rend Acad d Sc* 1934 199: 738–739.
3. Greenwald C., Harde E., »Vitamin C and diphtheria toxin« *Proceedings of the Society for Experimental Biology and Medicine* 1935 32: 1157–1160.
4. Jungeblut C., Zwemer R., »Inactivation of diphtheria toxin *in vivo* and *in vitro* by crystalline vitamin C (ascorbic acid)« *Proceedings of the Society for Experimental Biology and Medicine* 1935 32: 1229–1234.

5. King C., Menten M., »Influence of vitamin level on resistance to diphtheria toxin« *Journal of Nutrition* 1935 10: 129–155.
6. Hanzlik P., Terada B., »Protective measures in diphtheria intoxication« *Journal of Pharmacology and Experimental Therapeutics* 1936 56: 269–277.
7. Klenner F., »The treatment of poliomyelitis and other virus diseases with vitamin C« *Southern Medicine & Surgery* 1949 Jul 111(7): 209–214.
8. Klenner F., »Observations of the dose and administration of ascorbic acid when employed beyond the range of a vitamin in human pathology« *Journal of Applied Nutrition* 1971 23(3&4): 61–88.

Enzephalitis

1. Online-Artikel: http://www.ncbi.nlm.nih.gov/pubmedhealth/PMH0002388/.
2. *Cecil Medicine, 23rd Edition*, »Acute Viral Encephalitis« Saunders, an imprint of Elsevier Inc., 2008, Chap. 439.
3. Klenner F., »The treatment of poliomyelitis and other virus dieases with Vitamin C« *Southern Medicine & Surgery* 1949 Jul 111(7): 209–214.
4. Klenner F., »Massive doses of vitamin C and the virus diseases« *Southern Medicine & Surgery* 1951 Apr 103(4): 101–107.
5. Klenner F., »The use of vitamin C as an antibiotic« *Journal of Applied Nutrition* 1953 6: 274–278.
6. Klenner F., »An insidious virus« *Tri-State Medical Journal* 1957 Jul pp. 10–12.
7. Klenner F., »The clinical evaluation and treatment of a deadly syndrome caused by an insidious virus« *Tri-State Medical Journal* 1958 Oct pp. 11–15.
8. Klenner F., »Virus encephalitis as a sequela of the pneumonias« *Tri-State Medical Journal* 1960 Feb pp. 7–11.
9. Klenner F., »Observations of the dose and administration of ascorbic acid when employed beyond the range of a vitamin in human pathology« *Journal of Applied Nutrition* 1971 23(3&4): 61–88.

Erkältung

1. *Cecil Medicine, 23rd Edition*, Chap. 384, Saunders, an imprint of Elsevier Inc., 2008.
2. Carr A., et al., »Vitamin C and the common cold: using identical twins as controls« *The Medical Journal of Australia* 1981 2(8): 411–412.
3. Cathcart R., »Vitamin C, titrating to bowel tolerance, anascorbemia, and acute induced scurvy« *Medical Hypotheses* 1981 7(11): 1359–1376.
4. Gorton H., Jarvis K., »The effectiveness of vitamin C in preventing and relieving the symptoms of virus-induced respiratory infections« *Journal of Manipulative and Physiological Therapeutics* 1999 22(8): 530–533.
5. Hemila H., »Does vitamin C alleviate the symptoms of the common cold? — a review of current evidence« *Scandinavian Journal of Infectious Disease* 1994 26(1): 1–6.

6. Hemila H., »Vitamin C, the placebo effect, and the common cold: a case study of how preconceptions influence the analysis of results« *Journal of Clinical Epidemiology* 1996 49(10): 1079–1084.
7. Murphy B., et al., »Ascorbic acid (vitamin C) and its effects on parainfluenza type III virus infection in cotton-topped marmosets« *Laboratory Animal Science* 1974 24(1): 229–232.

Fluoridvergiftung

1. Online-Artikel: http://www.fluoridation.com/skeletal.htm.
2. Gupta S., Gupta R., Seth A., »Reversal of clinical and dental fluorosis« *Indian Pediatrics* 1994 31(4): 439–443.
3. Gupta S., et al., »Reversal of fluorosis in children« *Acta Paediatrica Japonica* 1996 38(5): 513–519.
4. Narayana M., Chinoy N., »Reversible effects of sodium fluoride ingestion on spermatozoa of the rat« *International Journal of Fertility and Menopausal Studies* 1994 39(6): 337–346.

Gürtelrose (Herpes zoster)

1. Online-Artikel: http://www.ncbi.nlm.nih.gov/pubmedhealth/PMH0001861/.
2. *Cecil Medicine, 23rd Edition*, »Macular, Papular, Vesiculobullos, and Pustular Disease« Saunders, an imprint of Elsevier Inc., 2008, Chap. 465.
3. Dainow I., »Treatment of herpes zoster with vitamin C« *Dermatologia* 1943 68: 197–201.
4. Klenner F., »The treatment of poliomyelitis and other virus diseases with vitamin C« *Southern Medicine & Surgery* 1949 Jul 111(7): 209–214.
5. Klenner F., »The use of vitamin C as an antibiotic« *Journal of Applied Nutrition* 1953 6: 274–278.
6. Klenner F., »Significance of high daily intake of ascorbic acid in preventive medicine« *Journal of the International Academy of Preventive Medicine* 1974 1(1): 45–69.
7. Zureick M., »Treatment of shingles and herpes with vitamin C intravenously« *Journal des Praticiens* 1950 64: 586.

Hepatitis (akut viral)

1. *Cecil Medicine, 23rd Edition*, »Acute Vital Hepatitis« Saunders, an imprint of Elsevier Inc., 2008, Chap. 151.
2. Calleja H., Brooks R., »Acute hepatitis treated with high doses of vitamin C« *The Ohio State Medical Journal* 1960 56: 821–823.
3. Cathcart R., »Vitamin C, titrating to bowel tolerance, anascorbemia, and acute induced scurvy« *Medical Hypotheses* 1981 7(11): 1359–1376.
4. Komar V., Vasil'ev V., »The use of water-soluble vitamins in viral hepatitis A« [Article auf Russisch] *Klinicheskaia Meditsina* 1992 70(1): 73–75.

5. Morishige F., Murata A., »Vitamin C for prophylaxis of viral hepatitis B in transfused patients« *Journal of the International Academy of Preventive Medicine* 1978 5(1): 54–58.
6. Baur H., Staub H., »Hepatitis-Therapie mit Ascorbinsäure-Infusionen« *Schweizerische Medizinische Wochenschrift* 1954 84: 595–597.
7. Baetgen D., »Results of the treatment of epidemic hepatitis in children with high doses of ascorbic acid in the years 1957–1958« [Artikel auf Deutsch] *Medizinische Monatschrift* 1961 15: 30–36.
8. Dalton W., »Massive doses of vitamin C in the treatment of viral diseases« *Journal of the Indiana State Medical Association* 1962 Aug pp.1151–1154.
9. Orens S., »Hepatitis B – a ten day cure: a personal history« *Bulletin Philadelphia Cty Dental Society* 1983 48(6): 4–5.

Herpesinfektionen

1. Online-Artikel: http://www.medicinenet.com/acyclovir/article.htm.
2. *Cecil Medicine, 23rd Edition*, »Herpes Simplex Virus Infections« Saunders, an imprint of Elsevier Inc., 2008, Chap. 307.
3. Terezhalmy G., Bottomley W, Pelleu G, »The use of water-soluble bioflavonoid-ascorbic acid complex in the treatment of recurrent herpes labialis« *Oral Surgery, Oral Medicine, Oral Pathology* 1978 45(1): 56–62.
4. White L., et al., »In vitro effect of ascorbic acid on infectivity of herpes viruses and paramyxoviruses« *Journal of Clinical Microbiology* 1986 24(4): 527–531.
5. Sagripanti J., et al., »Mechanism of copper-mediated inactivation of herpes simplex virus« *Antimicrobial Agents and Chemotherapy* 1997 41(4): 812–817.
6. Hovi T., et al., »Topical treatment of recurrent mucocutaneous herpes with ascorbic acid-containing solution« *Antiviral Research* 1995 27(3): 263–270.

Keuchhusten (Pertussis)

1. Online-Artikel: http://www.ncbi.nlm.nih.gov/pubmedhealth/PMH0002528/.
2. Meier K., »Vitamin C treatment of pertussis« *Annales de Pediatrie* (Paris) 1945 164: 50–53.
3. Ormerod M., Unkauf B., »Ascorbic acid (vitamin C) treatment of whooping cough« *Canadian Medical Association Journal* 1937 37(2): 134–136.
4. Omerod M., et al., »A further report on the ascorbic acid treatment of whooping cough« *Canadian Medical Association Journal* 1937 37(3): 268–272
5. Otani T., »On the vitamin C therapy of pertussis« *Klinische Wochenschrift* 1936 15(51): 1884–1885.
6. Sessa T., »Vitamin C therapy of whooping cough« *Riforma Medica* 1940 56: 38–43.
7. Vermillion E., Stafford G., »A preliminary report on the use of cevitaminic acid in the treatment of whooping cough« *Journal of the Kansas Medical Society* 1938 39(11): 469, 479.

Kinderlähmung (Polio)

1. Online-Artikel: http://www.ncbi.nlm.nih.gov/pubmedhealth/PMH0002375/.
2. Jungeblut C., »Inactivation of poliomyelitis virus in vitro by crystalline vitamin C (ascorbic acid)« *Journal of Experimental Medicine* 1935 62: 517–521.
3. Jungeblut C., »Vitamin C therapy and prophylaxis in experimental poliomyelitis« *Journal of Experimental Medicine* 1937 65: 127–146.
4. Jungeblut C., »A further contribution to vitamin C therapy in experimental poliomyelitis« *Journal of Experimental Medicine* 1939 70: 315–332.
5. Klenner F., »The treatment of poliomyelitis and other virus diseases with vitamin C« *Southern Medicine & Surgery* 1949 Jul 111(7): 209–214.
6. Baur H., »Poliomyelitis-Therapie mit Ascorbinsäure« *Helvetia Medica Acta* 1952 19: 470–474.
7. Greer E., »Vitamin C in acute poliomyelitis« *Medical Times* 1955 83(11): 1160–1161.
8. Peloux Y., et al., »Inactivation du virus polio-myelitique par des systemes chimique generateurs du radical libre hydroxide Mechanism de l'activite virulicide du peroxide d'hydrogene et de l'acide ascorbique« *Annls Inst Pasteur*, Paris 1962 102: 6.
9. Klenner F., »Massive doses of vitamin C and the virus diseases« *Southern Medicine & Surgery* 1951 Apr 103(4): 101–107.

Krebs

1. Online-Artikel: http://en.wikipedia.org/wiki/Cancer.
2. Definition, Saunders, an imprint of Elsevier Inc., 2008, Chap. 192.
3. Riordan H. D., et al., »Intravenous Vitamin C as a Chemotherapy Agent: A Report on Clinical Cases« *Puerto Rico Health Sci. J* 2004, 23–2: 115.
4. Riordan H. D., et al., »Intravenous Vitamin C as a Chemotherapy Agent: A Report on Clinical Cases« *Puerto Rico Health Sci. J* 2004, 23–2: 117.
5. Riordan H. D., et al., »Intravenous Vitamin C as a Chemotherapy Agent: A Report on Clinical Cases« *Puerto Rico Health Sci. J* 2004, 23–2: 115.
6. Jackson J. A., et al., »Sixteen-Year History with High Dose Intravenous Vitamin C Treatment for Various Types of Cancer and Other Diseases« *J Orthomol Med* 2002, 17–2: 117–119.
7. Padayatty S. J., et al., »Intravenously administered vitamin C as cancer therapy: three cases« *Canadian Med. Assoc. Journal* Mar 28, 2006; 174(7).
8. Jackson J. A., Riordan HD, Schultz M, »High-dose intravenous vitamin C in the treatment of a patient with adenocarcinoma of the kidneys – a case study« *J Orthomol Med* 1990; 5–1: 5–7.
10. Jackson J. A., et al., »High-dose intravenous vitamin C and long time survival of a patient with Cancer of the head of the pancreas« *J Orthomol Med* 1995 10–2: 87–88.
11. Riordan N. H., Jackson J. A., Riordan H. D., »Intravenous vitamin C in a terminal cancer patient« *J Orthomol Med* 1996 11–2: 80–82.

12. Riordan H. D., et al., »High-dose intravenous vitamin C in the treatment of a patient with renalcell carcinoma of the kidney« *J Orthomol Med* 1998 13–2: 72–73.
13. Online-Artikel: http://www.oasisofhope.com/irt_ch17_survival_statistics.php.
14. Kurbacher C., et al., »Ascorbic acid (vitamin C) improves the antineoplastic activity of doxorubicin, cisplatin, and paclitaxel in human breast carcinoma cells in vitro« *Cancer Letters* 1996 103(2): 183–189.
15. Shimpo K., et al., »Ascorbic acid and adriamycin toxicity« *The American Journal of Clinical Nutrition* 1991 54(6 Suppl): 1298S–1301S.
16. Padayatty S. J., et al., »Intravenously administered vitamin C as cancer therapy: three cases« *Canadian Med. Assoc. Journal* Mar 28 2006 174(7).
17. Kurbacher C., et al., »Ascorbic acid (vitamin C) improves the antineoplastic activity of doxorubicin, cisplatin, and paclitaxel in human breast carcinoma cells in vitro« *Cancer Letters* 1996 103(2): 183–189.

Lepra

1. Online-Artikel: http://www.ncbi.nlm.nih.gov/pubmedhealth/PMH0002323/.
2. *Cecil Medicine, 23rd Edition*, »Leprosy« Saunders, an imprint of Elsevier Inc., 2008, Chap. 347.
3. Sinha S., et al., »A study of blood ascorbic acid in leprosy« *International Journal of Leprosy and Other Mycobacterial Diseases* 1984 52(2): 159–162.
4. Bechelli L., »Vitamin C therapy of the lepra reaction« *Revista Brasileira de Leprologia* (Sao Paulo) 1939 7: 251–255.
5. Ferreira D., »Vitamin C in leprosy« *Publicacoes Medicas* 1950 20: 25–28.6. Gatti C, Gaona R, »Ascorbic acid in the treatment of leprosy« *Archiv Schiffs- und Tropenhygiene* 1939 43: 32–33.
7. Hastings R., et al., »Activity of ascorbic acid in inhibiting the multiplication of *M. leprae* in the mouse foot pad« *International Journal of Leprosy and Other Mycobacterial Diseases* 1976 44(4): 427–430.

Malaria

1. Online-Artikel: http://www.ncbi.nlm.nih.gov/pubmedhealth/PMH0001646/.
2. Lotze H., »Clinical experimental investigations in benign tertian malaria« [Artikel auf Deutsch] *Archiv Schiffs- und Tropenhygiene* 1938 42(7): 287–305. Ebenso zitiert in: *Tropical Diseases Bulletin* 1938 35: 733.
3. Bourke G., Coleman R., Rencricca N., »Effect of ascorbic acid on host resistance in virulent rodent malaria« *Clinical Research* 1980 28(3): 642A.
4. Marva E., et al., »Deleterious synergistic effects of ascorbate and copper on the development of *Plasmodium falciparum*: an *in vitro* study in normal and in G6PD-deficient erythrocytes« *International Journal of Parasitology* 1989 19(7): 779–785.
5. Marva E., et al., »The effects of ascorbate-induced free radicals on *Plasmodium-falciparum*« *Tropical Medicine and Parasitology* 1992 43(1): 17–23.

6. Mohr W., »Vitamin-C-Stoffwechsel und Malaria.« *Deut Trop Zeitschrift* 1941 45(13): 404–405. Also cited in: *Tropical Diseases Bulletin* 1943 40(1): 13–14.
7. Naraqi S., et al., »Quinine blindness« *Papua and New Guinea Medical Journal* 1992 35(4): 308–310.
8. Winter R., et al., »Potentiation of an antimalarial oxidant drug« *Antimicrobial Agents and Chemotherapy* 1997 41(7): 1449–1454.

Masern

1. Online-Artikel: http://www.ncbi.nlm.nih.gov/pubmedhealth/PMH0000148/.
2. *Cecil Medicine, 23rd Edition,* »Measles« Saunders, an imprint of Elsevier Inc., 2008, Chap. 390.
3. Joffe M., Sukha N., Rabson A., »Lymphocyte subsets in measles. Depressed helper/inducer subpopulation reversed by *in vitro* treatment with levamisole and ascorbic acid« *The Journal of Clinical Investigation* 1983 72(3): 971–980.
4. Klenner F., »Massive doses of vitamin C and the virus diseases« *Southern Medicine & Surgery* 1951 Apr 103(4): 101–107.
5. Klenner F., »The treatment of poliomyelitis and other virus diseases with vitamin C« *Southern Medicine & Surgery* 1949 Jul 111(7): 209–214.
6. Paez de la Torre J., »Ascorbic acid in measles« *Archives Argentinos de Pediatria* 1945 24: 225–227.

Toxizität von Medikamenten

1. Online-Artikel: http://www.ncbi.nlm.nih.gov/pubmedhealth/PMH0000521/.
2. Online-Artikel: http://en.wikipedia.org/wiki/Acetaminophen.
3. Peterson F., Knodell R., »Ascorbic acid protects against acetaminophen- and cocaine-induced hepatic damage in mice« *Drug-Nutrient Interactions* 1984 3(1): 33–41.
4. Ilkiw J., Ratcliffe R., »Paracetamol toxicity in a cat« *Australian Veterinary Journal* 1987 64(8): 245–247.
5. Axelrod J., Udenfriend S., Brodie B., »Ascorbic acid in aromatic hydroxylation. III. Effect of ascorbic acid on hydroxylation of acetanilide, aniline and antipyrine in vivo« *The Journal of Pharmacology and Experimental Therapeutics* 1954 111: 176–181.
6. Online-Artikel: http://en.wikipedia.org/wiki/Arsphenamine.
7. Sulzberger M., Oser B., »The influence of ascorbic acid in diet on sensitization of guinea pigs to neoarsphenamine« *Proceedings of the Society for Experimental Biology and Medicine* 1935 32: 716.
8. Dainow I., »Desensitizing action of L-ascorbic acid« *Ann Dermat et Syph.* 1935 6: 830.
9. Online-Artikel: http://en.wikipedia.org/wiki/Chloroform.
10. Tamura T., et al., »Studies on the antidotal action of drugs. Part 2. Vitamin C and its antidotal effect against chloroform and carbon tetrachloridum« *The Journal of Nihon University School of Dentistry* 1970 12(1): 25–28.

11. Online-Artikel: http://www.nlm.nih.gov/medlineplus/druginfo/meds/a684036.html.
12. Nefic H., »Anticlastogenic effect of vitamin C on cisplatin induced chromosome aberrations in human lymphocyte cultures« *Mutation Research* 2001 498(1- 2): 89–98.
13. Giri A., Khynriam D., Prasad S., »Vitamin C mediated protection on cisplatin induced mutagenicity in mice« *Mutation Research* 1998 421(2): 139–148.
14. Greggi Antunes L., Darin J., Bianchi M., »Protective effects of vitamin C against cisplatin-induced nephrotoxicity and lipid peroxidation in adult rats: a dose-dependent study« 2000 *Pharmacological Research* 41(4): 405–411.
15. Appenroth D., et al., »Protective effects of vitamin E and C on cisplatin nephrotoxicity in developing rats« *Archives of Toxicology* 1997 71(11): 677–683.
16. Lopez-Gonzalez M., et al., »Ototoxicity caused by cisplatin is ameliorated by melatonin and other antioxidants« *Journal of Pineal Research* 2000 28(2): 73–80.
17. Rybak L., Whitworth C., Somani S., »Application of antioxidants and other agents to prevent cisplatin ototoxicity« *The Laryngoscope* 1999 109(11): 1740–1744.
18. Olas B., Wachowicz B., Buczynski A., »Vitamin C suppresses the cisplatin toxicity on blood platelets« *Anti-cancer Drugs* 2000 11(6): 487–493.
19. Online-Artikel: http://www.nlm.nih.gov/medlineplus/druginfo/meds/a682080.html.
20. Lee C., et al., »Fatal cyclophosphamide cardiomyopathy: its clinical course and treatment« *Bone Marrow Transplantation* 1996 18(3): 573–577.
21. Ghosh S., et al., »Effect of ascorbic acid supplementation on liver and kidney toxicity in cyclophosphamide-treated female albino rats« *The Journal of Toxicological Sciences* 1999 24(3): 141–144.
22. Vasavi H., et al., »The salubrious effects of ascorbic acid on cyclophosphamide instigated lipid abnormalities in fibrosarcoma bearing rats« *Cancer Biochemistry Biophysics* 1998 16(1–2): 71–83.
23. Vijayalaxmi K., Venu R., »In vivo anticlastogenic effects of L-ascorbic acid in mice« *Mutation Research* 1999 438(1): 47–51.
24. Ghaskadbi S., et al., »Modulation of cyclophosphamide mutagenicity by vitamin C in the *in vivo* rodent micronucleus assay« *Teratogenesis, Carcinogenesis, and Mutagenesis* 1992 12(1): 11–17.
25. Kola I., Vogel R., Spielmann H., »Co-administration of ascorbic acid with cyclophosphamide (CPA) to pregnant mice inhibits the clastogenic activity of CPA in preimplantation murine blastocysts« *Mutagenesis* 1989 4(4): 297–301.
26. Vogel R., Spielmann H., »Beneficial effects of ascorbic acid on preimplantation mouse embryos after exposure to cyclophosphamide in vivo« *Teratogenesis, Carcinogenesis, and Mutagenesis* 1989 9(1): 51–59.
27. Pillans P., Ponzi S., Parker M., »Effects of ascorbic acid on the mouse embryo and on cyclophosphamide-induced cephalic DNA strand breaks in vivo« *Archives of Toxicology* 1990 64(5): 423–425.

28. Online-Artikel: http://www.nlm.nih.gov/medlineplus/druginfo/meds/a601207.html.
29. Durak I., et al., (1998) Impaired antioxidant defense system in the kidney tissues from rabbits treated with cyclosporine. Protective effects of vitamins E and C. *Nephron* 1990 78(2): 207–211.
30. Rojas M., et al., »Differential modulation of apoptosis and necrosis by antioxidants in immunosuppressed human lymphocytes« *Toxicology and Applied Pharmacology* 2002 180(2): 67–73.
31. Slakey D., et al., »Delayed cardiac allograft rejection due to combined cyclosporine and antioxidant therapy« *Transplantation* 1993 56(6): 1305–1309.
32. Slakey D., et al., »Ascorbic acid and alpha-tocopherol prolong rat cardiac allograft survival« *Transplantation Proceedings* 1993 25(1): 610–611.
33. Online-Artikel: http://www.nlm.nih.gov/medlineplus/druginfo/meds/ a682301.html.
34. De K., et al., »Evaluation of alpha-tocopherol, probucol and ascorbic acid as suppressors of digoxin induced lipid peroxidation« *Acta Poloniae Pharmaceutica* 2001 58(5): 391–400.
35. Online-Artikel: http://www.nlm.nih.gov/medlineplus/druginfo/meds/a682221.html.
36. Geetha A., Catherine J., Shyamala Devi C., »Effect of alpha-tocopherol on the microsomal lipid peroxidation induced by doxorubicin: influence of ascorbic acid« *Indian Journal of Physiology and Pharmacology* 1989 33(1): 53–58.
37. Fujita K., et al., »Reduction of adriamycin toxicity by ascorbate in mice and guinea pigs« *Cancer Research* 1982 42(1): 309–316.
38. Kurbacher C., et al., »Ascorbic acid (vitamin C) improves the antineoplastic activity of doxorubicin, cisplatin, and paclitaxel in human breast carcinoma cells in vitro« *Cancer Letters* 1996 103(2): 183–189.
39. Kojima S., et al., »Antioxidative activity of benzylideneascorbate and its effect on adriamycin-induced cardiotoxicity« *Anticancer Research* 1994 14(5A): 1875–1880.
40. Shimpo K., et al., »Ascorbic acid and adriamycin toxicity« *The American Journal of Clinical Nutrition* 1991 54(6 Suppl): 1298S–1301S.
41. Hajarizadeh H., et al., »Protective effect of doxorubicin in vitamin C or dimethylsulfoxide against skin ulceration in the pig« *Annals of Surgical Oncology* 1994 1(5): 411–414.
42. Tavares D., et al., »Protective effects of the amino acid glutamine and of ascorbic acid against chromosomal damage induced by doxorubicin in mammalian cells« *Teratogenesis, Carcinogenesis, and Mutagenesis* 1998 18(4): 153–161.
43. Antunes L., Takahashi C., »Effects of high doses of vitamins C and E against doxorubicin-induced chromosomal damage in Wistar rat bone marrow cells« *Mutation Research* 1998 419(1–3): 137–143.
44. Online-Artikel: http://www.britannica.com/EBchecked/topic/293288/ iproniazid.

45. Matsuki Y., et al., »Effects of ascorbic acid on the metabolic fate and the freeradical formation of iproniazid« [Artikel auf Japanisch] *Yakugaku Zasshi. Journal of the Pharmaceutical Society of Japan* 1992 112(12): 926–933.
46. Matsuki Y., et al., »Effects of ascorbic acid on iproniazid-induced hepatitis in phenobarbital-treated rats« *Biological & Pharmaceutical Bulletin* 1994 17(8): 1078–1082.
47. Online-Artikel: http://en.wikipedia.org/wiki/Isoprenaline.
48. Ramos K., Acosta D., »Prevention by L(-)ascorbic acid of isoproterenol-induced cardiotoxicity in primary cultures of rat myocytes« *Toxicology* 1983 26(1): 81–90.
49. Acosta D., Combs A., Ramos K., »Attenuation by antioxidants of Na+/K+ ATPase inhibition by toxic concentrations of isoproterenol in cultured rat myocardial cells« *Journal of Molecular and Cellular Cardiology* 1984 16(3): 281–284.
50. Persoon-Rothert M., et al., »Isoproterenol-induced cytotoxicity in neonatal rat heart cell cultures is mediated by free radical formation« *Journal of Molecular and Cellular Cardiology* 1989 21(12): 1285–1291.
51. Mohan P., Bloom S., »Lipolysis is an important determinant of isoproterenol-induced myocardial necrosis« *Cardiovascular Pathology* 1999 8(5): 255–261.
52. Ramos K., Combs A., Acosta D., »Role of calcium in isoproterenol cytotoxicity to cultured myocardial cells« *Biochemical Pharmacology* 1984 33(12): 1989–1992.
53. Laky D., et al., »Morphophysiological studies in experimental myocardial stress induced by isoproterenol. Note II. The myocardioprotector effect of magnesium-ascorbate« *Morphologie et Embryologie* 1984 30(1): 55–59.
54. Online-Artikel: http://en.wikipedia.org/wiki/Neosalvarsan.
55. Cormia F., »Experimental arsphenamine dermatitis: the influence of vitamin C in the production of arsphenamine sensitiveness« *Canadian Medical Association Journal* 1937 36: 392.
56. McChesney E., Barlow O., Klinck Jr. G., »The detoxication of neoarsphenamine by means of various organic acids« *The Journal of Pharmacology and Experimental Therapeutics* 1942 80: 81–92.
57. McChesney E., »Further studies on the detoxication of the arsphenamines by ascorbic acid« *The Journal of Pharmacology and Experimental Therapeutics* 1945 84: 222–235.
58. Bundesen H., et al., »The detoxifying action of vitamin C (ascorbic acid) in arsenical therapy. I. Ascorbic acid as a preventive of reactions of human skin to neoarsphenamine« *The Journal of the American Medical Association* 1941 117(20): 1692–1695.
59. Ruskin S., Silberstein R., »Practical therapeutics. The influence of vitamin C on the therapeutic activity of bismuth, antimony and the arsenic group of metals« *Medical Record* 1938 153: 327–330.
60. Online-Artikel: http://en.wikipedia.org/wiki/Sulfonamide_%28medicine%29 61. Schropp J, »Case reports: sulfapyridine sensitivity checked by ascorbic acid« *Canadian Medical Association Journal* 1943 49: 515.

62. McCormick W., »Sulfonamide sensitivity and C-avitaminosis« *Canadian Medical Association Journal* 1945 52: 68–70.
63. Landauer W., Sopher D., »Succinate, glycerophosphate and ascorbate as sources of cellular energy and as antiteratogens« *Journal of Embryology and Experimental Morphology* 1970 24(1): 187–202.
64. Online-Artikel: http://www.nlm.nih.gov/medlineplus/druginfo/meds/a682098.html.
65. Polec R., Yeh S., Shils M., »Protective effect of ascorbic acid, isoascorbic acid and mannitol against tetracycline-induced nephrotoxicity« *The Journal of Pharmacology and Experimental Therapeutics* 1971 178(1): 152–158.
66. Online-Artikel: http://www.nlm.nih.gov/medlineplus/druginfo/meds/a682412.html.
67. Jurima-Romet M., et al., »Cytotoxicity of unsaturated metabolites of valproic acid and protection by vitamins C and E in glutathione-depleted rat hepatocytes« *Toxicology* 1996 112(1): 69–85.

Mononukleose

1. Online-Artikel: http://www.ncbi.nlm.nih.gov/pubmedhealth/PMH0001617/.
2. Cathcart R., »Vitamin C., titrating to bowel tolerance, anascorbemia, and acute induced scurvy« *Medical Hypotheses* 1981 7(11): 1359–1376.
3. Dalton W., »Massive doses of vitamin C in the treatment of viral diseases« *Journal of the Indiana State Medical Association* 1962 Aug pp. 1151–1154.
4. Klenner F., »Observations of the dose and administration of ascorbic acid when employed beyond the range of a vitamin in human pathology« *Journal of Applied Nutrition* 1971 23(3&4): 61–88.

Mumps

1. Online-Artikel: http://www.ncbi.nlm.nih.gov/pubmedhealth/PMH0002524/.
2. Klenner F., »The treatment of poliomyelitis and other virus diseases with vitamin C« *Southern Medicine & Surgery* 1949 Jul 111(7): 209–214.

Nickelvergiftung

1. *Cecil Medicine, 23rd Edition*, »Chronic Poisoning: Trace Metals« Saunders, an imprint of Elsevier Inc., 2008, Chap. 20.
2. Online-Artikel: http://www.ehow.com/how_2085600_treat-nickel-poisoning.html.
3. Chen C., Lin T., »Effects of nickel chloride on human platelets: enhancement of lipid peroxidation, inhibition of aggregation and interaction with ascorbic acid« *Journal of Toxicology and Environmental Health. Part A* 2001 62(6): 431–438.
4. Chen C., Lin T., »Nickel toxicity to human term placenta: *in vitro* study on lipid peroxidation« *Journal of Toxicology and Environmental Health. Part A* 1998 54(1): 37–47.
5. Wozniak K., Blasiak J., »Free radicals-mediated induction of oxidized DNA-bases and DNA-protein cross-links by nickel chloride« *Mutation Research* 2002 514(1–2): 233–243.

6. Osipova T., et al., »Repair processes in human cultured cells upon exposure to nickel salts and their modification« [Artikel auf Russisch] *Genetika* 1998 34(6): 852–856.
7. Perminova I., et al., »Individual sensitivity to genotoxic effects of nickel and santimutagenic activity of ascorbic acid« *Bulletin of Experimental Biology and Medicine* 2001 131(4): 367–370.
8. Chatterjee K., et al., »Biochemical studies on nickel toxicity in weanling rats — influence of vitamin C supplementation« *International Journal for Vitamin and Nutrition Research* 1979 49(3): 264–275.
9. Das K., Das S., Das Gupta S., »The influence of ascorbic acid on nickel-induced hepatic lipid peroxidation in rats« *Journal of Basic and Clinical Physiology and Pharmacology* 2001 12(3): 187–195.
10. Chen C., Huang Y., Lin T., »Association between oxidative stress and cytokine production in nickel-treated rats« *Archives of Biochemistry and Biophysics* 1998 356(2): 127–132.
11. Chen C., Huang Y., Lin T., »Lipid peroxidation in liver of mice administered with nickel chloride: with special reference to trace elements and antioxidants« *Biological Trace Element Research* 1998 61(2): 193–205.
12. Memon A., Molokhia M., Friedmann P., »The inhibitory effects of topical chelating agents and antioxidants on nickel-induced hypersensitivity reactions« *Journal of the American Academy of Dermatology* 1994 30(4): 560–565.

Nitrat-/Nitrittoxizität

1. Whiteman M., Halliwell B., »Protection against peroxynitrite-dependent tyrosine nitration and alpha 1-antiproteinase inactivation by ascorbic acid. A comparison with other biological antioxidants« *Free Radical Research* 1996 25(3): 275–283.
2. Sandoval M., et al., »Peroxynitrite-induced apoptosis in T84 and RAW 264.7cells: attenuation by L-ascorbic acid« *Free Radical Biology & Medicine* 1997 22(3): 489–495.
3. Bohm F., et al., »Beta-carotene with vitamins E and C offers synergistic cell protection against NOx« *FEBS Letters* 1998 436(3): 387–389.
4. Shi X., et al., »Generation of thiyl and ascorbyl radicals in the reaction of peroxynitrite with thiols and ascorbate at physiological pH« *Journal of Inorganic Biochemistry* 1994 56(2): 77–86.
5. Kirsch M., de Groot H., »Ascorbate is a potent antioxidant against peroxynitrite-induced oxidation reactions. Evidence that ascorbate acts by re-reducing substrate radicals produced by peroxynitrite« *The Journal of Biological Chemistry* 2000 275(22): 16702–16708.
6. Carnes C., et al., »Ascorbate attenuates atrial pacing-induced peroxynitrite formation and electrical remodeling and decreases the incidence of postoperative atrial fibrillation« *Circulation Research* 2001 89(6): E32-E38.
7. Garcia-Roche M., et al., »Effect of ascorbic acid on the hepatoxicity due to the daily intake of nitrate, nitrite and dimethylamine« *Die Nahrung* 1987 31(2): 99–104.

8. Fink B., et al., »Tolerance to nitrates with enhanced radical formation suppressed by carvedilol« *Journal of Cardiovascular Pharmacology* 1999 34(6): 800–805.
9. Cummings J., »Dietary factors in the aetiology of gastrointestinal cancer« *Journal of Human Nutrition* 1978 32(6): 455–465.
10. Schmahl D., Eisenbrand G., »Influence of ascorbic acid on the endogenous (intragastral) formation of N-nitroso compounds« *International Journal for Vitamin and Nutrition Research. Supplement* 1982 23: 91–102.
11. Ohshima H., Bartsch H., »Monitoring endogenous nitrosamine formation in man« *IARC Scientific Publications* 1984 59: 233–246.
12. Bartsch H., »N-nitroso compounds and human cancer: where do we stand?« *IARC Scientific Publications* 1991 105: 1–10.
13. Sierra R., et al., »Exposure to N-nitrosamines and other risk factors for gastric cancer in Costa Rican children« *IARC Scientific Publications* 1991 105: 162–167.
14. Srivatanakul P., et al., »Endogenous nitrosamines and liver fluke as risk factors for cholangiocarcinoma in Thailand« *IARC Scientific Publications* 1991105: 88–95.
15. Perez A., et al., »Mutagenicity of N-nitrosomorpholine biosynthesized from morpholine in the presence of nitrate and its inhibition by ascorbic acid« *Die Nahrung* 1990 34(7): 661–664.

Ochratoxintoxizität

1. Online-Artikel: http://en.wikipedia.org/wiki/Ochratoxin.
2. Pfohl-Leszkowicz A., »Ochratoxin A, ubiquitous mycotoxin contaminating human food« [Artikel auf Französisch] *Comptes Rendus des Séances de la Societé de Biologie et de Ses Filiales* 1994 188(4): 335–353.
3. Grosse Y., et al., »Retinol, ascorbic acid and alpha-tocopherol prevent DNA adduct formation in mice treated with the mycotoxins ochratoxin A and zearalenone« *Cancer Letters* 1997 114(1–2): 225–229.
4. Marquardt R., Frohlich A, »A review of recent advances in understanding ochratoxicosis« *Journal of Animal Science* 1992 70(12): 3968–3988.
5. Bose S., Sinha S., »Modulation of ochratoxin-produced genotoxicity in mice by vitamin C« *Food and Chemical Toxicology* 1994 32(6): 533–537.

Osteoporose

1. Online-Artikel: http://www.ncbi.nlm.nih.gov/pubmedhealth/PMH0001400/.
2. *Cecil Medicine, 23rd Edition*, »Osteoporosis« Saunders, an imprint of Elsevier Inc., 2008, Chap. 264.
3. Gabbay K. H., et al., »Ascorbate synthesis pathway: dual role of ascorbate in bone homeostasis« *J Biol Chem.* 2010 Jun 18;285(25): 19510–20.
4. Yalin S., et al »Is there a role of free oxygen radicals in primary male osteoporosis?« *Clin Exp Rheumatol.* 2005 Sep-Oct;23(5): 689–92.
5. Park J. B., »The effects of dexamethasone, ascorbic acid, and b-glycerophosphate on osteoblastic differentiation by regulating estrogen receptor and osteopontin expression« *J Surg Res.* 2010 Oct 8.

6. Hie M., Tsukamoto I., »Vitamin-C-deficiency stimulates osteoclastogenesis with an increase in RANK expression« *J Nutr Biochem.* 2011 Feb; 22(2): 164–71.
7. Sheweita S. A., Khoshhal K. I., »Calcium metabolism and oxidative stress in bone fractures: role of antioxidants« *Curr Drug Metab.* 2007 Jun; 8(5): 519–25.
8. Saito M., »Nutrition and bone health. Roles of vitamin C and vitamin B as regulators of bone mass and quality« [Artikel auf Japanisch] *Clin Calcium.* 2009 Aug; 19(8): 1192–9.
9. Chuin A., et al., »Effect of antioxidants combined to resistance training on BMD in elderly women: a pilot study« *Osteoporos Int.* 2009 Jul; 20(7): 1253–8.
10. Sahni S., et al., »High vitamin C intake is associated with lower 4-year bone loss in elderly men« *J Nutr.* 2008 Oct; 138(10): 1931–8.
11. Pasco J. A., et al., »Antioxidant vitamin supplements and markers of bone turnover in a community sample of non smoking women« *J Womens Health* (Larchmt). 2006 Apr; 15(3): 295–300.
12. Sugiura M., et al., »Dietary patterns of antioxidant vitamin and carotenoid intake associated with bone mineral density: findings from post-menopausal Japanese female subjects« *Osteoporos Int.* 2011 Jan; 22(1): 143–52.
13. Ruiz-Ramos M., et al., »Supplementation of ascorbic acid and alpha-tocopherol is useful to preventing bone loss linked to oxidative stress in elderly« *J Nutr Health Aging* 2010 Jun; 14(6): 467–72.
14. Zinnuroglu M., et al., »Prospective evaluation of free radicals and antioxidant activity following 6-month risedronate treatment in patients with postmenopausal osteoporosis« *Rheumatol Int.* 2011 Jan 8.
15. Sahni S., et al., »Protective effect of total and supplemental vitamin C intake on the risk of hip fracture – a 17-year follow-up from the Framingham Osteoporosis Study« *Osteoporos Int.* 2009 Nov; 20(11): 1853–61.
16. Falch J. A., Mowé M., Bøhmer T., »Low levels of serum ascorbic acid in elderly patients with hip fracture« *Scand J Clin Lab Invest.* 1998 May; 58(3): 225–8.
17. Bourne, G., »Vitamin C and repair of injured tissues« *Lancet* 1942 2: 661–664.
18. Morton D., Barrett-Connor E., Schneider D., »Vitamin C supplement use and bone mineral density in postmenopausal women« *Journal of Bone and Mineral Research* 2001 16(1): 135–140.
19. Leveille S., et al., »Dietary vitamin C and bone mineral density in postmenopausal women in Washington State, USA« *Journal of Epidemiology and Community Health* 1997 51(5): 479–485.

Ozontoxizität

1. Yeadon M., Payne A., »Ascorbic acid prevents ozone-induced bronchial hyperreactivity in guinea-pigs« *British Journal of Pharmacology* 1989 98 Suppl: 790P.
2. Cotovio J., et al., »Generation of oxidative stress in human cutaneous models following *in vitro* ozone exposure« *Toxicology In Vitro* 2001 15(4–5): 357–362.
3. Menzel D., »The toxicity of air pollution in experimental animals and humans: the role of oxidative stress« *Toxicology Letters* 1994 72(1–3): 269–277.

Paraquatvergiftung

1. Online-Artikel: http://www.ncbi.nlm.nih.gov/pubmedhealth/PMH0002076/.
2. Matkovics B., et al., »*In vivo* study of the mechanism of protective effects of ascorbic acid and reduced glutathione in paraquat poisoning« *General Pharmacology* 1980 11(5): 455–461.
3. Hong S., et al., »Effect of vitamin C on plasma total antioxidant status in patients with paraquat intoxication« *Toxicology Letters* 2002 126(1): 51–59.
4. Cappelletti G., Maggioni M., Maci R., »Apoptosis in human lung epithelial cells: triggering by paraquat and modulation by antioxidants« *Cell Biology International* 1998 22(9–10): 671–678.
5. Vismara C., Vailati G., Bacchetta R .»Reduction in paraquat embryotoxicity by ascorbic acid in *Xenopus laevis*« *Aquatic Toxicology* 2001 51(3): 293–303.
6. Fujimoto Y., et al., »Inhibition of paraquat accumulation in rabbit kidney cortex slices by ascorbic acid« *Research Communications in Clinical Pathology and Pharmacology* 1989 65(2): 245–248.

PCB-Toxizität

1. Online-Artikel: http://en.wikipedia.org/wiki/Polychlorinated_biphenyl.
2. Online-Artikel: http://www.atsdr.cdc.gov/csem/pcb/.
3. Kawai-Kobayashi K., Yoshidan A., »Effect of dietary ascorbic acid and vitamin E on metabolic changes in rats and guinea pigs exposed to PCB« *The Journal of Nutrition* 1986 116(1): 98–106.
4. Saito M., »Polychlorinated biphenyls-induced lipid peroxidation as measured by thiobarbituric acid-reactive substances in liver subcellular fractions of rats« *Biochimica et Biophysica Acta* 1990 1046(3): 301–308.
5. Horio F., et al., »Ascorbic acid requirement for the induction of microsomal drug-metabolizing enzymes in a rat mutant unable to synthesize ascorbic acid« *The Journal of Nutrition* 1986 116(11): 2278–2289.
6. Suzuki H., et al., »Ascorbate-dependent elevation of mRNA levels for cytochrome P450s induced by polychlorinated biphenyls« *Biochemical Pharmacology* 1993 46(1): 186–189.
7. Matsushita N., et al., »Ascorbic acid deficiency reduces the level of mRNA for cytochrome P-450 on the induction of polychlorinated biphenyls« *Journal of Nutritional Science and Vitaminology* 1993 39(4): 289–302.
8. Chakraborty D., et al., »Biochemical studies on polychlorinated biphenyl toxicity in rats: manipulation by vitamin C« *International Journal for Vitamin and Nutrition Research* 1978 48(1): 22–31.

Pestizid-/Herbizidvergiftung

1. Online-Artikel: http://en.wikipedia.org/wiki/Diquat.
2. Online-Artikel: http://en.wikipedia.org/wiki/Endosulfan.
3. Online-Artikel: http://en.wikipedia.org/wiki/Phosphamidon.

4. Online-Artikel: http://pmep.cce.cornell.edu/profiles/extoxnet/haloxyfop-methyl-parathion/mancozeb-ext.html.
5. Online-Artikel: http://pmep.cce.cornell.edu/profiles/extoxnet/dienochlor- glyphosate/dimethoate-ext.html.
6. Online-Artikel: http://en.wikipedia.org/wiki/Malathion.
7. Online-Artikel: http://en.wikipedia.org/wiki/Parathion.
8. Online-Artikel: http://en.wikipedia.org/wiki/Lindane.
9. Klenner F., »Observations on the dose and administration of ascorbic acid when employed beyond the range of a vitamin in human pathology« *Journal of Applied Nutrition* 1971 23(3&4): 61–88.
10. Nakagawa Y., Cotgreave I., Moldeus P., »Relationships between ascorbic acid and alpha-tocopherol during diquat-induced redox cycling in isolated rat hepatocytes« *Biochemical Pharmacology* 1991 42(4): 883–888.
11. Khan P., Sinha S., »Ameliorating effect of vitamin C on murine sperm toxicity induced by three pesticides (endosulfan, phosphamidon and mancozeb)« *Mutagenesis* 1996 11(1): 33–36.
12. Khan P., Sinha S., »Impact of higher doses of vitamin C in modulating pesticide genotoxicity« *Teratogenesis, Carcinogenesis, and Mutagenesis* 1994 14(4): 175–181.
13. Geetanjali D., Rita P., Reddy P., »Effect of ascorbic acid in the detoxification of the insecticide dimethoate in the bone marrow erythrocytes of mice« *Food and Chemical Toxicology* 1993 31(6): 435–437.
14. Hoda Q., Sinha S., »Minimization of cytogenetic toxicity of malathion by vitamin C« *Journal of Nutritional Science and Vitaminology* 1991 37(4): 329–339.
15. Hoda Q., Sinha S., »Vitamin-C-mediated minimisation of Rogor-induced genotoxicity« *Mutation Research* 1993 299(1): 29–36.
16. Chakraborty D., et al., »Studies on L-ascorbic acid metabolism in rats under chronic toxicity due to organophosphorus insecticides: effects of supplementation of L-ascorbic acid in high doses« *The Journal of Nutrition* 1978 108(6): 973–980.
17. Hoda Q., Azfer M., Sinha S., »Modificatory effect of vitamin C and vitamin B-complex on meiotic inhibition induced by organophosphorus pesticide in mice *Mus musculus*« *International Journal for Vitamin and Nutrition Research* 1993 63(1): 48–51.
18. Tiwari. R, Bandyopadhyayn S., Chatterjee G., »Protective effect of L-ascorbicacid in lindane intoxicated rats« *Acta Vitaminologica et Enzymologica* 1982 4(3): 215–220.
19. Koner B., Banerjee B., Ray A., »Organochlorine pesticide-induced oxidative stress and immune suppression in rats« *Indian Journal of Experimental Biology* 1998 36(4): 395–398.

Phencyclidin (Angel Dust)-Vergiftung

1. Online-Artikel: http://en.wikipedia.org/wiki/Phencyclidine.
2. Aronow R., Miceli J., Done A., »A therapeutic approach to the acutely overdosed PCP patient« *Journal of Psychedelic Drugs* 1980 12(3–4): 259–267.

3. Rappolt R., Gay G., Farris R., »Emergency management of acute phencyclidine intoxication« *JACEP* 1979 8(2): 68–76.
4. Giannini A., et al., »Augmentation of haloperidol by ascorbic acid in phencyclidine intoxication« *The American Journal of Psychiatry* 1987 144(9): 1207–1209.
5. Welch M., Correa G., »PCP intoxication in young children and infants« *Clinical Pediatrics* 1980 19(8): 510–514.

Phenolvergiftung

1. Online-Artikel: http://medical-dictionary.thefreedictionary.com/phenol+poisoning.
2. Todorovic V., »Acute phenol poisoning« [Serbian] *Med Pregl.* 2003; 56 Suppl 1: 37–41.
3. Skvortsova R., Pozniakovskii V., Agarkova I., »Die Rolle des Vitaminfaktors bei der Vermeidung von Phenol-Vergiftung« [Artikel auf Russisch] *Voprosy Pitaniia* 1981 2: 32–35.
4. Valentovic M., et al., »2-Amino–5-chlorophenol toxicity in renal cortical slices from Fisher 344 rats: effect of antioxidants and sulfhydryl agents« *Toxicology and Applied Pharmacology* 1999 161(1): 1–9.
5. Hong S., et al., »4-Amino–2,6-dichlorophenol nephrotoxicity in the Fisher 344 rat: protection by ascorbic acid, AT–125, and aminooxyacetic acid« *Toxicology and Applied Pharmacology* 1997 147(1): 115–125.
6. Nagyova A., Ginter E., »The influence of ascorbic acid on the hepatic cytochrome P–450, and glutathione in guinea-pigs exposed to 2,4-dichlorophenol« *Physiological Research* 1995 44(5): 301–305.
7. Satoh K., et al., »Effect of antioxidants on radical intensity and cytotoxic activity of eugenol« *Anticancer Research* 1998 18(3A): 1549–1552.
8. Song H., Lang C., Chen T., »The role of glutathione in p-aminophenol-induced nephrotoxicity in the mouse« *Drug and Chemical Toxicology* 1999 22(3): 529–544.
9. Lock E., Cross T., Schnellmann R., »Studies on the mechanism of 4-aminophenol-induced toxicity to renal proximal tubules« *Human & Experimental Toxicology* 1993 12(5): 383–388.

Pilzvergiftung

1. Online-Artikel: http://emedicine.medscape.com/article/167398-overview.
2. http://en.wikipedia.org/wiki/Mushroom_poisoning.
3. Online-Artikel: http://emedicine.medscape.com/article/167398-treatment.
4. Laing M., »A cure for mushroom poisoning« *South African Medical Journal* 1984 65(15): 590.

Pneumonie

1. Online-Artikel: http://www.ncbi.nlm.nih.gov/pubmedhealth/PMH0001200/.
2. Locke A., et al., »Fitness, sulfanilamide and pneumococcus infection in the rabbit« *Science* 1937 86(2227): 228–229.

3. Kaiser A., Slavin B., »The incidence of hemolytic streptococci in the tonsils of children as related to the vitamin C content of tonsils and blood« *Journal of Pediatrics* 1938 13: 322–333.
4. Sabin A., »Vitamin C in relation to experimental poliomyelitis with incidental observations on certain manifestations in *Macacus rhesus* monkeys on ascorbutic diet« *Journal of Experimental Medicine* 1939 69: 507–515.
5. Gander J., Niederberger W., *Münchener Medizinische Wochenschrift* 1936 83: 1386.
6. Vogl A., *Münchener Medizinische Wochenschrift* 1937 84: 1569.
7. Bonnholtzer E., *Deutsche Medizinische Wochenschrift* 1937 26: 1001.
8. Hochwald A., *Deutsches Med Wochenschrift* 1937 63: 182.
9. Gunzel W, Kroehnert G., »Experiences in the treatment of pneumonia with vitamin C« *Fortschritte der Therapie* 1937 13: 460–463.
10. Sennewald K., *Fortschritte der Therapie* 1938 14: 139.
11. Szirmai F., »Value of vitamin C in treatment of acute infectious diseases« *Deutsches Archiv für Klinische Medizin* 1940 85: 434–443.
12. Kimbarowski J., Mokrow N., »Colored precipitation reaction of the urine according to Kimbarowski (FARK) as an index of the effect of ascorbic acid during treatment of viral influenza« [German] *Das Deutsche Gesundheitswesen* 1967 22(51): 2413–2418.
13. Slotkin G., Fletcher R., »Ascorbic acid in pulmonary complications following prostatic surgery: a preliminary report« *Journal of Urology* 1944 52: 566–569.
14. Hamdy A., et al., »Effect of vitamin C on lamb pneumonia and mortality« *The Cornell Veterinarian* 1967 57(1): 12–20.
15. Esposito A., »Ascorbate modulates antibacterial mechanisms in experimental pneumococcal pneumonia« *The American Review of Respiratory Disease* 1986 133(4): 643–647.
16. Pitt H., Costrini A., »Vitamin C prophylaxis in marine recruits« *Journal of the American Medical Association* 1979 241(9): 908–911.
17. Dalton W., »Massive doses of vitamin C in the treatment of viral diseases« *Journal of the Indiana State Medical Association* (1962) Aug pp. 1151–1154.
18. Klenner F., »Virus pneumonia and its treatment with vitamin C« *Southern Medicine & Surgery* 1948 Feb 110(2): 36–38,46.
19. Klenner F., »The use of vitamin C as an antibiotic« *Journal of Applied Nutrition* 1953 6: 274–278.

Pseudomonasinfektionen

1. Online-Artikel: http://emedicine.medscape.com/article/970904-overview.
2. Online-Artikel: http://emedicine.medscape.com/article/970904-treatment.
3. Carlsson S., et al., »Effects of pH, nitrite, and ascorbic acid on nonenzymatic nitric oxide generation and bacterial growth in urine« *Nitric Oxide: Biology and Chemistry* 2001 5(6): 580–586.
4. Klenner F., »Observations of the dose and administration of ascorbic acid when employed beyond the range of a vitamin in human pathology« *Journal of Applied Nutrition* 1971 23(3&4): 61–88.

5. Nakanishi T., »A report on a clinical experience of which has successfully made several antibiotics-resistant bacteria (MRSA etc.) negative on a bedsore« [Japanese] *Igaku Kenkyu. Acta Medica* 1992 62(1): 31–37.
6. Nakanishi T., »A report on the therapeutical experiences of which have successfully made several antibiotics-resistant bacteria (MRSA etc.) negative on bedsores and respiratory organs« [Japanese] *Igaku Kenkyu. Acta Medica* 1993 63(3): 95–100.
7. Rawal B., »Bactericidal action of ascorbic acid on *Pseudomonas aeruginosa*: alteration of cell surface as a possible mechanism« *Chemotherapy* 1978 24(3): 166–171.
8. Rawal B., Charles B., »Inhibition of *Pseudomonas aeruginosa* by ascorbic acid-sulphamethoxazole-trimethoprim combination« *The Southeast Asian Journal of Tropical Medicine and Public Health* 1972 3(2): 225–228.
9. Rawal B., McKay G., Blackhall M., »Inhibition of *Pseudomonas aeruginosa* by ascorbic acid acting singly and in combination with antimicrobials: *in-vitro* and *in-vivo* studies« *Medical Journal of Australia* 1974 1(6): 169–174.

Quecksilbervergiftung

1. Online-Artikel: http://en.wikipedia.org/wiki/Mercury_poisoning.
2. *Cecil Medicine, 23rd Edition*, »Chronic Poisoning: Trace Metals« Saunders, an imprint of Elsevier Inc., 2008, Chap. 20.
3. Ruskin A., Ruskin B., »Effect of mercurial diuretics upon the respiration of the rat heart and kidney. III. The protective action of ascorbic acid against Mercuhydrin *in vitro*« *Texas Reports on Biology and Medicine* 1952 10: 429–438.
4. Huggins H., Levy T., *Uninformed Consent: The Hidden Dangers in Dental Care*, Charlottesville, VA: Hampton Roads Publishing Company, Inc. 1999.
5. Chapman D., Shaffer C., »Mercurial diuretics. A comparison of acute cardiac toxicity in animals and the effect of ascorbic acid on detoxification in the intravenous administration« *Archives of Internal Medicine* 1947 79: 449–456.
6. Ruskin A., Johnson J., »Cardiodepressive effects of mercurial diuretics. Cardioprotective value of BAL, ascorbic acid and thiamin« *Proceedings of the Society for Experimental Biology and Medicine* 1949 72: 577–583.
7. Blackstone S., Hurley R., Hughes R., »Some inter-relationships between vitamin C (L-ascorbic acid) and mercury in the guinea-pig« *Food and Cosmetics Toxicology* 1974 12(4): 511–516.
8. Carroll R., Kovacs K., Tapp E., »Protection against mercuric chloride poisoning of the rat kidney« *Arzneimittelforschung* 1965 15(11): 1361–1363.
9. Vauthey M., »Protective effect of vitamin C against poisons« *Praxis* (Bern) 1951 40: 284–286.
10. Mokranjac M., Petrovic, »Vitamin C as an antidote in poisoning by fatal doses of mercury« *Comptes Rendus Hebdomadaires des Séances de l'Académie des Sciences* 1964 258: 1341–1342.
11. Panda B., Subhadra A., Panda K., »Prophylaxis of antioxidants against the geno-

toxicity of methyl mercuric chloride and maleic hydrazide in *Allium* micronucleus assay« *Mutation Research* 1995 343(2–3): 75–84.
12. Gage J., »Mechanisms for the biodegradation of organic mercury compounds: the actions of ascorbate and of soluble proteins« *Toxicology and Applied Pharmacology* 1975 32(2): 225–238.

Schlangen-/Spinnengifte

1. *Cecil Medicine, 23rd Edition,* »Arthropods and Leeches« Saunders, an imprint of Elsevier Inc., 2008, Chap. 380.
2. *Cecil Medicine, 23rd Edition,* »Venoms and Poisons from Marine Organisms« Saunders, an imprint of Elsevier Inc., 2008, Chap. 382.
3. Cilento P., et al., »Venomous bites and vitamin C status« *The Australasian Nurses Journal* 1980 9(6): 19.
4. Klenner F., »Significance of high daily intake of ascorbic acid in preventive medicine« *Journal of the International Academy of Preventive Medicine* 1974 1(1): 45–69.
5. Klenner F., »The black widow spider: case history« *Tri-State Medical Journal* 1957 Dec pp. 15–18.
6. Klenner F., »Observations of the dose and administration of ascorbic acid when employed beyond the range of a vitamin in human pathology« *Journal of Applied Nutrition* 1971 23(3&4): 61–88.
7. Klenner F., »Case history: cure of a 4-year-old child bitten by a mature highland moccasin with vitamin C« *Tri-State Medical Journal* 1954 Jul.
8. Smith L., »The Clinical Experiences of Frederick R. Klenner, M.D.: Clinical guide to the use of vitamin C« Portland, OR: Life Sciences Press 1988.

Selenvergiftung

1. *Cecil Medicine, 23rd Edition,* »Chronic Poisoning: Trace Metals« Saunders, an imprint of Elsevier Inc., 2008, Chap. 20.
2. Civil I., McDonald M., »Acute selenium poisoning: case report« *New Zealand Medical Journal* 1978 87(612): 354–356.
3. Svirbely J., »Vitamin C studies in the rat. The effect of selenium dioxide, sodium selenate and tellurate« *The Biochemical Journal* 1938 32: 467–473.
4. Terada A., et al., »Influence of combined use of selenious acid and SH compounds in parenteral preparations« *Journal of Trace Elements in Medicine and Biology* 1997 11(2): 105–109.
5. Hill C., »Studies on the ameliorating effect of ascorbic acid on mineral toxicities in the chick« *The Journal of Nutrition* 1979 109(1): 84–90.
6. Jacques-Silva M., et al., »Diphenyl diselenide and ascorbic acid changes deposition of selenium and ascorbic acid in liver and brain of mice« *Pharmacology & Toxicology* 2001 88(3): 119–125.

Staphylokokkeninfektionen

1. Online-Artikel: http://www.emedicinehealth.com/staphylococcus/article_em.htm.
2. *Cecil Medicine, 23rd Edition*, »Staphylococcal Infections,« Saunders, an imprint of Elsevier Inc., 2008, Chap. 310.
3. Andreasen C., Frank D., »The effects of ascorbic acid on *in vitro* heterophil function« *Avian Diseases* 1999 43(4): 656–663.
4. Gupta G., Guha B., »The effect of vitamin C and certain other substances on the growth of microorganisms« *Annals of Biochemistry and Experimental Medicine* 1941 1(1): 14–26.
5. Klenner F., »Significance of high daily intake of ascorbic acid in preventive medicine« *Journal of the International Academy of Preventive Medicine* 1974 1(1): 45–69.
6. Kodama T., Kojima T., »Studies of the staphylococcal toxin, toxoid and antitoxin: effect of ascorbic acid on staphylococcal lysins and organisms« *Kitasato Archives of Experimental Medicine* 1939 16: 36–55.
7. Ledermann E., »Vitamin-C deficiency and ulceration of the face« *The Lancet* 1962 2: 1382.
8. Nakanishi T., »A report on a clinical experience of which has successfully made several antibiotics-resistant bacteria (MRSA etc.) negative on a bedsore« [Japanese] *Igaku Kenkyu. Acta Medica* 1992 62(1): 31–37.
9. Nakanishi T., »A report on the therapeutical experiences of which have successfully made several antibiotics-resistant bacteria (MRSA etc.) negative on bedsores and respiratory organs« [Japanese] *Igaku Kenkyu. Acta Medica* 1993 63(3): 95–100.
10. Nelson J., et al., »Metabolic and immune effects of enteral ascorbic acid after burn trauma« *Burns: Journal of the International Society for Burn Injuries* 1992 18(2): 92–97.

Staupe (Hunde und Katzen)

1. http://en.wikipedia.org/wiki/Canine_distemper.
2. Belfield W., »Vitamin C in treatment of canine and feline distemper complex« *Veterinary Medicine/Small Animal Clinician* 1967 62(4): 345–348.
3. Klenner F., »Significance of high daily intake of ascorbic acid in preventive medicine« *Journal of the International Academy of Preventive Medicine* 1974 1(1): 45–69.
4. Leveque J., »Ascorbic acid in treatment of the canine distemper complex« *Veterinary Medicine/Small Animal Clinician* 1969 64(11): 997–999, 1001.

Stickstoffdioxidvergiftung

1. Online-Artikel: http://emedicine.medscape.com/article/820431-overview.
2. Online-Artikel: http://emedicine.medscape.com/article/820431-treatment.

3. Cooney R., Ross P., Bartolini G., »N-nitrosation and N-nitration of morpholine by nitrogen dioxide: inhibition by ascorbate, glutathione and alpha-tocopherol« *Cancer Letters* 1986 32(1): 83–90.
4. Miyanishi K., et al., »*In vivo* formation of mutagens by intraperitoneal administration of polycyclic aromatic hydrocarbons in animals during exposure to nitrogen dioxide« *Carcinogenesis* 1996 17(7): 1483–1490.
5. Bohm F., et al., »Beta-carotene with vitamins E and C offers synergistic cell protections against NOx« *FEBS Letters* 1998 436(3): 387–389.

Strahlungstoxizität

1. Online-Artikel: http://www.nlm.nih.gov/medlineplus/radiationexposure.html.
2. Online-Artikel: http://en.wikipedia.org/wiki/Acute_radiation_syndrome.
3. Ala-Ketola L., Varis R., Kiviniitty K., »Effect of ascorbic acid on the survival of rats after whole body irradiation« *Strahlentherapie* 1974 148(6): 643–644.
4. Blumenthal R., et al., »Anti-oxidant vitamins reduce normal tissue Poisoning induced by radio-immunotherapy« *International Journal of Cancer* 2000 86(2): 276–280.
5. Okunieff P., »Interactions between ascorbic acid and the radiation of bone marrow, skin, and tumor« *The American Journal of Clinical Nutrition* 1991 54(6Suppl): 1281S–1283S.
6. Kennedy M., et al., »Successful and sustained treatment of chronic radiation proctitis with antioxidant vitamins E and C« *The American Journal of Gastroenterology* 2001 96(4): 1080–1084.
7. Kretzschmar C., Ellis F., »The effect of x rays on ascorbic acid concentration in plasma and in tissues« *The British Journal of Radiology* 1974 20(231): 94–99.
8. Koyama S., et al., »Radiation-induced long-lived radicals which cause mutation and transformation« *Mutation Research* 1998 421(1): 45–54.
9. Sarma L., Kesavan P., »Protective effects of vitamins C and E against gamma-ray-induced chromosomal damage in mice« *International Journal of Radiation Biology* 1993 63(6): 759–764.
10. Konopacka M., Widel M., Rzeszowska-Wolny J., »Modifying effect of vitamins C, E and beta-carotene against gamma-ray-induced DNA damage in mouse cells« *Mutation Research* 1998 417(2–3): 85–94.
11. Fomenko L., et al., »A vitamin-antioxidant diet decreases the level of chromosomal damages and the frequency of gene mutations in irradiated mice« [Russian] *Izvestiia Akademii Nauk. Seriia Biologicheskaia* 1997 4: 419–424.
12. Narra V., et al., »Vitamin C as a radioprotector against iodine–131 *in vivo*« *Journal of Nuclear Medicine* 1993 34(4): 637–640.
13. Konopacka M., Rzeszowska-Wolny J., »Antioxidant vitamins C, E and beta-carotene reduce DNA damage before as well as after gamma-ray irradiation of human lymphocytes *in vitro*« *Mutation Research* 2001 491(1–2): 1–7.

14. Riabchenko N., et al., »The molecular, cellular and systemic mechanisms of the radioprotective action of multivitamin antioxidant complexes« [Russian] *Radiatsionnaia Biologiia, Radioecologiia* 1996 36(6): 895–899.
15. Yasukawa M., Terasima T., Seki M., »Radiation-induced neoplastic transformation of C3H10T1/2 cells is suppressed by ascorbic acid« *Radiation Research* 1989 120(3): 456–467.
16. Mireles-Rocha H., et al., »UVB photoprotection with antioxidants: effects of oral therapy with d-alpha-tocopherol and ascorbic acid on the minimal erythema dose« *Acta Dermato-Venereologica* 2002 82(1): 21–24.
17. Eberlein-König B., Placzek M., Przybilla R., »Protective effect against sunburn of combined systemic ascorbic acid (vitamin C) and d-alpha-tocopherol (vitamin E)« *Journal of the American Academy of Dermatology* 1998 38(1): 45–48.
18. Moison R., Beijersbergen van Henegouwen G., »Topical antioxidant vitamins Cand E prevent UVB-radiation-induced peroxidation of eicosapentaenoic acid in pig skin« *Radiation Research* 2002 157(4): 402–409.
19. Kobayashi S., et al., »Protective effect of magnesium-L-ascorbyl–2 phosphate against skin damage induced by UVB irradiation« *Photochemistry and Photobiology* 1996 64(1): 224–228.
20. Neumann N., et al., »The photoprotective effect of ascorbic acid, acetylsalicylic acid, and indomethacin evaluated by the photo hen's egg test« *Photodermatology, Photoimmunology & Photomedicine* 1999 15(5): 166–170.
21. Miyai E., et al., »Ascorbic acid 2-O-alpha-glucoside, a stable form of ascorbic acid, rescues human keratinocyte cell line, SCC, from cytotoxicity of ultraviolet light B« *Biological & Pharmaceutical Bulletin* 1996 19(7): 984–987.
22. He Y., Hader D., »UV-B-induced formation of reactive oxygen species and oxidative damage of the cyanobacterium *Anabaena* sp.: protective effects of ascorbic acid and N-acetyl-L-cysteine« *Journal of Photochemistry and Photobiology. B, Biology* 2002 66(2): 115–124.
23. Dreosti I., McGown M., »Antioxidants and UV-induced genotoxicity« *Research Communications in Chemical Pathology and Pharmacology* 1992 75(2): 251–254.
24. Dunham W., et al., »Effects of intake of L-ascorbic acid on the incidence of dermal neoplasms induced in mice by ultraviolet light« *Proceedings of the National Academy of Sciences of the United States of America* 1982 79(23): 7532–7536.
25. Mothersill C., Malone J., O'Connor M., »Vitamin C and radioprotection« *British Journal of Radiology* 1978 51(606): 474.

Streptokokkeninfektionen

1. Online-Artikel: http://www.nlm.nih.gov/medlineplus/streptococcalinfections.html.
2. *Cecil Medicine, 23rd Edition*, »Streptococcal Infections« Saunders, an imprint of Elsevier Inc., 2008, Chap. 312.
3. Gnarpe H., Michaelsson M., Dreborg S., »The *in vitro* effect of ascorbic acid on the bacterial growth in urine« *Acta Pathologica et Microbiologica Scandinavica* 1968 74(1): 41–50.

4. Klenner F., »Significance of high daily intake of ascorbic acid in preventive medicine« *Journal of the International Academy of Preventive Medicine* 1974 1(1): 45–69.
5. Witt W., Hubbard G., Fanton J., »*Streptococcus pneumoniae* arthritis and osteomyelitis with vitamin C deficiency in guinea pigs« *Laboratory Animal Science* 1988 38(2): 192–194.
6. Devasena T., Lalitha S., Padma K., »Lipid peroxidation, osmotic fragility and antioxidant status in children with acute post-streptococcal glomerulonephritis« *Clinica Chimica Acta* 2001 308(1–2): 155–161.
7. Ruskin S., »Contribution to the study of grippe otitis, myringitis bullosa hemorrhagica, and its relationship to latent scurvy« *Laryngoscope* 1938 48: 327–334.
8. Massell B., et al., »Antirheumatic activity of ascorbic acid in large doses. Preliminary observations on seven patients with rheumatic fever« *The New England Journal of Medicine* 1950 242(16): 614–615.
9. Glazebrook A., Thomson S., »The administration of vitamin C in a large institution and its effect on general health and resistance to infection« *Journal of Hygiene* 1942 42(1): 1–19.
10. McCormick W., »Vitamin C in the prophylaxis and therapy of infectious diseases« *Archives of Pediatrics* 1951 68(1): 1–9.
11. Cathcart R., »Vitamin C, titrating to bowel tolerance, anascorbemia, and acute induced scurvy« *Medical Hypotheses* 1981 7(11): 1359–1376.
12. Coulehan J., et al., »Vitamin C and acute illness in Navajo school children« *The New England Journal of Medicine* 1976 295(18): 973–977.

Strychninvergiftung

1. Online-Artikel: http://en.wikipedia.org/wiki/Strychnine_poisoning.
2. Dey P., »Protective action of lemon juice and ascorbic acid against lethality and convulsive property of strychnine« *Die Naturwissenschaften* 1965 52: 164.
3. Dey P., »Protective action of ascorbic acid & its precursors on the convulsive & lethal actions of strychnine« *Indian Journal of Experimental Biology* 1967 5(2): 110–112.
4. Jahan K., Ahmad K., Ali M., »Effect of ascorbic acid in the treatment of tetanus« *Bangladesh Medical Research Council Bulletin* 1984 10(1): 24–28.

Tetanus

1. Online-Artikel: http://www.ncbi.nlm.nih.gov/pubmedhealth/PMH0001640/.
2. *Cecil Medicine, 23rd Edition*, »Clostridial Infections« Saunders, an imprint of Elsevier Inc., 2008, Chap. 319.
3. Jungeblut C., »Inactivation of tetanus toxin by crystalline vitamin C (L-ascorbic-acid)« *Journal of Immunology* 1937 33: 203–214.
4. Kligler I., Guggenheim K., Warburg F., »Influence of ascorbic acid on the growth and toxin production of *Cl. tetani* and on the detoxication of tetanus toxin« *Journal of Pathology* 1938 46: 619–629.
5. Klenner F., »Case history: cure of a 4-year-old child bitten by a mature highland moccasin with vitamin C« *Tri-State Medical Journal* 1954 Jul.

6. Dey P., »Efficacy of vitamin C in counteracting tetanus toxicity« *Die Naturwissenschaften* 1966 53(12): 310.
7. Dey P., »Protective action of ascorbic acid & its precursors on the convulsive & lethal actions of strychnine« *Indian Journal of Experimental Biology* 1967 5(2): 110–112.
8. Klenner F., »Case history: cure of a 4-year-old child bitten by a mature highland moccasin with vitamin C« *Tri-State Medical Journal* 1954 Jul.
9. Jahan K., Ahmad K., Ali M., »Effect of ascorbic acid in the treatment of tetanus« *Bangladesh Medical Research Council Bulletin* 1984 10(1): 24–28.

Tetrachlormethanvergiftung

1. Online-Artikel: http://en.wikipedia.org/wiki/Carbon_tetrachloride_ poisoning.
2. *Cecil Medicine, 23rd Edition*, »Acute Poisoning« Saunders, an imprint of Elsevier Inc., 2008, Chap. 111.
3. Sheweita S., El-Gabar M., Bastawy M., »Carbon tetrachloride changes the activity of cytochrome P450 system in the liver of male rats: role of antioxidants« *Toxicology* 2001 169(2): 83–92.
4. Sheweita S., El-Gabar M., Bastawy M., »Carbon tetrachloride-induced changes in the activity of phase II drug-metabolizing enzyme in the liver of male rats: role of antioxidants« 2001 *Toxicology* 165(2–3): 217–224.
5. Ademuyiwa O., Adesanya O., Ajuwon O., »Vitamin C in CC14 hepatotoxicity: a preliminary report« *Human & Experimental Toxicology* 1994 13(2): 107–109.
6. Soliman M., et al., »Vitamin C as prophylactic drug against experimental hepatotoxicity« *The Journal of the Egyptian Medical Association* 1965 48(11): 806–812.
7. Chatterjee A., »Role of ascorbic acid in the prevention of gonadal inhibition by carbon tetrachloride« *Endokrinologie* 1967 51(5–6): 319–322.

Tollwut (Rabies)

1. Online-Artikel: http://www.ncbi.nlm.nih.gov/pubmedhealth/PMH0002310/.
2. Amato, G., »Azione dell'acido ascorbico sul virus fisso della rabbia e sulla tossina tetanica« *Giornale di Batteriologia, Virologia et Immunologia* (Torino) 1937 19: 843–847.
3. Banic S., »Prevention of rabies by vitamin C« *Nature* 1975 258(5531): 153–154.

Trichinellose

1. Online-Artikel: http://www.ncbi.nlm.nih.gov/pubmedhealth/PMH0001655/.
2. Daoud A., et al., »The effect of antioxidant preparation (antox) on the course and efficacy of treatment of trichinosis« *Journal of the Egyptian Society of Parasitology* 2000 30(1): 305–314.
3. Senutaite J., Biziulevicius S., »Influence of vitamin C on the resistance of rats to *Trichinella spiralis* infection« *Wiadomosci Parazytologiczne* 1986 32(3): 261–262.

Trypanosomeninfektion

1. *Cecil Medicine, 23rd Edition*, »African Trypanosomaisis« Saunders, an imprint of Elsevier Inc., 2008, Chap. 367.

2. Perla D., »The effect of an excess of vitamin C on the natural resistance of mice and guinea pigs to trypanosome infections« *American Journal of Hygiene* 1937 26: 374–381.
3. Ramirez L., et al., »Prevention of transfusion-associated Chagas' disease by sterilization of *Trypanosoma cruzi*-infected blood with gentian violet, ascorbic acid, and light« *Transfusion* 1995 35(3): 226–230.
4. Strangeways W., »Observations on the trypanocidal action *in vitro* of solutions of glutathione and ascorbic acid« *Annals of Tropical Medicine and Parasitology* 1937 31: 405–416.
5. Umar I., et al., »Effects of combined parenteral vitamins C and E administration on the severity of anaemia, hepatic and renal damage in *Trypanosoma brucei brucei* infected rabbits« *Veterinary Parasitology* 1999 85(1): 43–47.

Tuberkulose

1. Online-Artikel: http://www.ncbi.nlm.nih.gov/pubmedhealth/PMH0001141/.
2. Steinbach M., Klein S., »Vitamin C in experimental tuberculosis« *American Review of Tuberculosis* 1941 43: 403–414.
3. Albrecht E., »Vitamin C as an adjuvant in the therapy of lung tuberculosis« *Medizinische Klinik* (München) 1938 34: 972–973.
4. Babbar I., »Observations of ascorbic acid. Part XI. Therapeutic effect of ascorbic acid in tuberculosis« *The Indian Medical Gazette* 1948 83: 409–410.
5. Birkhaug K., »The role of vitamin C in the pathogenesis of tuberculosis in the guinea pig. I. Daily excretion of vitamin C in urine of L-ascorbic acid treated and control tuberculous animals. II. Vitamin C content of suprarenals of L-ascorbic acid treated and control tuberculous animals« *Acta Tuberculosea Scandinavica* 1938 12: 89–104 & III.« Quantitative variations in the haemogram of L-ascorbic acid treated and control tuberculous animals« *Acta Tuberculosea Scandinavic a*1938 12: 359–372.
6. Birkhaug K., »IV. Effect of L-ascorbic acid on the tuberculin reaction in tuberculous animals« *Acta Tuberculosea Scandinavica* 13: 45–51. & »V. Degree of tuberculosis in L-ascorbic acid treated and control tuberculosis animals« *Acta Tuberculosea Scandinavica* 1939 13: 52–66.
7. Bogen E., Hawkins L, Bennett E, »Vitamin C treatment of mucous membrane tuberculosis« *American Review of Tuberculosis* (1941) 44: 596–603.
8. Bossevain C., Spillane J., »A note on the effect of synthetic ascorbic acid (vitamin C) on the growth of the tubercle bacillus« *American Review of Tuberculosis* 1937 35: 661–662.
9. Borsalino G., »La fragilita capillare nella tubercolosi polmonare e le sue modificazioni per azione della vitamin C« *Giornale di Clinica Medica* (Bologna) 1937 18: 273–294.
10. Charpy J., »Ascorbic acid in very large doses alone or with vitamin D2 in tuberculosis« *Bulletin de l'Académie Nationale de médecine* (Paris) 1948 132: 421–423.

11. Downes J., »An experiment in the control of tuberculosis among Negroes« *The Milbank Memorial Fund Quarterly* 1950 28: 127–159.
12. Faulkner J, Taylor F, »Vitamin C and infection« *Annals of Internal Medicine* 1937 10: 1867–1873.
13. Getz H., Long E., Henderson H., »A study of the relation of nutrition to the development of tuberculosis. Influence of ascorbic acid and vitamin A« *American Review of Tuberculosis* 1951 64: 381–393.
14. Grant A., *American Review of Tuberculosis* 1930 21: 115.
15. Heise F., Martin G., »Ascorbic acid metabolism in tuberculosis« *Proceedings of the Society for Experimental Biology and Medicine* 1936 34: 642–644.
16. Heise F., Martin G., »Supervitaminosis C in tuberculosis« *Proceedings of the Society for Experimental Biology and Medicine* 1936 35: 337–338.
17. Hemila H., et al., »Vitamin C and other compounds in vitamin C rich food in relation to risk of tuberculosis in male smokers« *American Journal of Epidemiology* 1999 150(6): 632–641.
18. Klenner F., »Significance of high daily intake of ascorbic acid in preventive medicine« *Journal of the International Academy of Preventive Medicine* 1974 1(1): 45–69.
19. Leichtentritt B., *Deutsche Medizinische Wochenschrift* 1924 40: 672.
20. McConkey M., Smith D., »The relation of vitamin C deficiency to intestinal tuberculosis in the guinea pig« *Journal of Experimental Medicine* 1933 58: 503–512.
21. McCormick W., »Vitamin C in the prophylaxis and therapy of infectious diseases« *Archives of Pediatrics* 1951 68(1): 1–9.
22. Myrvik Q., et al., »Studies on the tuberculoinhibitory properties of ascorbic acid derivatives and their possible role in inhibition of tubercle bacilli by urine« *American Review of Tuberculosis* (1954) 69: 406–418.
23. Petter C., »Vitamin C and tuberculosis« *The Journal-Lancet* (Minneapolis) 1937 57: 221–224.
24. Pijoan M., Sedlacek B., »Ascorbic acid in tuberculous Navajo Indians« *American Review of Tuberculosis* 1943 48: 342–346.
25. Rudra M., Roy S., »Haematological study in pulmonary tuberculosis and the effect upon it of large doses of vitamin C« *Tubercle* 1946 27: 93–94.
26. Steinbach M., Klein S., »Effect of crystalline vitamin C (ascorbic acid) on tolerance to tuberculin« *Proceedings of the Society for Experimental Biology and Medicine* 1936 35: 151–154.

Typhus

1. Online-Artikel: http://www.ncbi.nlm.nih.gov/pubmedhealth/PMH0002308/.
2. Drummond J., »Recent advances in the treatment of enteric fever« *Clinical Proceedings* (South Africa) 1943 2: 65–93.
3. Farah N., »Enteric fever treated with suprarenal cortex extract and vitamin C intravenously« *Lancet* 1938 1: 777–779.
4. Foster D., Obineche E., Traub N., »The effect of pyridoxine, folic acid and ascorbic acid therapy on the incidence of sideroblastic anaemia in Zambians with

chloramphenicol treated typhoid. A preliminary report« *East African Medical Journal* 1974 51(1): 20–25.
5. Hill C., Garren H., »The effect of high levels of vitamins on the resistance of chicks to fowl typhoid« *Annals of the New York Academy of Sciences* 1955 63: 186–194.

Vanadiumvergiftung

1. Online-Artikel: http://en.wikipedia.org/wiki/Vanadium#Safety.
2. Online-Artikel: http://www.atsdr.cdc.gov/substances/toxsubstance.asp?toxid=50.
3. Chandra A. K., et al., »Vanadium-induced testicular toxicity and its prevention by oral supplementation of zinc sulphate« *Toxicol Mech Methods* 2007 17(4): 175–87.
4. Venkataraman B., Sudha S., »Vanadium toxicity« *Asian J Exp Sci* 2005 19(2): 127–134.
5. Domingo J., Llobet J., Corbella J., »Protection of mice against the lethal effects of sodium metavanadate: a quantitative comparison of a number of chelating agents« *Toxicology Letters* 1985 26(2–3): 95–99.
6. Jones M., Basinger M., »Chelate antidotes for sodium vanadate and vanadylsulfate intoxication in mice« *Journal of Toxicology and Environmental Health* 1983 12(4–6): 749–756.
7. Domingo J., et al., »Influence of chelating agents on the toxicity, distribution and excretion of vanadium in mice« *Journal of Applied Toxicology* 1986 6(5): 337–341.
8. Donaldson J., Hemming R., LaBella F., »Vanadium exposure enhances lipid peroxidation in the kidney of rats and mice« *Canadian Journal of Physiology and Pharmacology* 1985 63(3): 196–199.
9. Hill C., »Studies on the ameliorating effect of ascorbic acid on mineral toxicities in the chick« *The Journal of Nutrition* 1979 109(1): 84–90.
10. Ousterhout L., Berg L., »Effects of diet composition on vanadium toxicity in laying hens« *Poultry Science* 1981 60(6): 1152–1159.
11. Benabdeljelil K., Jensen L., »Effectiveness of ascorbic acid and chromium in counteracting the negative effects of dietary vanadium on interior egg quality« *Poultry Science* 1990 69(5): 781–786.
12. Domingo J., et al., »Chelating agents in the treatment of acute vanadyl sulphate intoxication in mice« *Toxicology* 1990 62(2): 203–211.
13. Ferrer E., Baran E., »Reduction of vanadium(V) with ascorbic acid and isolation of the generated oxovanadium(IV) species« *Biological Trace Element Research* 2001 83(2): 111–119.
14. Song B., Aebischer N., Orvig C., »Reduction of [VO_2(ma)2]- and [VO_2(ema)2]- by ascorbic acid and glutathione: kinetic studies of pro-drugs for the enhancement of insulin action« *Inorganic Chemistry* 2002 41(6): 1357–1364.
15. Adam-Vizi V., Varadi G., Simon P., »Reduction of vanadate by ascorbic acid and noradrenaline in synaptosomes« *Journal of Neurochemistry* 1981 36(5): 1616–1620.

Register